孟庆云

著

庆云医话

湖南科学技术出版社
·长沙·

涉猎

拾遗

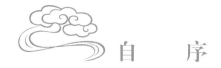

自　序

　　医话就是关于医药的议论，是作者以散文随笔形式述及中医的理论见解、临证体会、读书心得、医典考证、轶事逸闻等而成编。以往认为宋代张杲（字季明）《医说》为医话的开山，当代有原浙江中医学院的徐荣斋教授认为南齐褚澄的《褚氏遗书》属于医话，这是指医话的专著而言。如果从专篇而论，南朝刘义庆在《世说新语》的《术解·殷中军妙解经脉》和《排调·谢公始有东山之志》两则，是编入笔记小说中的两篇医话，一篇是说殷浩诊治使年垂百岁老母一剂痊愈的事；另一篇是桓温问药于谢安，谢未作答，参军郝隆以"处则为远志，出则为小草"一语，点破谢安有东山之志。由此也知道，撰写医话者除医家外，文人学士也常写医话。魏晋之际，文人常以达药知医为敬孝之道，他们喜欢谈医论药，在阅读方书切脉疗病时，常带着搜奇寻趣的情愫，记下掌故佚闻。就连西晋史学家陈寿在著《三国志》时，也曾把曹公遗书太史慈，只寄当归无道于书面文字的事，写进《吴书·太史慈传》。这类事，后来则被写成医话。这些文人学士写的医话，在宋元明清的笔记小说中多有所载。除清代陆以湉撰《冷庐医话》外，多是为篇而未成专著。医家写医话，大兴于诗话盛行的明清之际，已经成为一种与医论、方书、歌诀、药书、医案并列的文体。医话以医事为经，以文化氛围为纬，所表达的理意往往不在话中而在话外的语境。俄国作家契诃夫说："书是音符，谈话才是歌。"简洁的文论也可以归入医话，比起大块庄肃的论文，读起来更有贴切顺溜之感。明黄承昊的《折肱漫录》、清魏之琇的《柳洲医话》，均以其内容丰富、文笔流畅而令人耐读。医话有启导理论，传达经验，展述学案，存记史料和鉴赏批评的功能，医话又有体裁不拘，文字流畅，医文兼通，内容丰富的特点。因此，中医医话是中医文化内容之一。

　　我开始写医话，是在 20 世纪 70 年代主持编辑《中医药学报》的时期，因排版的需要写过数则医话。当时是铅字排版，为图省事，稿件交铅印室检字时不画版式，以至排出的版面有空白，需要编辑用相应字数的短文予以补白，以此写了数则急就章的医话。1995年主持《中国中医基础医学杂志》，虽然是计算机排版，也有补白问题，也写数则急就章的医话。期间我还在几家医学报纸上发表过一些医话。退休后，也许是太爱用笔，也许是太喜"涉猎"，我又不知不觉写了一些医话或医话形式的文章并发表在不同的报纸杂志上。在湖南科学技术出版社的鼓励与帮助下汇集整理成《庆云医话》出版，如有机会被您读到，是我的荣幸，恳请批评指正，不胜感激！

在期待批评的同时，我要对湖南科学技术出版社和张碧金老师致以深切谢意，是他们的支持和帮助，这本医话才得以出版。非常感谢！

在此，还要感谢我的家人，没有他们的帮助与支持，恐怕此书也难付梓，谢谢！

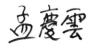

于北京

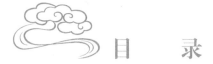

目　录

一　走近名家

二　医史钩沉

三　学蕴杂陈

一

走近名家

上医医国第一人
——孙中山的医学题词

　　"救民疾苦""博施济众"与"是医国手"是孙中山先生生前为三位中医学家的题词。作为出身于西医的一代伟人，为医学家典醇遣言，不仅展现了他对医学济世的企望和本人"上医医国"的壮志，也映照出他对中西两种医学不存成见以及唯善是尊、唯真是用的科学态度。

为绍兴名医裘吉生题词

　　"救民疾苦"是孙中山先生1916年为绍兴名医裘吉生的题词。裘吉生（1873—1947），名庆元，字吉生。原籍浙江嵊县，出生于绍兴。年轻时曾患肺痨，群医束手，乃砺志习医，自治而愈。早年曾参加光复会。陶成章、徐锡麟在绍兴创办大通学堂，裘氏亦参与其事，陶、徐相继被害后，裘氏转赴上海，加入同盟会，复受同盟会委任转往东北，托迹奉天，继续从事革命活动。裘氏自谓："良医等于良相，治民原为治国。"辛亥革命成功后在绍兴挂牌行医，创立绍兴裘氏医院。1908 年，与何廉臣等人组织绍郡医药学研究社，创办《绍兴

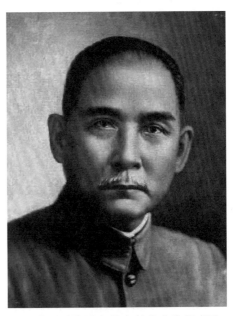

中国近代民主革命的伟大先行者孙中山（1866—1925）

医药学报》，任副社长，主持学报的编务。1915 年，神州医药会绍兴分会成立，裘氏先后被推为副会长、会长。1916 年，孙中山偕胡汉民到绍兴。胡汉民患赤痢，延请裘吉生治疗，一剂而愈，孙中山遂题"救民疾苦"四字相赠。裘氏受此激励，对中医志坚智达。

　　1921 年裘吉生迁寓杭州，颜其书屋名曰："读有用书楼。"《礼记·曲

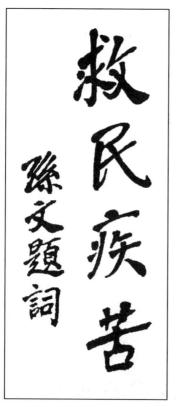

救民疾苦

孙文题词

孙中山为名医裘吉生的题词

礼下》有云："医不三世，不服其药。"又《左传·定公十三年》："三折肱，知为良医。"裘吉生领奥此旨，自谓"不读三世书，不蓄三年艾，不能三折肱"，后创立"三三医社"和"三三医院"，出版《三三医报》。裘氏一生喜藏书与著书。他在奉天行医时，就结交日本医人，搜购海外中医书籍千余种，可惜因火灾付之一炬。但仍不懈以继数十年中觅得孤本、善本、精抄本达3000余种2万余册，与曹炳章、陈存仁并称"江南三大藏书家"。他深感医书不能普及，出其所藏珍善孤本，于1935年辑成《珍本医书集成》90种，由上海世界书局出版。他认为医书应造福人类，在出版的《三三医书》《三三医报》刊底注明："准许翻印，版权所无。"他还曾编撰《珍本医书集成续编》99种、《皇汉医学丛书续编》75种、《普济方》全集，可惜书版将成之际，正值"七七事变"后，毁于战火。

对中医名家丁甘仁的褒扬

"博施济众"是孙中山先生1923年对海上名医丁甘仁的褒扬。丁甘仁（1865—1926），字泽周。生于江苏常州武进县孟河镇。清季以降，"吴中名医甲天下，孟河名医冠吴中"。有费（伯雄）、马（培之）、巢（崇山）、丁（甘仁）四大门系。丁甘仁幼年学医，师从孟河名医马仲清、丁松溪和马培之，又与当地坐堂名医余听鸿为忘年之交，深得学术泽益。丁甘仁在苏州行医四年后，又在上海拜伤寒派大家、新安汪莲石为师，乃能于温病、伤寒、内外科、喉科等方面，取得深邃的学识，奇验的疗效和崇高的名望，以成一代宗匠。如以龄资而论，丁甘仁属晚辈，但以其自成一家的学术影响，近代医界还是称费、马、巢、丁为"孟河四大名医"。丁甘仁在上海，先后在广益善堂、仁慈善堂、仁济善堂、一善社等行医和出任董事、理事。丁甘仁于上海四马路（今福州路）营办了抵沪后的第一个诊所。这是他岐黄生涯的新起点。在1912年上海两次痧疫大流行期间，丁甘仁以高超的医术和救济措施，受到市民的赞扬和上海道衙门的嘉勉。

丁甘仁以近代中医教育的领军人物被称为"中医祭酒"。为振兴中医，丁氏联合夏应堂等集资办学。1915年，向北洋政府申请备案。成为兴办中医教育援以立案的先例。1917年上海中医专门学校正式创办，聘请谢立恒担任第一任校长，曹颖甫为第一任教务长，尔后在沪南、沪北开办两所广益中医院为教学实习基地。其教学体制和课程设置，为以后继起的中医院校乃至当代中医高等院校的先模。上海中医专门学校为中医事业培养了一批骨干，其诸多学生中如程门雪、秦伯未、许半龙、黄文东等皆为名医，称"丁门四才"。孙中山先生对丁甘仁弘扬中医的贡献，以大总统名义题词颂颂。款为"丁泽周：博施济众"，下署为"中华民国十三年一月"。

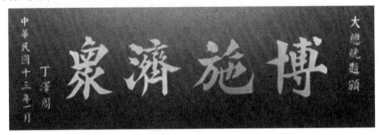

孙中山为海上名医丁甘仁题词

与金诵盘等名医的交往

著名中医金诵盘（1894—1958），江苏吴江黎里人，祖父和父亲都悬壶济世。金诵盘自小接受救世济民思想的熏陶，立志学医，普救众生。

金诵盘与蒋介石、戴季陶是结拜兄弟。他清光绪二十年（1894）出生于中医世家。自幼禀承父教，在中医方面有扎实的基础。好悬壶济世，并以一手精妙医术与良好医德闻名四乡。21岁时，毕业于同济医科大学本科。毕业后，曾于民国五年（1916）任浙江督军府军医，不久辞职，在上海开设私人诊所。由于他能将中、西医融会贯通，医术高超，病家纷纷前往求治。经他医治后，常见奇效。当时适逢禁烟法令颁布，凡吸食鸦片者一律勒令戒除，瘾君子多前往求治。他用酩酊法戒除，半个月后必除恶疾，效果显著。经沪上富商、姑苏前辈席子佩等人扶助，于1918年在萨坡赛路上开办了崇仁医院。其中西医结合，治病功夫了得，尤以诊治无名肿毒等疑难杂症见功底。就是通过门诊，金诵盘有幸结识了旅居沪上的孙中山先生等人。这位憎恶帝国主义列强和反动军阀的金诵盘大夫，对孙中山先生甚为崇敬，治病开药从不收费，还常以医院的收入资助革命党人。为此，孙中山为他的医院题写了门匾"杏林翘楚"。

金诵盘为人正直，慷慨豪爽，交游广泛。他与孙中山先生交谊很深，孙中山先生几次病重，幸赖金诵盘妙手回春。民国十三年（1924），孙中山先生患病，经金诵盘治愈后，孙中山欣然亲笔题写"是医国手"横额赠金诵盘。

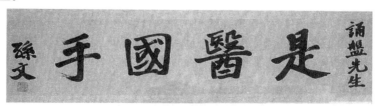

孙中山为名医金诵盘题词

此外，浙江义乌名医陈无咎于1919年俸孙中山之召到广东任职，其间经常出入总统府，为中山先生号脉诊病，深得中山先生器重，孙中山先生大加赞扬，亲笔题"磨夷研室"匾额赠之。

【附】孙中山的医学生涯简介

早期的医学实践

孙中山先生早年就读香港西医书院，藏修五载，明镜不疲，以其刻苦攻读，各种考试均为百分，深得教务长、著名英国医生康德黎博士的器重。1892年他以全优第一名成绩毕业，获得了由香港总督亲自颁发的毕业证书，被授予医科博士学位。毕业后被澳门华人公立的镜湖医院聘为西医科主任。他是这所中医院第一位受聘的西医，每日上午10时至12时在该医院出诊赠医，不受分文。下午1时至3时在仁慈堂右邻写字楼应诊，周日10时至12时在此接种牛痘。从医之初，就曾为一胆结石病人手术，成功地取出一个重一两七钱的结石。这在当时委实罕见，从此声名鹊起，口碑载道，求医者接踵而至，就诊者户限为穿。作业一段时间以后，孙中山欲意自办医院，他通过老友杨鹤龄的举荐，得到杨鹤龄的妹夫、澳门绅士镜湖医院总理吴节微的担保，从镜湖医院借款，于1892年12月18日，在澳门开设了中西药店，孙中山先生以此成为在澳门西医开业首位华人。医院除诊病外，还出售冷丸、癣皮肤水、止牙痛水、拔毒生股膏等中西药物。

孙中山大夫高明的医术和医德受到报刊的赞誉。《镜海丛报》于1893年7月25日登载了题为《神乎其技》的告白，称颂其医术高明，"不过七日之功"而治愈病人20余年的痔疾。后为病家治病，"或数十年之肝风，或十年之脑患，或六十余岁之咯血，均各奏神速"。孙中山医院生意日隆，引起当地葡萄牙籍医生的嫉妒。按当时澳门法律，在澳门行医的西医，只能凭葡萄牙医科毕业证书请领行医执照，孙中山受此限制难以立足，遂赴广州行医。孙中山先生后来在自传中谈及此事时说："设医馆于澳门，为葡医所忌，遂迁广州。"孙中山先生在澳门行医的最后记载是1893年9月26日。在广州，孙中山先生以合股的方式在沙基开设东西药局。在《中西日报》上他公开声明："每日10时到12时在局赠诊，不受分文，以惠贫乏。"他医术精湛，医德高尚，病人纷至沓来，不得不限额应诊，不逾半年，便扬葩振藻于羊城，成为知名的精诚大医了。

孙中山先生从政以后，非常关注公共卫生事业，主张设立公共病院，"以医治之，不收医治之费，而待遇与富人纳资者等，则社会可少屈死之人"（《孙中山全集》卷2，第524页）。孙中山也是中国红十字启蒙运动的先行者。孙中山先生唯一的一部译作，是1896年在伦敦应作者柯士宾之邀，将其作译成中文，名为《红十字会救伤第一法》，是书于1897年由伦敦红十字会出版。因是书德高义重，被孙中山誉为"济世之金针，救人之要术"，孙中山的译著，也受到书评家的赞扬。这也促进了中国的红十字运动。1904年3月10日，中国红十字会在上海诞生。1921年，宋庆龄组织广东番禺红十字会10余人成立救护队，随孙中山进行战事救护。宋庆龄亲自担任南海、番禺、顺德分会联合会总裁。孙中山欣然为番禺红十字分会题写"博爱"二字，以示表彰。此二字从此载入中国红十字会史册。

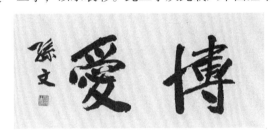

孙中山为番禺红十字分会题词

对中医西医不存偏见

孙中山先生曾因积劳、思虑过度患顽固性失眠症，章太炎先生为他辨证，投礞石滚痰丸，他遵嘱服药而愈。

1924年，应段祺瑞之邀请，孙中山先生自广州经上海绕道日本，先到天津因发病即赶往北京，次年1月23日发现黄疸及肝大，26日入协和医院，当天手术，术者是美籍医生外科主任邵乐尔，术后诊为肝癌，病情加重。协和医院刘瑞恒请天津名医施美德路士医生，德国医院狄医生，德医克礼博士和协和医院罗医生、苟医生等七人会诊，会诊报告由施美德路士具名。2月6日曾用镭锭治疗。是年2月15日段祺瑞曾派中医名家萧方骏（字龙友）前往视诊未具处方。当时协和医院主治医生泰尔曾谓："现先生之亲属友人多主张改用中医，鄙人之意，以为亦不妨一试。照例，在医院原不能同服中西两种药，但先生为特别人物，如以在医院较为安适，即在医院就中医，本院亦当特别通融。"孙中山先生于2月18日出院，住铁狮子胡同，改由中医治疗，先后经陆仲安、唐尧钦、周树芬三名中医共同诊治，服二剂曾见好转，治疗一周后在争论中停用中药至逝世。此事表明，孙中山先生无偏见地以科学务实的态度对待中医学，此卓识非凡的科学眼光，也展示了他的伟大之处。

〔健康报，2010-06-11〕

医科进士伍连德

在周代，造士之秀可告于王而进授爵禄者称进士。隋代创科举设进士科目，唐代凡试于礼部皆谓进士，明以后举入会试中试者统称进士。进士是科举时代最高的学衔。清政府在1905年废科举之前，曾经按自然科学科目进行考试试验，医学以其实学仁术也被列入，慈禧太后曾授唐宝锷为"医科进士"。又在1906年赐给政府派遣去西方留学而归的谢天保、徐景文、陈仲篪、曹志沂、李应泌、傅汝勤等人为"医科进士"。在当时，博士赐进士并无所增辉，然而，大清政府所赐最后一个进士伍连德却以学业厥功彪炳史册。1911年4月初，伍连德以其领导预防鼠疫的功绩，清廷摄政王代替宣统皇帝召见了他并授予陆军蓝翎军衔、"医科进士"。

中医学人赞仰西医伍连德先生，最令人心折的是，他维护民族荣誉，针对有西方学者轻蔑中医，他奋然积二十年之力著《中国医史》，以为首举和定鼎之作而揭橥了中国医史学科的确立。

伍连德（1879—1960），字星联，祖籍广东省新宁（今台山市），世居在马来西亚槟榔屿。少年刻苦向学，1895年赴英国剑桥大学伊曼纽尔学院学习，继后获得剑桥大学文学学士、硕士和医学学士、硕士等学位及科研奖学金。1900年，中国首例摘除甲状腺手术，是由伍连德医生执刀完成

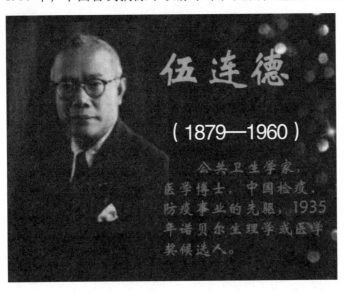

的。从 1902 年起，他先后在英国利物浦热带病研究所、德国哈勒大学卫生学院和法国巴斯德研究所进修。1905 年，他以有关破伤风杆菌的研究论文，在剑桥大学通过答辩获博士学位。又在 1924 年、1926 年获得美国的约翰·霍普金斯大学公共卫生博士学位、日本东京帝国大学荣誉医学博士学位。1908 年就职天津陆军军医学堂任副监督。此后 30 年他在祖国工作期间，引领着传入不久的西医学在中华大地精博锐进，以其肇造中国公共卫生事业、创办院所、主盟医坛之功成为医学泰斗，使 20 世纪初期西医学在中国突兀崛起，屹立于世。

1926 年日内瓦国际联盟英文版伍连德著《肺鼠疫论述》（486 页），以其肺鼠疫理论，1935 年被提名为生理学或医学诺贝尔奖候选人，保密期 50 年。直到 2007 年才由诺贝尔基金会网站正式披露。据此说明，伍连德是中国至今唯一被诺贝尔生理学或医学奖提名者，也是唯一被录入《流行病词典》（拉斯特著，1983）的中国学者。他以超人的智慧主持 1910 年冬至 1911 年春东北鼠疫的防疫工作，其徒柳神功令各国医学家击节赞叹。当时强据东北的沙俄和日本以保护侨民为由，妄图借承揽防疫之机派兵进驻。在外务大臣施肇基的举荐下，清政府任命伍连德为全权总医官。伍连德博士指身为业，黾勉以赴，披坚陷阵直达疫区。采取一整套防疫措施，取法尽上，唯善是从，在不到四个月的时间就有效的控制了这场震惊世界瘟疫的流行。1911 年 1 月，他在哈尔滨建立中国第一个鼠疫研究所。当年 4 月，在沈阳（当时称奉天）举行了"万国鼠疫研究会"，他当选大会主席，会议出版了《1911 年国际鼠疫报告》，伍连德在大会上宣读了重要论文。1917 年在山西、1920 年在东北发生瘟疫，他都奔赴疫区领导防疫工作。此后他在国家防疫部门一直身担重任。辛亥革命成功后，南京临时政府当年即任命他为"东三省防疫事务管理处"处长兼总医官。1918 年出任北洋政府中央防疫处处长，以及外交部医官、总统特医。1928 年南京成立中央研究院，他被选为院士。1930 年担任国家卫生防疫总站站长、海港检疫处处长兼上海检疫所所长。

伍连德一生以巨大心智投入我国医疗机构的建设。他在中国兴办检疫所、医院、研究所达 22 所之多。1916 年在北京建立中央医院（现为北京大学人民医院），1921 年北京协和医院的建设也有其心血，1922 年在沈阳建立陆军医院，1933 年与刘瑞恒博士从新加坡募集 30 万美元，建成南京中央医院。伍连德博士还指身于医学教育，1926 年在哈尔滨创办医学专门学校，以后发展成为今天的哈尔滨医科大学。

伍连德博士是中华医学会和中国防痨学会的创建人。早在 1910 年他即草拟章程，登报倡议创建学会，诚笃高蹈，以学会友，征求同道。1913 年在北京组织了地方性中华医学会，他任书记兼《中华医学杂志》总编，在翌年第一届大会上被选为首任会长，连任两届至 1926 年。1933 年中国防痨学会在上海成立，他被推举为名誉副会长。是他认定旱獭也是鼠疫杆菌的宿主。他的肺鼠疫理念认为，无论是原发性还是继发性，都是由病人呼出气体中形成了带菌气溶胶形态，是非常可怕的扩大传播流行的原因所在。因此，他首先提出肺鼠疫"飞沫传染"的途径，他创立了疫期防护的"伍式口罩"。他坚定地以"鼠疫发源地在中亚及邻近地区"的科学结论驳斥了鼠疫发源地在中国，他呼吁政府收回海港检疫权得以在 1930 年实现。他是倡导火葬和戒毒的先行者之一，1936 年中国火葬会成立。

伍连德认为中国医学史是中华文明的史册之一，科学史能令人明理而博综智慧，他重视医学文物搜集，提议中华医学会建医史博物馆。1913 年美国医史学家嘉里森（F. H. Garrison）出版《世界医学史》，书中有多页文字介绍的中国医学史多有讹误。伍连德阅后，感慨良多。遂致函作者质疑。作者复信称："中医或有所长，但未见有西文著述者，区区半页之资料，尤属外人之作，参考无从，遂难立说，简略而误，非余之咎。"并反问伍连德，中国医学既然有很多具有史学价值者，为何中国人不撰文介绍。此答复对伍连德刺激很大，于是同毕业于香港大学医学堂的医史学家王吉民博士商议合作撰书。历时 20 年，终于在 1932 年出版了用英文撰写的《中国医史》一书。全书 706 页，插图 92 幅，以时代背景、纪年纪事，按章节体裁撰述中国医学的发展。书从上古伏羲氏时代的医学史到 20 世纪初叶，时间跨度 5000 年之久，以殷实的史料和不非古、更厚今的发展观阐述学术发展、学科特色、医事医政和医史人物。例如书中指出，"河图"和"洛书"既是我国的文化起源和象征，又是古代中医学理论模型的"教学挂图"；他指出坐堂医是医圣张仲景的独创；书中还收录了明代李时珍身着楚王府太医官服饰的画像。据他的考证，西医学最早被中国认识的时间是 1294 年，当时为元朝，欧洲"圣芳济教会"派习修西医的医生兼教士来华宣讲医学和传教。《中国医史》的出版在国际上，以事实为中国医学抗争荣誉，在国内也驳斥了中医取消派，可谓"保存国粹、矫正外论"。

1937 年"七七事变"之后，因日寇催逼，他举家避居香港。1946 年以后定居马来西亚怡保市，1960 年 1 月 21 日逝世。他以才调高迈的学术构建了自己的名山大业，代表作有《肺鼠疫概论》《中国鼠疫流行史》《霍乱概论》等，发表医学论文 100 余篇，为纪念他的业绩，在哈尔滨东北防疫处旧址建有伍连德博士纪念馆，在哈尔滨医科大学校园内立有他的铜像，在北京大学人民医院设立伍连德讲堂。当年，梁启超先生曾赞誉他道："科学输入垂五十年，国中能以医学资格与世界相见者，伍星联博士一人而已。"他是 20 世纪中国不可殚数的医学家，其功绝当世的业绩也是中国医学的骄傲，他永远是医界的榜样。作为后学，笔者填《蝶恋花》一首以缅怀先辈：

> 杏苑群芒谁尊主？满园飞花，皆为上工舞。执柄除疫时独步，创院建所传千古。

> 博士进士不殚数，汲后开先，结盟医坛沪。仁术流芳香如许，仰止高山德永顾！

话说扁鹊

扁鹊是先秦时代良医的共名，这和那个时代在水边洗衣物的老妇皆称漂母、美女皆称西施一样。良医被称扁鹊历史久远，还是在仰韶文化时期，东夷部族以鸟为图腾神物，三皇时代的少昊部落，"以鸟记官"，即把官名称纪于鸟，某某官不称为某某官，而称为某某鸟，如在春秋时有个郑国，郑国的国君自称是少昊挚的苗裔，他说挚是凤鸟氏，主管历法。当时还有称玄鸟

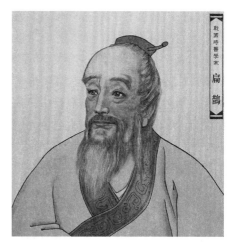

氏的，是主管春分和秋分的官。扁鹊的鹊是有灵性之鸟，是主管贬石的官，以此称为扁鹊。20世纪70年代，山东微山县两城山曾出土四块东汉画像石，一幅浮雕为半鸟半人像，胸以上人身，胸以下是鸟身，手持石针，举手做针刺状，被学者称为"扁鹊行针图"。这在国外也有类似情况，如在古印度，良医皆叫做耆婆。从史料记载，除了黄帝时代有扁鹊外，又有相距数百年的几个扁鹊，以及在全国多个地方遗有扁鹊墓，近年学术界支持扁鹊是古代良医统称的看法。自从司马迁《史记·扁鹊仓公列传》纪传秦越人以后，医学上论述扁鹊，即是公元前5世纪至公元前4世纪的秦越人扁鹊。

扁鹊是中国历史上首位立传的医学家，姓秦名越人，生活在公元前5世纪至公元前4世纪，勃海郡郑人（即今河北任丘郭州镇），家在卢国，又名卢医。受学于长桑君，业成之后在民间行医，足迹遍及当时的齐、赵、虢（guó）、卫、郑、晋、秦等地方。他品德高尚，医术精湛，针药并施，精通内科、妇科、五官科、小儿科等。他以病邪沿经络传入脏腑为针刺治疗的理论依据，创立了四诊之法，由是而揭橥了中国医学史巫医时代的终结。《汉书·艺文志》记有《扁鹊内经》9卷、《扁鹊外经）12卷，其弟子有子阳、子豹等诸人。扁鹊的学术长期延传，形成了以《难经》和华佗等人为代表的扁鹊学派。而他创立的四诊，已成为中医学的学术鼎峙

和标志。扁鹊留给后世最宝贵的财富是他崇高的医德医风和所创立的四诊。

扁鹊的医术承传于长桑君，长桑君是春秋时代人。扁鹊青年时代是宾馆的管理人员（舍长），宾馆内有位客人名叫长桑君，扁鹊很佩服他，长桑君也认识到扁鹊的人品和才干。相识十年以后，一日长桑君把扁鹊叫到身旁说："我老了，我一些医学禁方，愿意传授给你，但是你不要泄漏给别人。"古代以医为"道之大者"的"圣人之术"，如"受师不卒，妄作杂术"或"治不能循理，弃术于市"者将给病人和社会带来重大危害，因此在授徒传业时非常慎重。《素问·金匮真言论》说"非其人勿授"。《素问·阴阳类论》中记载，在传讲三阴三阳等重要理论时，要"致斋七日"。长桑君考察扁鹊十余年，才把个人的医疗经验传授给他。其考察方法除行为举止外，还要连续30日饮上池水，上池水是未曾触地的雨水或露水，这是意志的考核。扁鹊求仁得仁，获得乃师真传。

秦越人之扁鹊和黄帝时的扁鹊不同的是，黄帝时的扁鹊是主贬石之"官"，而秦越人的扁鹊是"闾阎医工"，即民间医生，他在行医中，积累了丰富的医学知识，却不为功名利禄所萦怀，其随俗为变和"六不治"展示了他的德懿风范。他游走各国，因各地方民俗和多发病的不同，他不断变换行医科别，在贵妇人的赵国他为"带下医"，到周朝的京畿（jī）洛阳"闻周爱老人"，他为"耳目痹医"（五官科），入秦"闻秦爱小儿"即为"小儿医"，医名甚著。他的"六不治"准则，成了几千年来医患们传诵的座右铭，他说："使圣人预知微，能使良医得早从事，则疾可已，身可活也。人之所病，病疾多；而医之所病，病道少。故病有六不治：骄恣不论于理，一不治也；轻身重财，二不治也；衣食不能适，三不治也；阴阳并，藏气不定，四不治也；形赢不能服药，五不治也；信巫不信医，六不治也。有此一者，则重难治也。"春秋之际还是巫、医并行的时代，出于对学术真理性的执著的医德，以及他个人行医的经历，他抵制巫术，反对迷信鬼神。在陆贾的《新语》曾记载："卫人有病将死者，扁鹊至其家，欲为治之病，病者之父谓扁鹊曰：吾子病甚笃，将为良医治，非子所能治也。退而不用，乃使灵巫求福而请命。"此事对他影响甚深。据《战国策·秦策》记载，扁鹊朝见秦武王时，武王请他诊病，扁鹊根据病情说应该进行割治手术。但武王左右的巫师庸医们却说：君王的病长在耳朵前面，眼睛下方，除之未必妥当。武王将所言转告了扁鹊，扁鹊听了气愤地将手中的贬石抛到地上，当即回答说："君与知之者谋之，而与不知者败之。使此知秦国之政也，则君一举而亡国矣。"对秦武王信巫"骄恣不论于理"的回应，正是扁鹊恪守"六不治"的例证。

扁鹊把经络的知识和临床经验相结合而创立了四诊。扁鹊以望闻问切诊病，尤以望诊和切脉称著。《史记》记载他几次见到齐桓侯时，都曾根据他气色的变化，做出了病在腠理、在血脉、在脏腑直至发展到骨髓的判断，并多次提醒，但扁鹊的忠告始终不为齐桓侯所接受，且拒绝及时治疗，终于抱病身亡。《史记》还记载了扁鹊切脉诊断赵简子患病的病例。赵简子病重"五日不知人"，众人惊慌失措，认为难以救治，而扁鹊切脉后却说："血脉治也，而何怪？"说按脉象看应该可治，后来果然痊愈。他的这些有如神验的诊案例，是他创立四诊的具体体验。在他以前的春秋时代，巫术与医学并立，在行医上巫术为主宰，巫师虽然也掌握一些经验医术，但其诊断主要是靠占断。而扁鹊以神圣工巧之能诊断疾病，可以"尽见五脏癥结"，直令世人惊讶称奇，传说他可以"视见垣一方人"，当时人把他所以有如此高超的诊断本领，归之于"饮是以上池之水""饮药三十日"。可见他用四诊诊病，在当时引起轰动，神话般地为世人传诵。

扁鹊发明切脉贡献厥功至伟。这一发明启自经络理论。早在上古，名医俞跗就"割皮解肌，诀脉结筋""炊灼九窍，而定经络"，开始了对经络的探索。扁鹊在救治虢太子对虢君论其病情时阐述到足阳明胃经、三焦及膀胱经及阳维脉、阴维脉，治疗时又循经取三阳五会之穴，可见他针灸经络技艺之冠绝。他又提出病邪沿经络循行，由表入里传向脏腑，以此论述虢太子"尸厥气"（相当于休克）的发病。对于经络，以其行血气以营阴阳之功，既用于诊断，又行于治疗，在此实践中发现了脉的搏动点，肇创了脉诊。扁鹊当时是遍诊法，因寸口脉搏动强，易索取，其用也多。是司马迁把这一泽被万代的首发权归功于扁鹊，他说："至今天下言脉者，由扁鹊也。"

扁鹊以针灸为主抢救虢太子的"尸厥"，起死回生，成为2000多年来医家传习颂仰的典例。扁鹊救治太子，声名远扬，世人皆说扁鹊能把死人治活，扁鹊则客观地说："越人非能生死人也，此自当生者，越人能使之起耳。"表现了一代大医实事求是的科学态度。

扁鹊精湛的医术与向巫医作斗争的品性，很自然地为身居高位的庸医所惧怕，秦国太医令李醯（xī），"自知技不如也"，而使人刺杀秦越人于秦国。然而扁鹊的事迹被广为流传。汉代陆贾将他与孔子并举，《新语》说："书不必起仲尼之门，药不必出扁鹊之方。"司马迁对秦越人扁鹊在医学上的卓越成就作了高度评价，他说："扁鹊言医，守数精明，为方者宗，后世循序，弗能易也。"后世以扁鹊为医学圣人，清代黄元御把他与黄帝、岐伯、仲景并称为"医家四圣"。学者多以精意华赡之文论述其医术，明代吕复评论诸医首起于扁鹊，说："扁鹊医如秦鉴烛物，妍媸（chi）不隐；又如奕秋对敌，著著可法，观者不能察其神机。"可谓意到辞畅。医生们以"讲和缓之余论，寻越人之遗方"激励自勉。在全国各地为扁鹊建立的纪念性墓祠之多、历史之悠久、规模之宏大，是历史罕见的。北魏郦道元《水经注》记载，陕西固城有一座扁鹊城，其后该地还建有扁鹊观，段成式《酉阳杂俎》记载在魏时山东卢城有扁鹊冢。在诸扁鹊名胜中，以河北任丘县鄚州镇者最为宏大，有扁鹊庙、扁鹊墓、扁鹊故宅等遗迹，又把一座山命名扁鹊山，将扁鹊庙前的一座大石桥改名"回生桥"。历代王朝追褒先贤，也封祭扁鹊。北宋仁宗时封扁鹊为神应侯，并在开封建扁鹊庙。元代陶宗仪《南村辍耕录》又称扁鹊为神应王。在明代，将北京三皇庙改为先医庙，主供伏羲、黄帝、神农，两庑列历代名医 28 位，扁鹊为东庑第一位。扁鹊为药师和医师们所崇拜，据《太上无极洞慈真元天心宝忏》所载，扁鹊的生日是 4 月 28 日，医药人员在此日烧香祭祀，并尊扁鹊为天医星。

扁鹊创立的四诊和延传的针灸技艺，为中医药学的奠立和发展建立了不朽的功勋，他永远受到人民的崇敬。

〔中医药文化，2007（1）修改稿〕

朱肱与小柴胡汤及《活人书》

宋代伤寒大家朱肱在南阳任职时兼行医，有太守盛次仲患病召他诊治，寻按脉证以后，他断为小柴胡汤证，说进服三剂可愈。小柴胡汤是当时学人尽知的名方，他只述方名而没有具实详述。但在当天深夜，病家来人说，服药以后病未见轻，反倒增加了腹满的症状。他再次前往视诊，一看服用的药乃是小柴胡散。他当即指出：汤剂和散剂效用是不同的，汤剂能通过经络快速取效，现在用了散剂，药滞于膈上，故有胃满的症状。于是，他亲自煎药，二剂之后病人痊愈。此事典出于宋代方勺所著《泊宅编》，又见于明代李梴编纂的《医学入门》。《泊宅编》记载朱肱深刻的论述。肱曰："古人制咀，谓到如麻豆大，煮清汁饮之，名曰汤，所以入经络，攻病取快；今乃为散，滞在膈上，所以胃满而自如也。"病家自作主张或图方便，改煎剂为散以致误，但朱肱当时没有交代清楚，也有责任。

还应该交代的是：煎剂除取其"速效"之外，还有通过煎煮去柴胡刚燥之性的用意。后世陈修园深得此要，在所著《长沙方歌括》中强调小柴胡之用要："柴胡八两少阳凭，枣十二枚夏半升，三两姜参苓与草，去渣重煎有奇能。"一定要去渣重煎。

小柴胡汤是和解少阳、益气扶正的名方。用于伤寒邪在少阳，汗吐下三法俱不能用之时，故又称三禁汤。此方临证应用很广泛，可用于治疗各种情况下的寒热往来及原因不明的周期性发热，还可以通过加减，收推陈致新的功效以治疗胃肠结气，饮食积聚及由寒热邪气所致胁痛、心下痞等病证。近世有人用以治肝炎晕眩、糖尿病腹胀等。用小柴胡汤，除"伤寒中风，有柴胡证，但见一证便是，不必悉具"之外，"休作有时"四字也是辨证的眼目，不仅往来寒热的休作有时可用小柴胡，其他情况如瘾疹、关节痛、痛风乃至腹痛等病证，只要有"休作有时"的情况，都可用小柴胡汤治之。例如有研究者在小柴胡汤基础上加减而制成了过敏煎，治疗荨麻疹很有效，是经银柴胡易柴胡，再加上活血的紫草等药而成。小柴胡汤的适应证很广，古代有一幅名联曰："避暑最宜深竹院，伤寒当用小柴胡。"但越是应用范围广的方剂就越不可以滥用，蒲辅周先生有"和而勿泛"之训。

朱肱，字翼中，号无求子，晚年更号大隐翁，浙江吴兴人。宋仁宗皇祐二年（1050）生，宋徽宗宣和七年（1125）卒。他是宋哲宗元祐三年（1088）进士。曾任雄州防御推官、邓州录事参军、奉议郎、直秘阁等职。崇宁元年（1102）因谏言"灾异"（地震与日食）和陈诉时弊而罢官。后进表自著《南阳活人书》，于政和四年（1114）被起用为医学博士。一年后，他因书写苏东坡的诗而牵连被贬连州，即四川达县，同时遭贬的还有陈弁、余应求、李升、韩均，当时称为"五君子"，政和六年（1116）以朝奉郎提点洞霄宫召还，致仕后侨居杭州西湖，著书、酿酒。在历代儒医中，科举成功进士及第者不过凡几。朱肱是在研究《伤寒论》诸象中第一个成为一家之言的宗师。在他以前如王叔和、孙思邈、林亿、庞安时等人，或注释训诂，或校正编次，唯有朱肱用经络阐发六经之义。正是朱肱注意到伤寒发病时证候有明显的经络现象的这一特点，以经络论六经，首开探讨六经的先河，其后才有陶华的"脏腑说"、张志聪的"气化说"、柯韵伯的"经界说"等。外感病的证候能被经络概括，这也是中医学理论的特点。朱肱除阐发己意外，又补仲景之未备。他从元祐己巳年（1089）开始，以20年的功夫，于大观戊子年（1108）完成《伤寒百问》3卷的编著。一次在杭州西湖与武夷人张蒇相识，在讨论中接受其意见，将书名改为《南阳活人书》，厘为20卷。书中对伤寒的101个问题设问作答，除述桂枝汤等112方外，又从《千金方》《外台秘要》《太平圣惠方》等方书中择选126方增拓为用，又论述了妇人伤寒及小儿痘疹。全书在探索六经时出列了六张经络图，此六图也成为历代诸种经络图中的重要文献。

除《南阳活人书》外，还对《内外二景图》注释，其注文《内境论》堪为明代命门学说的先声。他依据道教《黄庭经》"两部水旺对生门""后有密户前生门"之语，指出"肾虽有二，其一曰命门，与脐相对"，此肾命形如江豆，主元气，它和心的关系是"坎南离北水火相感"，明代孙一奎就是从命门与脐相对的思路出发，把命门从肾中独立出来，创立了动气命门理论。朱肱的著作在刊行之后即扬厉于世，达到"至知有《活人书》，而不知有长沙之书也"。

朱肱的《南阳活人书》又是导致后世河间与易水之争的缘起。朱肱在书中论及麻桂可用于夏月伤寒发浅之时，刘河间对此坚决反对，刘河间按他自己提出的伤寒是热病的理论，理所当然用"喜寒凉忌温热"来反对。刘河间的亲炙弟子马宗素著《伤寒医鉴》进一步驳斥朱肱，此为马宗素与朱肱之争。稍后易水学派李东垣以寒凉伤脾胃，反对过用寒凉，东垣著《伤寒会要》支持了朱肱。由此，把马朱之争转为东垣与马宗素之争，即是易水学派与河间学派的争鸣。朱肱、刘河间、李东垣三者争论的焦点是夏月用麻桂问题，其他很多方面还有一致之处。如朱肱并非完全排斥寒凉，他继承孙思邈千金葳蕤汤的思路，在辛温解表中加入寒凉药，这一点与刘河间相近；他使用桂枝汤时强调饮以热粥，这相当于东垣的补中益气汤。马宗素也不反对朱肱关于六经经络说。可见，各家之争鸣是有争有补。朱肱晚年隐居西湖以酿酒自乐，还曾著《酒经》，惜该书已亡佚。又有《无求子酒经》（1 卷）、《大隐翁酒经》（1 卷）、《北山酒经》（卷数不详）等书名，记载不一，是一书多名还是有所不同，难以稽考。对于朱肱的《南阳活人书》，历代学者极为重视，除马宗素与之争鸣，明初王履、陶华有所诟评外，崇敬者多。清代医学家徐灵胎在《医学源流论》中评曰："宋人之书，能发明《伤寒论》，使人有所执持而易晓，大有功于仲景者，《活人书》为第一。"朱肱以其道德和学术，在明初诏配入京城天医庙，享西庑第十位。徐灵胎的评语和享天医庙之祭，对朱肱是名至实归的。

〔中医药文化，2006（05）：42-43〕

橐驼种树　所在全活
——金元四家的魁首刘完素

在金元四大家中，首张革新大旗的是河间学派创始人刘完素。刘完素以其学术创新和开宗立派之功，成为中医学步入新层次发展的标志之人。

刘完素（1100—1200）河北河间县人，字守真，别号宗真子、通玄子，自号通玄处士，河间处士。他是金元四家之首座，是火热论的创始人。刘完素医述精湛，德艺双馨，声誉隆重。在学术上，他既系统继承前人，又敢以质疑学术流弊，治外感热病又敢以突破辛温用药，以治用寒凉创火热论。开温病学之先河。他深研五运六气理论，把"病机十九条"发展为病机学说。又以对"亢害承制"理论的发挥，发展了五行学说。他首先提出"心为君火，肾为相火"，构建了相火-三焦-命门-肾的系统，成为朱丹溪"相火论"和明代命门学说的理论铺垫。他首先以气化论论述药性，构思了气化论药理学，但因于所著《素问药注》的亡佚，后世尚不能原其所论。他创立的一些治疗理论和方剂，一直广用于临床。他著作丰富，传人众多，是中医学术继承创新的典范。

刘完素原籍是河北肃宁杨边村（今师素村）人。3岁时家乡水患，避居河间，故后人敬称他为刘河间。明代程道济在《新刊素问玄机原病式·序》说他"夙有聪慧，自幼年耽嗜医书"。因母病，三次延医不治，不幸病逝，遂之立志学医。宋代名医钱乙的事迹使他奋然兴起。他自学了很多医书，但是"千经百论，往往过目无所取，皆谓非至道造化之书"。从25岁起，穷志《内经》，朝夕研读，手不释卷，历经数年，终得要旨。后人推测他名"完素"，字"守真"，完守《素问》之真。他的几个别号"宗真子""通玄子""通玄处士"等，都表明，他属于道教居士。医史学家范行准先生"疑其为全真教中人"，不确，因全真教人必须住庙、独身、素食，唯天师道正一派在家道士，他也只能是正一派。他的著作中多次引用道教经书《仙经》和《清净经》等，他死后坐化龛葬，都与此有关。他学术的开蒙解难，也启悟于道士。自言大定间（金世宗完颜雍，1162—1189）遇异人陈先生授以医术。他学成以后，长期在民间走方行医，声誉渐隆。他主张"医道以济世为良，以愈疾为善"。他推重民族气节，金章宗完颜璟三次聘他为官，他不就，被赐号高尚先生。他以其医德医术，为民颂扬。他重视《内经》理论，说"法之与术，悉出《内经》之玄机"

（《素问玄机原病式·自序》）。他的著作在当时最受欢迎，1251年杨威在《保命集》序中说：不论农民、手艺工人，乃至和尚道士秀才，都备置该书。《金史·张元素传》称："完素尝病伤寒八日，头痛脉紧呕逆不食，（张）元素往候，令服其药，完素大服，如其言遂愈。（张）元素自此显名。"此处记载了刘完素与张元素二人的交谊。当时张元素尚属年轻新秀，刘完素对张元素的诊治悉心听从推重，张元素此后声名日显。当时二人齐名，"世号刘张法"。刘河间在民间被称为神医，《河间府志》把他比作扁鹊，称："郑之有扁鹊，河间之有刘守真。"也有奇闻流传，除有二道士授酒的医术神授外，在他的家乡还有"刘河间一针救双命"的救活已死的产妇故事。说明他善于针灸擅长妇科。他生于北宋大观四年，卒于金承安五年（南宋庆元六年），他死后，河间县为他筑碑立庙，附近的几个县城也都建有守真庙。至今河间县城东二十里刘守村中，还存有刘完素坐化的甕葬坟墓，村中原有刘爷庙，在抗日战争时为日侵略者所毁。

刘完素的诸弟子，河间的私淑弟子张从正、葛雍、镏洪，以及麻九畴、常德等。其中张从正独有发挥，自成体系。刘完素在世时就颇有盛名，服膺者遍及南北，治其学者代有传人，完素热论竟风靡一时，逐渐形成以完素为代表的"寒凉派"，或称"河间学派"。

完素所授弟子，见于著录的有穆子昭、董系、马宗素、荆山浮屠等人。程道济在《素问玄机原病式·序》中称：线溪野老云："友人穆子昭，乃河间门人，子昭亦善治火热之胜气者。"又说："董系医术高超，宗河间之法善用寒凉，他曾治程道济腰腿痛之疾。道济之疾，俗医以为寒，令服姜附硫黄诸燥药，艾灸中脘、脐下，已两年而无效。董系则诊为肾经积热，气血不通，竟用辛甘寒药，泄其积热，积去热除，济神清体健而愈。"故程道济盛赞董系能使"病者生，危者安"。马宗素，平阳洪洞（山西洪洞）人，师事于河间门下，著《伤寒钤法》《伤寒医鉴》以传完素之学。他在《素问要旨》序中说："完素自幼习医术，酷好《内经·素问》《玉册》灵文。以师事先生门下，粗得其意趣。"可知他是亲炙完素的及门弟子。关于荆山浮屠，据《明史·方技·戴思恭传》载："以其为河间守真门人，罗知悌之师也。"《青岩丛录》亦载："李（东垣）氏弟子多在中州，独刘（河间）氏传之荆山浮屠师，师至江南，传之罗知悌，南方之医皆宗之。"完素门人中，穆、董、马的师承关系已不见经传，唯荆山浮屠一支，授受不绝，代有记载。荆山浮屠一传罗知悌，再传震享、传朱氏学说的，先后则有赵道震、赵以德、戴原礼、王履诸人。

元代吕复在对历代医家评论时说刘河间医如"橐（tuó）驼种树，所在全活"，他治病如此，培养人才也如是。这里所引用的"橐驼种树，所在全活"一语来自唐代文学家柳宗元传记作品《种树郭橐驼传》，以树喻人，讲述了种树育人、治国养民的道理。刘完素是医学界的高尚先生，人民永远怀念这位伟大的医学家。

【附】

种树郭橐驼传

唐·柳宗元

郭橐驼，不知始何名。病偻，隆然伏行，有类橐驼者，故乡人号之"驼"。驼闻之曰："甚善。名我固当。"因舍其名，亦自谓"橐驼"云。

其乡曰丰乐乡，在长安西。驼业种树，凡长安豪富人为观游及卖果者，皆争迎取养。视驼所种树，或移徙，无不活；且硕茂，早实以蕃。他植者虽窥伺效慕，莫能如也。

有问之，对曰："橐驼非能使木寿且孳也，能顺木之天以致其性焉尔。凡植木之性，其本欲舒，其培欲平，其土欲故，其筑欲密。既然已，勿动勿虑，去不复顾。（节选）

医中之王道

——记补土派大师李杲

在中国中年以上的人群中，几乎无人不知名方"补中益气汤"。它的发明者就是中医学学术史上的名医李杲（李东垣）。他的中气升降之论，发展了气化学说。他的"阴火"说拓展了中医的病证领域。他的学术影响也远远跨越了他生活的金元时代，他不仅为当时人们的健康保健做出过贡献，现代人也还在享受他医术的惠泽。

金元时期是中国医学发展的转承期，产生了以刘完素（河间）、张从正（子和）、李杲（东垣）、朱震亨（丹溪）为代表的金元四大家。刘完素治病多用寒凉，举火热之大旗，被称为主火派；张从正以攻邪为先，被称为攻邪派；李杲重视脾胃，被称为补土派；朱震亨强调滋阴降火的重要性，被称为滋阴派。其中李杲的脾胃论的卓越成就彰明于后世，他继承张仲景、乃师张元素和历代名家的学术精华，在实践中光大医德传统。他自称东垣老人，后人称他为东垣或东垣先生。在明代万历年间，北京三皇庙改为先医庙，在主殿供奉伏羲、神农、黄帝的神像，两庑分列历代28位名医的塑像，李东垣居东庑第14位接受祭奉。他探索或阐述脾胃在生命过程中的重要性，从医学原理到养生防治，并自成体系。他在中医学发展史上具有里程碑的意义。他的理论传到日本、朝鲜，在日本成为后世派的真髓。

让李杲彻底步入行医行列，还是战乱多灾时局和避难的遭际。金朝末年蒙古族又勃兴于塞外，于1211年开始的十多年中，大举进攻金朝，直至占领了包括北京在内的河北一带，民众纷纷外逃避难，疲于奔命。元军于1232年攻破当时金的京都汴梁。战乱之后，疾病流行，仅1213—1362年，流行病就出现达15次之多。由精神、饮食、劳役等因素而导致的疾病更不可胜数。在蒙古大军进犯山东时，李杲为避蒙古兵烧杀，由济源逃往汴梁，为生计所迫，"遂以医游公卿间"，开始悬壶为医，其临床治疗"明效大验"。金哀宗开兴元年（1232），蒙古军围困汴梁达三个月之久，是年三月下旬解围之后，都内之人大多受病。是年五月，患病率达到十有八九的程度，而当时之医者，以其原有治法治之，屡屡无效。李杲亲眼目睹了整个过程，他认为，这些疾病并非伤寒，"大抵在围城中，饮食不节及劳役所伤"，于是他从内伤脾胃立论，以其卓越疗效，通医之名雷动一时。据

《东垣试效方·砚坚序》所云："凡求治者，以脉证别之，以语言审之，以《内经》断之，对证设方，其应如响。间有不合者，略增损辄效。"

李杲著书和授徒传业大抵都是在晚年。他在避难东平的时候，于1238年首先著成《伤寒会要》，之后又著《伤寒治法举要》。1244年以后，待政局日渐稳定，李杲返回家乡河北真定，时年64岁。由于他素体脾胃虚弱，加之连年流离颠沛，所以身体状况很差。在他的老师范炼的鼓励下，将在流离期间写出的病因、病机、诊断、治疗等方面的学问予以辑集，先后著成了《医学发明》《脾胃论》《兰室秘藏》。他的部分论文及临床病例资料，后经其弟子整理为《东垣试效方》等书。

李杲为医学教育家，通过授徒薪传其脾胃学说和易水学派在其弟子中，以王好古和罗天益（字谦甫）最有名气。王博文也在《东垣试效方》的序文中论及东垣的教学路数是："其法大概有四：曰明经、别脉、识证、处方。""每治人之疾，先诊其脉，既别脉矣，必断之曰此药证也，则又历谓其《难》《素》之者，以明其证之无差，然后执笔处方，以命其药味。"1251年2月25日，东垣以72岁之龄因病去世。临终前将平日所著之书稿及论文、病案等整理为"卷帙"，以类相从，列于案几之前，嘱谦甫曰："此书付汝，非为李明之、罗谦甫，盖为天下后世，慎勿湮没，推而行之。"对李杲的重托，罗氏谨记于心，据"东垣老人传"记载"君殁迄今十有七年，谦甫言犹在耳、念之益新"。罗天益在李杲死后三十年，仍祠奉如平生。王好古和罗天益都成为享名医学史籍的大家，他们把东垣的学术发扬光大，使东垣的补土派和张元素的易水之学蔚为大观。

李杲是一个实践丰富而具有全科才能的医学家。元好问说他"于伤寒、痈疽、眼目病为尤长"，不论大小方脉、内科外科、针灸眼目他都精通。清代学者周之干（慎轩）在总括东垣脾胃论时，说东垣先生"凡病颠倒难明，必从脾胃调理"。又说："东垣云：补肾不若补脾。"内伤脾胃论，是李杲诸论的核心。李杲从"内伤脾胃，百病由生"而立论，他概括内伤脾胃的原因是饮食不节、劳役过度、外感六淫和精神刺激。他发挥了《内经》"有胃气则生，无胃气则死"强调胃气作用的观点，认为脾运化水谷，是元气的物质源泉，而元气是健康之本。脾胃伤则元气衰，元气衰则百病由生。所以他说："脾胃之气既伤，而元气亦不能充，而诸病之所由生也。"中医所言之脾，并非仅仅是主消化的器官或相应的内分泌腺体，而是主运化、主持生命生长转化代谢的功能，这种功能又与自然界的升降出入有着相应相谐的关系，中医学把这种理论称为气化学说。李杲在这些认识的基础上，把脾胃作为人体的气化中枢，人体从对食物水液的消化吸收，转为各脏腑之气，以及糟粕排泄都属于脾胃气化，其形式是升降出入。他在《脾胃论·天地阴阳生杀之理在升降浮沉之间论》说道："盖胃为水谷之海，饮食入胃，而精气先输脾归肺，上行春夏之令，以滋养周身，乃清气为天者也；升已而下输膀胱，行秋冬之令，为传化糟粕，转味而出，乃浊阴为地者也。"他根据一年中自然气化始于少阳，结合临床治疗经验，发挥《素问·六节脏象论》"凡十一脏，取决于胆"之论，指出人体气化启动于胆，他说："胆者，少阳春升之气，春气升则万物安，故胆气春生，则余脏从之。"他以此建立了系统的气化学说。按他的理论，涉及气机的疾病，要调整气化动力，故他创立的补中益气汤中，要加少许升麻、柴胡等提升少阳之药，补中益气汤因此有升阳举陷之功。他之重元气护脾胃的理路被称为"医之王道"。

〔江西中医学院学报，2006，18（5）：5-8〕

山庄扫叶煮龙团
——诗文、书画、武艺全才的医学家薛雪

　　在中国古代医家中，清代的薛雪是一个医艺卓绝、文武全才的宏博之人。薛雪，字生白，号一瓢，又号槐云道人、磨剑道人，又署抱珠轩、南园、河东、牧牛老朽等。清代江苏省苏州府吴县人。生于康熙二十年辛酉（1681），卒于乾隆三十五年庚寅（1770）。这是《清史稿》据《苏州府志》《吴门补乘》《吴县志》《吴医汇讲》的记载，为《中国医学百科全书·医学史》和李经纬先生《中医史》等史书认可。《中国医学通史·古代卷》说他生卒年为 1661—1750 年，吕绍刚主编《周易辞典》则说为1715—1797 年，二者皆不确。因为据袁枚《随园诗话》的记载薛雪于1751 年还在南园（即扫叶庄）招宴袁枚等人作诗人会（卷三第五十九则）。在他为《内经知要》甲申（1764）版写的序文中，还称："牧牛老人薛雪序，时年八十又四。"而在他辞世之际，袁枚写的《祭一瓢文》中称："岂大耋之逢古兮，抑风灯之难护。"大耋之年，正是九十大寿。

　　薛雪自幼年起文武兼学。先以学诗起步，拜在同郡著名诗人、文学家叶燮门下。叶燮（1627—1703）在所著《原诗》中，主张诗要"克肖其自然"，以胸襟为"诗之基"，反对沿袭模拟，诗无定法，不蹈其谬戾，要灿然于前，争妍竞奇。这与明代前后七子的复古派不同，与公安派、竟陵派凭藉主观的"性灵"也不同。叶燮有两个学生，一个是乾隆词臣的沈德潜（1673—1769），另一个就是薛雪。薛雪在诗学方面，深受老师和师兄沈德潜的影响，与叶燮的诗学理论一脉相承，著有《一瓢斋诗存》《一瓢诗话》与《唐人小律花雨集》等。薛雪论诗，脉络与老师一致，但有与其不同的特识。例如对孟浩然、高适、岑参的诗均给予高于乃师的评价。对于学诗，主张逆流讨源，这一点可能与学医的经典论一致。其论诗，又有正变之论，说："温柔敦厚，缠绵悱恻，诗之正也；慷慨激昂，裁云镂月，诗之变也。"这是受了师兄的影响，也与医家临床辨证重视常与变有关。薛雪在诗学的主张上，与师兄沈德潜最大的不同点是，他坚持乃师的反复古的主张，而沈德潜则是推重"诗教"而主张复古的。这一点是叶、沈、薛师徒三人论诗的大异之处。不过，沈德潜以诗为业，薛雪鸣世于医学。

　　诗人袁枚是薛雪的诗友。袁枚延医常住在薛雪家，在其所著《随园诗话》中记载，在扫叶庄参加薛雪等人的诗会雅宴。袁枚赞诵薛雪的名句和

楹联。如《咏马》："尔不嘶风吾老矣，可知俱享太平时。"《杨花诗》："飘泊无端疑'白也'，轻盈真欲类'虞兮'。"袁枚的诗话和《吴门补乘》都记载扫叶庄的门联和楹联。门联曰："堪笑世人无狗监，何妨自我作牛医。"楹联曰："九重天子垂清问，一瓢先生卧白雪。"前句标品性，后句合名与字。

薛雪的山庄何以称"扫叶"，因何自号"一瓢"？薛雪的师兄沈德潜在《归愚文钞》里的《扫叶庄记》略叙如下："扫叶庄在郡城南园，薛徵君一瓢著书所也，地在俞家桥。沿流百城，树木翁郁，落叶封迹，行人迷迹，宛如空林。呼童缚帚扫除，静中得忙久矣，成课业矣……今一瓢注《易》（即《用易粹义》）……屡定屡更，芟汰疵类，与扫除落叶相似，则以'扫叶'颜其庄者，意或在于斯乎？柳闻韦左司寄友诗云：'欲持一瓢酒，远慰风雨夕；落叶满空山，何处寻行迹。'取夫人工不与，一扫自然，扫者从人，不扫者从天地也。扫与不扫之间，一瓢试更参之。"薛雪本人在《一瓢诗话·自序》中，首句即开宗明义说："扫叶庄，一瓢耕牧且读书之所也。"薛雪完成此诗话时，年仅 41 岁，医名尚未隆盛，岂能如陆以湉《冷庐医话》和易宗夔《新世说》描述的样子，陆以湉在《冷庐医话·叶薛轶事》所云，有薛雪"扫叶庄"与叶天士"踏雪斋"相互勾斗之事，何况两大医都是品高敬学有士人胸怀者。

薛雪号一瓢，有两个说法：一是《宋元明清名医类案》，说薛雪"有先贤颜子之乐，故又号一瓢云"，即《论语》中孔子赞颜回"贤哉回也，一箪食，一瓢饮，在陋巷。人不堪其扰，回也不改其乐。贤哉，回也"（《雍也》）。第二种说法出自《吴县志》，说薛雪"偶遇异僧，身挂一瓢，镌七字曰'吃尽天下无敌手'，雪奇之，邀至家共饮。以瓢注酒容一斤。僧尽三十六瓢，雪仅一瓢，遂以自号"。一瓢之号，正是薛雪为人放诞风雅，取向贤者的自命。

薛雪研发诗学最尊钦杜甫，讲求诗作的丰富性，像如来佛那样"三十二相，八十种好，何所不观，大诗家不妨如是""平生最爱随笔纳忠，触景垂戒之作"，作诗要应"运会"讲"敏捷"，倡诗贵简贵平淡，"稗官野史，尽作雅音，马勃牛溲，尽落药笼"。作《戏咏》曰：

先生休讪女郎诗，山石拈来压晚枝。

千古杜陵佳句在，云环玉臂也堪诗。

薛雪注重创新，"觉似古人句即删去"。他的一首七绝《示儿不倚》表达了他对民间疾苦的同情：

衔泥觅叶为蚕忙，到处园林叶尽荒。

今日始知蚕食苦，不应空著绮罗裳。

诗文之外，薛雪还是书法家，他所开药方常被病人装裱珍藏。他也善绘画，精武艺。《前尘梦影录》评价他"书悉作苏（东坡）体"。《吴中名医录》评价他"又工绘画，其墨兰尤妙"。武术方面，他善拳勇，置一铜枕，铭曰铜婢，常携以自随。为练"龟息"气功，他"庭中蓄龟数十"（《苏州府志》）。《吴门补乘》说他的武艺"驰骋骑射刀鞘向"。曾于所画的墨兰中自题诗曰：

不须凭客问如何，秾亦无聊谈不多。
若道幽芳堪鉴赏，比来空谷有谁过？
我自濡毫写楚辞，如何人唤作兰枝，
风晴雨露群看偏，一笔何尝似画师。
逢场争说所南翁，向后人文半已空。
不是故将花叶减，怕多笔墨恼春风。

兰与松竹梅被称为花中四君子，薛雪喜兰画兰情结不必多言，但在自题诗认为当时"逢场争说所南翁"是"群看偏"。确实如此，就连他的诗友袁枚也认为他的突出成就在于医学。这一点还真被他的身后世所应见，也堪为诗谶。

据《珍本医书集成提要》载："然生白雅不欲以医见，逮其卒，《行状》无一字及医者，随园驰书诋其嗣中立（薛雪之孙中立，善诗），惜其生平奇迹之不传。"

薛雪的医学成就之辉煌，确实遮蔽了诗文书画和其他才艺。乾隆丙辰（1736）开博学鸿词科时，曾被举召，《中国人名大辞典》说他"以母老不仕"，《吴医汇讲》说"两徵鸿博不就"。因母多病而究心医学，博览群书。攻医虽晚却系统有序。先以诗文和曾撰著《周易》的功底研读《内经》，继而临证。他对医学的三大贡献在于著《医经原旨》，创湿热病学并留下了《薛一瓢医案》一书。

《医经原旨》是薛雪研读《内经》及诸注家数更寒暑在 73 岁时（1754）才定稿刊行的。在很大程度上针对张景岳冗繁的《类经》，他批评这种别载伪体的注解，惜乎疑信相半，未能去华存实，反使其文本愈注愈厚，远离主旨，而非圣经贤传。对此点薛雪正是一眼觑破，敢以掀翻，阐述经典的实质要领，故命书为《医经原旨》。这也是传统医学治学理路的突破与创新。

薛雪精医术但不屑为医，与李东垣相类，是大疫流行推拥他为医。据《吴县志》和《清史稿》的记载，从 1733—1756 年间，苏州附近曾发生 3

次载入史册的大疫，大疫催他临证，丰富了他的经验，才有湿热论的创新。他首次把湿热病独立出来，认为"湿热之病，不独与伤寒不同，且与温病大异。温病乃少阴、太阳同病；湿热乃阳明、太阴同病"。他提出湿热病病因本于湿热之邪；辨证可按初中后三期分证；各病期都有中焦脾胃之为病所贯穿，实则阳明、虚则太阴。这与后来吴鞠通在《温病条辨》据叶天士医案归纳的三焦辨证大异。两家虽然都以三焦立法，吴氏上中下三焦循而有序，但他这个框架不如薛氏的三期清晰准确。这与吴鞠通在著《温病条辨》时，尚属抄读校书《四库》医书的文人学子。到吴晚年著《吴鞠通医案》时，才至臻为大师。《湿热条辨》署薛雪，是他的东西，但并非亲手所撰。是书初见于舒松摩所刻的《医师秘籍》之中，后来又见于江白仙为陈平伯所刻的《疫论》之中，第三次见于吴子印所刻的《医效秘传》。各书的称谓、体例也不尽相同，或称《湿热条辨》，或称《湿温条辨》，又称《热湿条辨》。学者们分析，此《湿热条辨》约出自薛雪的门人邵登瀛等人。《湿热条辨》先是被纳入吴金寿集叶天士、薛雪、缪遵义《三家医案合刻》的附篇，后被王孟英收入《温热经纬》中，是流传最多的版本。

薛雪的医案集称为《薛一瓢医案》，又称《扫叶庄一瓢老人医案》，1卷，凡载35案，作于1764年，其中有8则为医话体是亲手所写，有者为后人所编。因他是书法名家，医案也因书法被收藏，后来重版时得以补充，不同版本还有《扫叶庄医案》《薛氏医案》《苏州薛生白先生医案》不同书名。民国以后《珍本医书集成》丛书中收有《扫叶庄医案》4卷，陆士谔编有《薛生白医案》等。从医案看，他意高笔古，见出人上，自出机杼，用药轻灵，令人赞其才秀。袁枚之厨工王小余病疫死，将入棺。薛雪至，出丸药一，捣石菖蒲汁调和灌之，且曰：鸡鸣时可苏，果如其言。有病狂疾者，视日光如雪，肠痛欲裂。雪曰：此冷瘀也。刮之而愈。有人患十年久痢，以其脉数而细，诊为肾伤，与群医作脾胃治相异，用熟地黄、当归身、补骨脂、五味子、菟丝子等药，十余剂而愈。一人右腹痛如刀割，必泄气，痛稍缓。曾服蚌灰小效而复发。雪曰：蚌属介类，味咸攻坚，直入至阴。是病在阴络，络病在下，属血，用地鳖虫、桃仁、酒炒大黄，加入麝香少许。食后下血数次而瘳。又有太湖住在洞庭山的病人伤寒甚剧，雪曰：吾新制一方，试服之：第一日用枣3枚，葱根3个，生姜3片；次日减为2，又次日减为1，其人果服而愈，因名其方曰"三妙汤"。

从上述诸案可见，他的医道风格恰如其诗，诗不脱化名句，医也不临摹名方，因人因证而宜方，医术极为袁枚所推重，薛雪回道："我之医如君之诗，纯以神行，所谓人在屋中，我来天外是也。"真乃医者意也，在疫病的实践中，居高临下，不思创而创！薛雪医学境界高在创新，而创新意识和理路和其诗的灵性浑然一体。诗人相聚得益，除在扫叶庄外，也有时在其他宅署，交欢论诗。如何玉模（铁山）在《萍香诗钞》中有《寄怀薛一瓢徵君》，诗曰：

> 武林官阁忆盘桓，末座偏重青眼看。
> 十日羽觞常共醉，同时莲幕尽交欢。
> 鹤书微召求归急，鸿爪飘零欲住难。
> 羡煞扶身铜婢好，山庄扫叶煮龙团。

莲幕晤交的诗友，常以曾在扫叶庄煮龙团茶为雅忆。历史上，在魏晋高压之下，造就了玄学和士人诗酒风度。而在清初盛世加文网之际，文脉转向朴学，仍有一瓢诸贤，以诗医淳志，续傅山之志，真可谓人迹板桥霜。

薛雪的诗学和医学，在中国文学史和中国医学史上皆为要据。其医学不须细说。而其诗，诚如沈楙惠《一瓢诗话·跋》所说："先生于诗亦可谓三折肱矣。"

一瓢之文物亦有记述。如《清代名医医案精华》薛雪小传："庚申（1860）后，于沿塘薛文清祠内，得一瓢老人三凤砚，其时，尚有人守祠，壁间石刻，大半苏帖，乃老人钩刻，嵌之壁。"《吴中名医录》记：陈冠六曾于1957年访得薛氏"扫叶庄"故居。其资料赠于上海市医史博物馆。何时希先生在《中国历代名医传录》和《近代医林轶事》书中，都记有薛氏藏有灵璧石的笔架山子，主峰才2寸，阔约3寸，十三峰层迭起伏，玲珑窈窕，有"瘦、皱、透"之妙。系先高祖何鸿舫得之于苏州茶馆，盖薛家老仆窃出兜售者。何家得后，在玩味中发现，笔架山石浅滩处，有一块小指甲大的洼形，请教专家鉴定，言此笔架山子应称为"十三峰一瓢石"。何时希先生据此说，薛雪"一瓢之号。因得此石而所起者"。何时希先生也以家藏此石而荣幸。

薛雪也言其医术"不可滞也"，虽不屑以医自见，不专于著医书，也从不轻传医术，但还是很重视医术传承，有家学也有弟子。其子薛景福，其孙薛承基（字公望，号性天），其重孙薛启望（字学敏）等都是名医，也有著述。名医曹仁伯就是薛承基的弟子。其弟子有邵登瀛（字步青）、吴坤安、金锦、王丹山等，皆有医名。其中邵登瀛又传子邵鲁瞻，孙邵春泉，曾孙邵杏泉（字炳扬，又名文学），再传第四世孙邵景康、邵景尧兄弟，也皆吴门医家。邵杏泉向带艺投师的方仁渊授学。此前方仁渊曾向无锡名医王旭高学医。方仁渊除整理《王旭高临证医案》外还著有《倚云轩医案医话医论》。薛门真是后世传承不绝。

纵观薛雪，生于福地，家世富赡，精研《周易》，文优武强，医德品高，其放诞自命，然真意诚挚，宅心纯正。袁枚风灯之诵，恰切中肯。《一瓢诗话》，至今也慧泽研究诗的学人，可以垂世。温病之学，虽是竟其绪，但创湿热论，所谓与叶不相能，乃是温热论与湿热论之不同，薛对湿热病，身鼎其会，贡献不泯。他既是诗家，也是大医家。

〔中医药文化，2015，10（03）：27-30〕

古文经学　常州词派
——清代通儒名医张宛邻

在中国学术史和医学史上，清代张宛邻是传奇人物。张宛邻（1764—1833）名琦，字翰风。初名翊，宛邻是号。以博学多才称著，工诗词、古文及分隶，尤精舆地之学，又是一代名医。行医虽然是他任县令以后的兼职，却在多种地方志上都载有他坐堂行医的事迹，很像陈修园，但都是敬谢的美誉。

宛邻出生于江苏武进（今属常州市区）名儒的张家。少年随师学习五经四书，初学《易经》即深通大义。其兄张惠言（1761—1802）原名一鸣，字皋文，号茗柯，长宛邻 3 岁。兄弟均出朱珪（石君）门下，张惠言是嘉庆四年（1799）进士，授翰林院编修。惠言之经学，其《易经》从虞翻，著《周易虞氏义》；"三礼"主郑玄，著有《仪礼图》。在古文方面，与恽敬（居）齐名，是阳湖派的宗师。此阳湖派，讲训诂为实而从朴学，与较早好言义法从宋学的桐城派迥异。在词学上，张氏兄弟以合著的《词选》开创了"常州词派"，继之者有董士锡、周士绮等人。常州词派在中国文学史上，开始与朱彝尊为代表的浙西词派分庭抗礼，后来发展为词坛的胜流。

张宛邻于嘉庆十八年（1813）参加顺天府乡试中举，官服山东，历任邹平、章邱、馆陶知县，在馆陶县任时最长，达 10 年，卒于任上。所至皆有政绩，循声卓著。他在少年读经之时就旁及医书，在所著《素问释义·自序》中称："琦少好《素问》，又病其杂，因求其宗旨，按其条理，重为诠释。潜形竭虑，岁月二十，成《释义》十卷。"用朴学的功底，投入二十年的心血，在诠释《素问》的注家中，指屈不多。其注释常有孤明之见，对文本的校勘辨章，能钩沉引据，以达远旨。如《素问·上古天真论》"提挈天地，把握阴阳，呼吸精气，独立守神，肌肉若一，故能寿敝天地，无有终时"，句后有"此其道生"四字，唐代王冰以"唯至道生，乃能如是"望文强解。宛邻因不关前句，又不成文，判为"此其道生四字衍"。又如《素问·四气调神大论》"天气，清净光明者也，藏德不止"句中，宋代林亿《新校正》本作"藏德不止"，宛邻则据阴阳升降之理曰："天气本清净而光明，但阴阳贵能升降，若阴不上升，则阳不能下降矣。"以此断定，作"止"非也，当作"上"。他以医理的精娴，准确训诂《素问》的原义。如《素问·生气通天论》中"阳气者，大怒则形气绝，而血菀于上"，以往注家，都以大怒破坏清净，阻绝经络，血积胸中作解；他以营卫气血为释，释曰："怒则气逆，而血随之郁积心胸之间，是阴阳气血并迫而然。形气绝者，营卫不通，形状若死也。"把"气绝"的状态形象逼真地描述出来，直是通常所见之"气死"状。宛邻少年时精读《伤寒论》，叹仲景博大简精，囊括蓄变。后又读黄元御之《伤寒悬解》，由是而纲领振举，条理综贯，积疑尽释。他以边读边撰的方式学习本草，选明末清初刘若金的《本草述》为基础本，开蒙从学。刘若金字云密，湖北潜江人，明天启年（1625）进士，官至司寇，素爱岐黄，50岁后隐居著书，积30年之功著成《本草述》。采以《本草纲目》为主，回采《神农本草经》之要蕴，兼及金元四家及缪希雍等人的药论，合述中又加以按语，阐发己见。收常用药501种俱论之，是书完成于清康熙三年（1664）。宛邻对《本草述》研读后，又别择精粗，删繁就简，撰成《本草述录》6卷。此外，他博通术数，览观太素脉书籍。《朔方志》记载张宛邻"断病廿年生死，率如所许"。他在山东任县令之时，效法医圣，在行署大堂诊病行医，口碑极嘉。《武进阳湖县合志》记载他"治县时，值大疫，全活甚众"。

张宛邻还是地理学专家。《馆陶县志》说他"舆地学尤精"，著《战国策释地》。他又是书法家，长于隶书。

不过，在诸多学艺中，令张宛邻特载于史册的，还是他与乃兄开创的常州词派和他的词。作为常州词派的开山，张氏兄弟合编的《词选》，校录唐宋词44家，凡录116首，奠定了常州词派的词学理论。其理论特点是，以儒家学统论词，讲求比兴寄托，赞赏言近旨远意内言外之旨。上接《风》《骚》，"正声"庭筠，赞为"深美闳约"，续接北守。其实，这些都是针对浙西派余流之论而发的。张宛邻词集为《立山词》，又有《古诗录》20卷及《宛邻文集》等，皆同其雅逸。现仅录其《南浦》一词：

> 惊回残梦，又起来清夜正三更。花影一枝枝瘦，明月满中庭。道是江南绮陌，却依然小阁倚银屏。怅海棠已老，心期难问，何处望高城？
>
> 忍记当时欢聚，到花时长此讬春醒。别恨而今谁诉？梁燕不曾醒。帘外依依香絮，算东风吹到几时停？向鸳衾无奈，啼鹃又作断肠声！

清代词人谭献（号复堂），在《箧中词》一书中对此词评曰"深美闳约"可算中肯中的，并称张氏兄弟"大雅道逸，足以振北宋名家之绪"不为过誉也。

知一堂主道在一
——纪念清代医学家王清任逝世170周年

在中国医学史上，名医众多，著述林立，不乏创新学子，但多系承源导流，补辍引申，却鲜有像清代医家王清任（1768—1831）那样，遵崇结构功能一元论的医学思想，把解剖和临床结合起来，创立气血病因学说和逐瘀疗法，他践履笃行，执着不懈，敢言改正医林之错，其著作精义至理，约以存博，以3万字的《医林改错》昭然大显，唤发人们对中医学发展路径的慧心反震。

对人体的认识，东西方人都是先从形态结构开始的。《史记·扁鹊仓公列传》记载了上古"割皮解肌，诀脉结筋"的解剖学家俞跗。甲骨文、契文、金文中关于人体骨骼和脏腑的文字造形，均是以形态解剖为原型。人体的形态结构是直接关系治疗用药的基本知识。春秋战国后，《易经》象数和五行学说成为主导的医学理论，《内经》用藏象关系模型论述人体，遗形取神，藏象论成为主宰中医学的理论范式。其实，《内经》中也不乏关于人体形态结构的论述，如《灵枢·经水》中有"夫八尺之士，皮肉在此，外可度量切循而得之，其死可解剖（部）而视之"。又有《灵枢·肠胃》等以专篇阐述解剖。但此等论述在《内经》中，意在保存古代文献，以形体构造为浅层次的认识，故《灵枢·九针十二原》说："粗守形，上守神。"从秦汉时起、特别是经过魏晋玄学，推崇医源于易以后，医学从轻视形体结构发展为忽略形体结构的功能模拟论。甚至认为可以离弃结构来认识脏腑功能和疾病。功能模拟论的医学思想有相当强瀚的生机和实用性，后世又衍发了多种学说，成为临床立法、选方、用药的核心。但随着实践的发展，也不断显现其局限性。例如"心主神明"兼并了对脑的认识。离开结构而论病机，难以认识器质性疾病，更难以深入到微观层次上认识健康与疾病。和解剖联系的外科、产科学的发展受到影响。实践表明，任何关系实在的研究都依赖于结构实在的认识，没有可以孤立于结构之外的功能，没有可以脱离结构实在的关系实在。建立在结构认识基础上的结构功能一元论的医学思想，将更合宜于医学的研究目标，能促进中医学的发展。

王清任的《医林改错》阐述的是脏腑而非藏象，主张"亲见脏腑"而不是外揣推脏，以"更正之心"，"访验四十二年"后执笔著书。诚然，脏腑和藏象是不同的研究对象，从解剖入手和从功能及意象入手属于不同认知方式，洵非更正。但王氏确能把脏腑与病情分析、定方救逆统理起来，以结构功能一元论的思想审视医学。这与《内经》中一些篇论崇尚的功能模拟论的思想大异其趋势，二者并非"改错"的关系。然而结构功能一元论的思路在操作时更具有可感受性与可验证性，何况王氏在解剖方面也有很多重大发现，如对胰管的发现，指出眼睛视力以神经联系脑，等等。王清任从脏腑和血管、气管的构造中体会到气血对人体的重要作用，以气血论病。在发病机制上提出"气虚归并"论，在辨证论治中提出"气虚血瘀"论。他也继承了气一元论的思想，以元气为人身动力："元气足，则有力；元气衰，则无力；元气绝则死矣。"气血在经络中运行，气血不畅则为疼痛或痹证；中风之本源也在于"元气不足"，"半身无气"则半身不遂；"气虚不固津液"，则口角流涎；"气虚不能固提"，则遗尿不禁；气虚不能"催大恭下行"，则大便干结不下。指出气虚与血瘀的联袂关系"元气即虚，必不能达于血管，血虚无气，必停留而瘀"；"专用补气者，气愈补而血愈瘀"。创制了补气活血的名方补阳还五汤，重用黄芪，补其"元气亏五成"，佐活血药以治疗。对于活血化瘀，他在总结前人经验的基础上，按瘀血部位和寒热虚实之异，确立了活血化瘀14法。王清任以其对血瘀证的重视，及治法的丰富，揭橥了活血化瘀学派的创立。

王清任治学，敢于革故，躬于实践，以约治博的学风显示了他的境界和价值。任何传统学术，都有其饱和点，须不断增益原创，或引进新技术、新方法才有生机。中医学在19世纪已近边际效应，逢此之时，王清任独具慧眼，脱却臼窠，不尽信经典，从自家解剖亲见入手研究医学，他的脏腑图与合信、邓玉函等人的解剖图两不相涉，对当时的医学有"清夜钟鸣，当头棒喝"（《医林改错·刘序》）的意义。但因于王氏自身也有历史的局限，对中医学理论的特质认识不够，欲以解剖的脏腑改功能模型的藏象之"错"；仅以死体所见便述"心无血说"等，加之传统的思维定势，《医林改错》虽"以痛快言之"（《医林改错·刘序》），"直翻千百年旧案"（《医林改错·张序》），但仍难启折转之功，其论被陆九芝讥为"骸骨中学医"，甚至被认为"越改越错"。但是，王清任联系临床的方剂，后世广用不废，并代有升华。至于其结构功能一元论的理路，也已经体现于中西医结合的实践之中。足见王氏之慧心有先觉之明。"知其要者一言而终"，三万字的《医林改错》还体现了他以约治博的学风。岁月的尘埃未能遮掩王氏及《医林改错》的成就，反而与日俱显。王清任在北京行医时，因开设药铺"知一堂"而"名噪京师"。中国古代以"一"为元气，为太极。此"一"者，为《素问·移精变气论》之"治之极于一"，是说治病的最高境界是"一"。《素问·玉版论要》篇说的"道在于一"也。但医学之"一"，当是物质第一性的科学思想的结构功能一元论，王清任先师以结构论功能正是此意，他不愧为中国医学史上的"知一"者。

〔写于 2001 年〕

科学与艺术的结合
——读尚天裕主编的《中国接骨学》

在医学史上，骨伤科曾是最早的带头学科。远古时代，人类和自然斗争以及部落间的战争频繁，创伤是最多见又最危及人类生命的疾病，使得骨伤科很早成熟起来并成为独立的一门学科。治创疡的医生在《周礼·天官》中称为疡医，治疗范围是"掌肿疡、溃疡、金疡、折疡之祝药，劀杀之齐"。西周时代的疡医已经用瞻、察、审、视四诊来审察病情，并把外伤分为伤、创、折、断四类。当时优良医生水平是以疡医接骨水平为标志的，故《左传·定公十三年》说："三折肱知为良医。"在此之后，针灸、伤寒、内科、温病等学科相沿成为一个时期的带头学科。

百余年来，中西两种医学在交融碰撞中，从汇通派发展为中西医结合。在中西医结合开流成派的斗争时期，又是骨伤科率先折桂，首肇其端。尚天裕教授从1944年从事骨伤科临床工作以来，一直笃志于中医学，对中医骨伤科的学术从称羡到执贽受学，并在实践中洞烛其妙。1958年在天津人民医院成功地开展了前臂双骨折的整复和小夹板固定，创立了"手法整复夹板固定"的中西医结合新疗法。此慧举为矫形外科学家方先之所接受，并共同进行临床效果观察，X线片检查、关节功能测量等，证明这一疗法优于西医传统的"切开整复内固定"的手术治疗方法。同时，他们还从功能解剖学的角度阐明前臂骨间膜的整复双骨折的作用，又开了中西医结合治疗骨折理论机制探索的先河。这一成就在20世纪60年代初就受到了国际外科学界的重视，给以高度评价。此后，这一工作不断扩大圈抱，应者云集，卓然成学。尚天裕教授和他的同道们在1966年曾出版《中西医结合治疗骨折》，1971年再版，共4次印刷，相继的德、日文版在国外发行。1977年，尚天裕教授任中国中医研究院副院长兼骨伤科研究所所长，1988年获世界文化协会爱因斯坦科学奖。多年来，尚天裕教授在骨伤科的中西医结合临床工作中戮力献身，辛勤爬梳，他曾编著中西医结合专著25部，发表论文155篇，他和同道们总结了用所创疗法治疗十几万例各部位骨折的经验，在此丰厚的基础上，编著了由尚天裕任主编的60余万字的《中国接骨学》。

《中国接骨学》一书，是中西医结合治疗骨折的扛鼎之作，对中国传统骨伤科学术的继承美仑精到，又随时代科技的进步而赋予新的创造。其实践内容通明实用，而其理论方面则深湛、新颖。该书整理出正骨十法：手摸心会，拔伸牵引，旋转回绕，屈伸收展，成角折顶，端挤提按，夹挤分骨，摇摆触碰，对扣搜合，按摩推拿等，其术可应物随心地用于临床。在治疗上提出了活血化瘀，去瘀生新；动静结合，筋骨并重；骨肉相连，筋可束骨；祛腐生肌，煨脓长肉等特色鲜明的治疗思想。实践表明，其治疗效果比其他方法更为完美理想，即最大的安全、最高的疗效、最小的经济负担。

最值得称道的是，《中国接骨学》所提出的治疗观点和理论，与现代生物学、生物力学、生物控制论的理论契若天合。这在骨伤科治疗的复位、固定、功能恢复的三大关键环节上都能昭然可见。手法整复和小夹板固定最大限度地保存了骨折部位的血运和软组织连续，这是切开整复内固定所不及的，体现了《内经》宝命全形，以不损伤为上工的思想。100 年前伦琴发现了 X 线，为骨的观察与整复创造了有利的条件，但也趋使一些西医致力于追求解剖对位而采用切开复位内固定或石膏固定。"广泛固定，完全休息"成为金科玉律，并把治疗分为复位、固定、功能练习前后三步。中西医结合治疗骨折恰好是突破了这一信条，坚持局部固定与动静结合的原则，功能锻炼贯穿于治疗的全过程，使骨折愈合与功能恢复同时并进。现代生物学认为，持续性生理压力可以促进骨组织增生，加速骨折愈合；复位固定同时进行的功能活动不仅是治疗骨折的目的，而且是保持骨折对位、促进愈合及功能恢复的重要措施。

以中西医结合为特征的《中国接骨学》，在结构和功能二者的关系上，首选功能，重视调动病人在骨折治疗过程中的复位性改造功能。骨骼是人体中唯一能自行修复重建的组织。当骨折治愈功能恢复以后，再接的骨骼却可以通过运动，在骨折端形成新的力学效应，使整复的骨在经过一段时间以后，其解剖形体如旧，这种适应能力，是在生物进化过程中形成的。现代生物控制论认识到生物体具有自组织能力，包括对伤口缺陷的自我修复功能，对环境的自适应和自我强化抗御功能，内部功能和理化因素的自行调节功能，以及形状的自行复原功能，即自我塑造功能。而对结构和功能关系的认识上，已经从结构决定功能萃升为结构服从功能。《中国接骨学》的理论与实践，正可堪为现代生物控制论中自组织理论的实例与样本。《中国接骨学》最可贵的观点是，把手法视为最高的技术，从艺术的眼光审视手法，竭力扩大非手术的适应证，让病人减少手术的损伤和痛苦。Xharniey 氏 1968 年曾说："手术是技术，非手术疗法是更高的技术。"《中国接骨学》正是这种意愿的体现，执着于最高的技术，以收巧夺天工之妙。《中国接骨学》还继承了传统中医骨伤科内外并治的思想，从整体出发，内服外用并举，以促进气血流通，肿胀消退，代谢增强，加快软组织修复及骨折愈合。某些持之有效的治疗方法虽然难以言喻，但深蕴机制，撩人探索。例如煨脓长肉，以往令人难以索解，但有化腐朽为神奇之妙，从深层次而论，包含着托里透表，化热化燥，由阴转阳，促进生长等机制。

近年来，世界骨伤外科的发展取得了很大的成就，其发展的一个显著特点，就是近20余年来"广泛固定，完全休息"的观点受到动摇，继之对"完全手术，绝对固定"开始反思，并以尽最大能力减少手术为骨伤科发展的目标，这正和中国骨伤的传统观点（也即《中国接骨学》所论述的观点）完全符合。英国伦敦大学生物医学工程学系与当地医院合作，将中国的柳木夹板加以研究改造，使之现代化，制成塑料夹板，称北京-伦敦夹板，公开出售。这些可以说明，在中国中西医结合治疗骨折30余年的实践，已经成为一个有世界影响的学派之后，西方骨伤科学界受其启导，现已开始走出偏狭的思维世界。

〔中国中医药报，1996-04-22〕

壮怀谁料付青囊
——记晚清遗老儒医恽毓鼎

清末重臣恽毓鼎在他的《澄斋日记》中，记载了他在 1914 年 10 月 15 日（农历 9 月 28 日）补录的《立冬日以行医赴天津》的七律一首，诗曰：

廿年蜡泪满巾箱，老去忠州问药方。

残梦未忘侍铜辇，壮怀谁料付青囊。

斗旋北陆星催岁，叶落西院夜有霜。

食力娱生吾自足，胜他抗走误时光。

像他这样一个为数不多的皇帝近臣，在清室逊位以后，未曾投闲置散而料量医药，其原因正如他在日记中所言："吾之行医，虽为谋生计，然亦借以寄迹，翛然脱离是非场，聊避祸耳。"恽毓鼎对中医学的贡献也是值得一记的。

恽毓鼎（1862—1918），字薇荪，又字澄斋，河北大兴人，祖籍江苏常州。清光绪十五年（1889）进士。朝考后，引见改翰林院庶吉士，之后任晚清史官十九年，担任过日讲起居注官，翰林院侍讲，国史馆协修、纂修、总纂、提调，文渊阁校理，咸安宫总裁，起居注总办，编书处总校、总纂、总办，功臣馆总纂，讲习馆总办等职。曾随侍光绪皇帝。戊戌变法时，他"颇多建议，召见奏对称旨"。在义和团运动、八国联军入京的一段混乱时期，恽毓鼎联合京官往晤占领军长官，力争主权，又创设协巡公所，保卫商民。这是一件义勇护民之举。他在职期间，多有奏折上谕，陈情举行经济特科、兴办铁路、纠参贪吏、密筹战备等，以起废扶微，力挽颓势。但恽毓鼎本人处在衰世浊流中，难以洁身自好。他也曾能讨好庆亲王奕劻和袁世凯，上疏弹劾瞿鸿禨、岑春煊，在晚清权力斗争中推波助澜。他是版本目录学家、书法家、诗家，也是医学家，还是能粉唱登台的京剧票友，曾演出过《黄金台》《盗宗卷》《黄鹤楼》等戏，《盗宗卷》是与名伶贾洪林合演。民国肇创以后，遂杜门不出，以邃于医学，为人切脉处方，多奏奇效。其书法之神韵，令求书者踵足相接。他参办很多公益事业，如办理顺直中学，创设农工学会、医学研究会等。作为一代宿儒，他在医学方面值得称道的有两桩：一是他的论著、行医和从事医学教育，对中医学的发展具有导夫先路之功；二是他抵制当时取消派攻掠中医的议论。

恽毓鼎称他学医是从1901年开始的，那时他已年近四十。他说："吾之习医，实见京师庸医如蚁，杀人如麻，深悯痛恨，欲以一身济生命于什一，犹仲景先师之意也。故虽车马疲悴，不敢生退沮心，不敢存轻厌心，下至婢仆辈亦兢兢立方，务求至当，以是为利物义务云尔。"他未曾拜过师，主要靠读书而入门，靠交流和讲课而提高理论，又在应诊中履践实行。文之于医，为缁为渑。他用治经学苦读的精神和方法学习医经，在理论上很快就超擢草茅。他有随时记录心得和医案的习惯，在其日记中多有医学内容，他每晚睡前都要读数页医书。他先读《内经》和《伤寒论》。《内经》注家系统中张介宾的《类经》最为悉研。以他清代考据底蕴和理解能力而因文见道。如他在读《类经》时，发现张介宾在注《灵枢·本输》篇中"少阳属肾，肾上连肺，故将两脏"之句时，张介宾将两脏属肾说，谓"以水脏领水腑，故肾得兼将两脏。两脏，腑亦可以言脏也"。对此，恽毓鼎则提出己见："以将两脏属肾，则经文语意不惯。脏、腑迥然各别，岂可如此轻率通融。两脏自指肺肾二脏，将字指三焦。三焦下属肾而上连肺，是三焦以一腑而兼将两脏也。语自明白了当，而张注迂晦之。"有《内经》根柢以后又读其他医著。他熟读"三经六家"。三经是《难经》《伤寒论》《金匮要略》，六家是：刘完素、张子和、李东垣、朱丹溪、喻嘉言和叶天士，并辅以孙思邈的《千金方》。如此"不患不神医也"。他说如读其他者"用力多而收效少"。他读《伤寒论》以几种版本和注家相互对照。对于厥阴病之当归四逆汤一条，诸家注皆疑其方不对证，或者极为牵强，他检阅《千金翼方》中的该条，此当时唐本，发现字句与宋本不同，意义了然明白，不觉焉（xū）然而解，怡然而适，其快乐匪可言传。他用八个字概括《伤寒论》一书，说此书"精简赅括，语无虚设"，语无虚设者，"往往句中藏句，句外藏意，在人深思而自得之。"有涪州人施曾豫执贽于他的门下，他先授以《内经》《难经》，复授以《伤寒论》，据此弟子的天份学业，他采用喻嘉言的注解本，隔日讲述，每日授十余条。他著有《伤寒类方详笺》，惜乎未曾付梓而亡佚。他对《金匮》研究最透，纂《金匮新注大略》。如他对于《金匮》之痉病，他"专玩白文，尽扫注解"，他以桂枝加葛根汤和瓜蒌根汤两个方剂，分别概述寒湿之痉和燥气之痉。他服膺丹波元简的《金匮玉函要略辑义》，而对吴谦的《医宗金鉴·订正金匮要略注》多所批评。他的《金匮疟病篇正义》曾于1913年刊刻，论述尤为精确。他极重视《难经》，这与《难经》中有诸多讲述解剖的内容，而清末之际，中医手术技术落伍于传入的西医外科，他感到需要加强对《难经》的研究和纳新为注，以提高中医的手术操作有关。他对《难经》和《内经》是否有承继关系的判断也很公允。他指出："徐洄溪（灵胎）执《灵素》以衡《难经》，批驳几居十之八九，是为驳《难经》，非解《难经》也。若使字字与《灵素》合符，何必多此一经。今观洄溪所释，多不得其解，间有高出黄坤载（元御）上者，唯误认《灵素》出于秦越人前，故所见俱左矣。"他发现《难经》中有许多"古谊新理"之处。在当时有的西医新内容，在《难经》中就有记载。他说徐灵胎的《难经经释》，以攻《难经》者注《难经》，是孔颖达所谓的"木虫自蠹其木也"。

恽毓鼎通过读医案来增长阅历、学习经验。他自宣统元年（1909）得到抄本《周慎斋医学全书》以后，就作为案头书，弥可宝重。恽毓鼎对各家学说的品评，识见高致。有清中叶，东南名医称誉叶天士、徐灵胎、薛雪三人。恽毓鼎认为徐、薛二人不足与叶天士相匹。叶天士治风温及幼科痘疹，可补仲景所未备，救众生之沉冤，称得上独立医宗。

恽毓鼎是近代中医学校教育创立的先行者之一。1908年他奏明朝廷"奉旨学部知道"，他在北京创办了中等医学堂。学制三年，他亲编《医学讲义》，并讲授《伤寒论》《医宗金鉴》《寓意草》和《医案》。他在学堂后殿设三师神位，中祀天师岐伯，左祀先圣张仲景，右祀历代名医为总位，春秋二季开学放学之际，他率教员学生释奠。此学堂甲班（第一期）学生于宣统三年（1911）七月二十五日（农历）毕业，由他颁发毕业文凭。他还以医学堂为基地，以任课教师为主体，创立了"医学堂研究会"，又称"医学研究会"，他任会长。这个学会成为清末民初北京中医学术的重要据点之一。1911年9月，当局教育部下达部令斥责中医，引起广大中医之激愤，医学研究会于九月二十四日（公历为10月23日）举行大会，痛斥教育部诋毁中医之谬。恽毓鼎率先登台谴责讨谬，台下闻者鼓掌。当年恽毓鼎先生曾经说："吾平生大愿，欲请巨款设一极大医学，以中医《内经》《难经》和长沙书为主，唐宋元名家为辅，而以泰西医学参之，附立伤科、产科、兼立医院，以为实地练习，药物检查，所以杜药肆伪混，开中华四千年未有之业，造亿万百姓健全之极。"他当年的宏愿，在20世纪50年代已经达到了，如恽公有知，当会轩眉含笑。如今，中医学在遗脉赓续的进程中，在探讨坐大发展之际，仍要借重恽公的思路，唯命创新。

恽毓鼎赞赏李士材之"熟读则精灵四起，深思而鬼神可通"。他认为此虽论医，凡学莫不皆然。他对经史、天文、地理、民俗、艺术、经济无不究览，以通学之底蕴治医，不仅临床疗效卓著，理论也能茁其新说。如他认为妇女病以冲气为患甚剧者，如六脉无病，病属冲脉。他认为辨治虚损证，当以补肺补脾为第一要义，此论他得之于慎柔禅师，他特别强调忌滋阴凉腻，如生地黄、玄参、知母、黄柏之类，他述其理由是，阳气一败，阴随之绝，百无一生。他用药除讲求四气五味之外，还兼取类比形，他认为"大凡像何脏者入何脏。如马兜铃像肺，荔枝核像睾丸之类。像车轮者，多转气运脾。藤蔓生者，多入筋络。外皮坚韧者，多固卫气。中心空者，多能通中……至若有奇效。此所谓尽物性之学也"。这一点类同于清初的张志聪。

　　在他的文史医诸著作中，最堪史乘医事价值的就是《崇陵传信录》，此文从同治痘疹殡天说起，记两宫垂帘，宫中永乐大典亡佚，甲午辽东丧师，戊戌新政，义和团及联军入城，辛丑和议，清流浊流之争，直至光绪慈禧两日内相继而崩。当时对光绪死因有多种说法。真可谓"幽囚野死，搢绅难言；烛影斧声，起居谁记？"恽毓鼎质言突然死亡，正是函开心史，"可以告先帝而质鬼神"。我想，他以史官之德，又是宫内近臣，他本人还是高明的医生，此篇应当是传之历史的信录。近年来国家清史编纂委员会的科研人员，取得了光绪的头发，化验得知，头发砷剂的含量，高于常人数百倍之多，证实了恽毓鼎的判断。

稗史风人，医经济世
——医文双绝的医家陆士谔

清末民初，有小说家和医家"两门抱"的现象，如刘铁云、蔡东藩、恽铁樵、张冥飞、陆士谔、施济群、金受申等人。有的属于小说家懂医，有的是医家写小说。其中唯有陆士谔者，令人难以区分属于哪派，谁也说不清他到底该是小说家行医，还是医家写小说。

陆士谔（1878—1944），上海青浦珠溪镇（今朱家角）人。名守先，字云翔，号士谔，别署云间龙、沁梅子、云间天赘生、儒林医隐等。陆士谔为早期鸳鸯蝴蝶派作家。鸳鸯蝴蝶派是以写社会言情和侦探武侠小说等称著的通俗小说作者的群体总称。因他们所写的内容大多是才子佳人，卿卿我我，而被称之为"鸳鸯蝴蝶派"，此说于戏谑中带有贬意，并非准确，但因称之已久，学界已约定俗成。因该派许多小说载于《礼拜六》杂志上，故又称礼拜六派。其实此派著作数量众多，内容驳涉，又不乏反映世情道德与理念改良的作品，不能一概而论。此派成型于清末民初，到1919年"五四"前后，已经日渐繁荣，虽与新文学阵营多有争论，但富有文化市场，影响很大。其中有南派北派之分和言情派、武侠派、侦探小说派的不同。其代表人物如包天笑、周瘦鸥、张恨水、向恺然（平江不肖生）、李寿民（还珠楼主）、顾明道、赵焕亭、程小青等。陆士谔虽非盟主，却是南派的健将。早在1910年，陆士谔就写小说《新上海》，以其丰富的想象力构想了上海将有地下铁道和越江隧道。抒发庚子之恨，他创作的以抗击八国联军为题材的小说《冯婉贞》的部分内容竟被编入《清稗类钞》，后人又将此作为史实，甚至编进历史课本。

在陆士谔的家乡，名医、名儒、名家层出不穷。名医如陈莲舫，名儒如王述庵，名家如义士刘季平（娶陆士谔之妹）。陆士谔的外祖父徐山涛是名医。他9岁时就从唐纯斋学习医学，先后共5年。17岁时，即在青浦行医，同时阅读了大量的稗官野史和医书。陆士谔对武术也有兴趣，这是他写武侠小说的功底之一。1898年，陆士谔初到上海行医时，认识了世界书局经理沈知方。沈知方告诉他："你要有生意，必先登报宣传，你花了广告费，就一定有收获。"果然，广告不久，就有人请他看病，由此开始了他行医的生涯，此时他才20岁。他虽以医为业，却未尝弃文，写出以清初为大背景的武侠小说20余部。其中《血滴子》尤为走红，以致世人多以为雍正之传位和丧命，都是出自血滴子成员之力。在言情小说方面，他还写过《新孽海花》《孽海花续编》。因《孽海花》原书作者曾朴读后提出抗议，陆即接受意见将书毁掉。陆士谔"精于医，负文名"，他写小说，从数量上，在近代小说家中无人能与之相埒，有社会小说 52 种，历史小说10 种，医界小说 3 种，笔记体文言小说 18 种，剑侠小说 26 种，时事小品文 101 篇，其他 4 种。

　　陆士谔在 20 世纪 20 年代，已经是上海十大名医之一。1925 年他在汕头路 82 号挂牌应诊时，每日诊 100 号。陆士谔在行医、写小说的同时，着力最多的还是编著医书。他是民国初年编书最多的作者之一。他喜欢文武全才、诗画皆优的薛雪，薛雪故去后，子女无从医者，留下的医案在郡中传抄，清道光年间，吴金寿辑薛案 74 则，编入《三家医案合刊》（叶天士、薛生白、缪宜亭），陆士谔在此基础上，又有更多搜集，在 1918 年 10月辑成《薛生白医案》，书分风、痹、血、郁等 19 类，并于薛案后附叶天士案以资对照二人的辨证思路，使读者有得于案外，笃著相融。翌年编《叶天士医案》《叶天士秘方》和《增注古方新解》，自著《医学南针》等。此后又编著了《分类王孟英医案》《丸散膏丹自制法》《增评温病条辨》《家庭医术》《妇人科》等。1934 年和 1936 年，他出版了两部自家的医话，即《国医新话》和《士谔医话》。1937 年，他辑医经、各科临床、本草、方剂、医案诸书共 26 种，合成为大型丛书《基本医书集成》而封笔。在学术方面，他悉诸温病，赞尝伤寒，曾在报刊发表医学史和中医理论方面论文，如《中国医学之系统》（1930）、《国医之历史》（1934）、《释郎中》（1934）等。笔调隽永，韵味通脱，论述犀利明快，启人心智，展示了他那一代儒医的风貌。他以此成为在中国医学史和中国文学史上均有享名的人。

　　历代儒医对自己的医学生涯量重不一，清代名医薛雪，曾著《一瓢诗话》。他让儿子去找诗人袁枚为他写诗人身份的墓志铭，受到袁枚的批评，袁枚说你父亲立名在于医而不在文。民国之恽铁樵，也把医学作为他文章之余绪。而章太炎先生却说："我是医学第一。"陆士谔死后，其讣告写得确实令人泫然雪涕，是他的哲嗣陆洁净所撰，但只写医学，一点也不提稗海文章之事，这也令人称奇。然而他死后半个多世纪，还是文学界首先纪念他。2000 年 9 月，在上海举行了"上海近代小说暨陆士谔国际研讨会"，对他作了全面的评价，此后又出版了几部研究他的专著，他在世时得到"稗史风人，医经济世"的美誉，再一次受到了海内外学人的称颂。

　　〔中国中医药报，原文标题为：鸳鸯蝴蝶派的医家陆士谔，2002-06-13〕

为报寰中百川水
——龙伯坚集解《黄帝内经》

　　龙伯坚虽然是留学的西医，但他应该是属于中医界的传奇人物和大师。

　　他是毛泽东主席的"三个半朋友"之一。毛泽东主席好讲三个半，如说中国有三个半历史学家，三个半军事家，他有三个半朋友。三个半历史学家都知道是陈垣、陈寅恪、郭沫若与范文澜。三个半军事家有几种说法。三个半朋友是蔡和森、章士钊、周谷城与龙伯坚。毛泽东主席1950年3月14日给他写的信曰[1]：

　　伯坚先生：

　　　　去年十一月十一日大示收到读悉。吾兄参加革命，从事卫生工作，极为欣慰。新湖南报名是湖南同事们起的，与从前报名偶合，引起你的高兴，我也与有荣幸。旧词无足取，不必重写。尚望努力工作，为民服务。顺颂

　　　　大安。

毛泽东

一九五零年三月十四日

　　龙伯坚（1901—1983），男，汉族，湖南长沙人。先世为长沙望族，祖父是湖南学政。受家学渊源影响，他自幼爱好诗文。后因西学东渐，改攻医学，1923年毕业于湖南湘雅医学院。张孝骞是他的上班同学。他早年忧国忧民，积极投入学生运动，自资创办了《湘江评论》。嗣后因赴美留学，《湘江评论》由毛泽东同志接办。赴美留学期间，他在哈佛大学攻读公共卫生学专业。1933年毕业，获博士学位，撰有《公共卫生学》一书，收入商务印书馆出版的《万有文库》中。

　　抗日战争胜利后，他受聘为湖南省卫生处长。在解放战争期间，为当时湖南省程潜率部起义尽力做了一些工作，对湖南和平解放做出了贡献。他曾掩护过中共地下党的一些重要人物，当时与程潜、陈明仁的谈判代表就住在他家，隐藏在夹壁墙中，因此有"夹壁藏宾"之佳话。在抗美援朝时，他又积极地参加了赴朝慰问团的工作。1953年调至北京，任中央卫生

---

[1]　见《毛泽东手书真迹·书信卷》中册122页（1966年街道抄家，抄出此信后他才免于难）

研究院中医研究所所长之职。调京后毛主席亲自接见了他，而且时有书信往来。他在筹建中医研究院时尽了自己最大的努力。中医研究院成立后，他被安排在医史文献室工作，1956年定为一级研究员。1957年在反右斗争中，被错划为"右派"，当时卫生部部长钱信忠对他很关照，在1958年将他从中医研究院调至中国医学科学院，仍任研究员，直至逝世。

他热爱祖国医学事业，并酷好收藏书籍。在土地改革运动中，他就注意收集医学书籍，仅收集唐生智一家藏书即达2000余册。后因任中南卫生教材编辑委员会主任，常利用到北京开会的机会广搜博采，为编委会搜辑到中医古籍2000余册，其中不乏明清善本。1953年调至北京工作后，经上级批准，将中南卫生教材编辑委员会的藏书悉数运到北京，归中央卫生研究院图书馆收藏，为中医药科研提供了资料方面的保证，为此后筹建中医研究院做出了贡献。他家里所藏经史子集及工具书达2万余册。他的国学功底很深，曾师事杨树达先生，提高了文字学、训诂学方面的学识。他经常往来于湘、沪、浙等地，除访求书籍外，还结识了中西医界的许多朋友，如丁福保、余岩、范行准、曹炳章等人，互相切磋，交流学术。在他出任中央卫生研究院中医研究所所长之后，首先致力于宣传中医在历史上的丰功伟绩。他与李涛、陈邦贤先生共同拟定了中国十大名医画像的创作计划，并辗转请得当时北京肖像画家蒋兆和完成这一重任。这十大名医画像已在各报刊杂志发表，使中医历史名人为海内外所认识。

他认为发展中医首先必须进行中医文献的整理研究，摸清中国现存的中医药古籍的种类和数量。因此，在他出任中医研究所所长之后，就首先与中央卫生研究院图书馆馆长章新民共同协商，议定了编制《北京大图书馆联合书目》的计划。当时中央卫生研究院图书馆藏书已初具规模，其中有满洲图书馆藏书和他从中南带来的许多藏书，加上北京图书馆、北京大学图书馆等地的中医藏书，均须编目或另行抄卡。这一工作在1954年5月至12月间基本完成。同年底，他又与章新民等同赴南京、上海、杭州、绍兴、宁波等地访求中医图书，搜集到余云岫、丁福保、曹炳章等许多名家的藏书。其中有万历初刊的《本草纲目》，曹炳章先生的手稿医书等，进一步丰富了中央卫生研究院图书馆的藏书，为此后建立中医研究院图书馆准备了雄厚的资料基础。在他和章新民等先生的筹划之下，中医图书联合目录的准备工作在1955年全部完成。他除搜集《神农本草经》的各种辑本之外，还有注解、杂著及日本著述本共24种，他指出一种辑本还有刊印时间和版本的差异。在1957年，他还完成了载籍278种的《现存本草书录》《现存内经书录》《中医丛书书录》《中医现存书目》等书。从1958

年起即开始编写《针灸甲乙经校正》的工作，颇多收获，可惜此工作在1957年2月完成后，因政治运动还未能出版，原稿也已散失。

龙伯坚先生认为中医学是民族的福祉，他立志以研究经典作为回报，光大文化遗产。他的代表作是《黄帝内经集解》和《黄帝内经概论》。《黄帝内经集解》在1966年已经完稿并交出版社，由于"文化大革命"没能出版。到20世纪80年代，经学者们的呼吁和国家领导人的支持，才启动出版工作，终于在2004年由天津科学技术出版社把这400万字的巨著出版发行。该书依《荀子集解》的方式，集50余种《内经》注家和杂考等的注文而成。分《素问》和《灵枢》2卷。自序前有沈其震和张孝骞分别写的序。每篇除［集解］之外，有［释题］［提要］［本段提纲］，篇后有《今译》。注疏经典，是理论发展的重要形式之一，许多注家把自己的发明创新写入注文，使经典之树常青。他在［集解］中，遍搜古今注家，不没前人之善，从中选好，好中选早。书中尚有很多难得见的资料，如郑文焯的《医故》等。是《内经》有注以来最丰富，最精当者。由他亲撰的［释题］［提要］和［本段提纲］，是他学贯中西的学养和精审能力的体现。他深厚的国学功底，使《今译》做到了严复所说的"信、达、雅"。唯"七篇大论"没作《今译》，这也体现了他认真审慎的学风。集解后所附的《黄帝内经考》与1980年上海科学技术出版社出版的《黄帝内经概论》，合起来展示了他对《黄帝内经》研究的成就。当代学术界认为，大师的遗产还不仅仅在于某项具体问题的解决，而是为后人提供了范式和方法。龙伯坚正是在这点上，为现代中医经典的研究者亮出了新的研究范式和方法。他从《内经》引用的文献，找出许多《内经》原文的"婆家"，指出《内经》并非第一部古医经。当时马王堆医书尚没发现，是他用现代医学知识，解读了《内经》中的重大医学成就，以及对生理、解剖的认识。他科学地论述了阴阳五行。他通过《甲乙经》《太素》《类经》中《内经》经文的对照，首开文献比较研究的先河。对《内经》的研究，2000多年以来，名家辈出，但是到龙伯坚这里，可以说是古今中外空前的了，这是历史条件决定的。诚如沈其震在《序》中所说："很难再找到完成这一工作的人了。"再也不可能有这样深厚国学底蕴而又如此精通东西方科学，又是留学的医学博士，又占有丰富的古籍资料，用二十多年的功夫去专攻一部《内经》。全元起、王冰、林亿等，半部《内经》而已；杨上善、马莳、张介宾，朴学达不到清人水平，更无现代文献学和医学识见。张介宾在术数和天文学有优越之处，他虽批评"遇难而默"，但他也有随文作解之处，从总水平看，还是远远低于龙伯坚。至于日本丹波氏父子，虽然朴学功底深厚，但还没有达到对"七篇大论"的认识水平。龙伯坚以后的治《内经》者，只能在局部有所突破，总体上是万难超越。何况到了清代，张志聪就开始了集体注经，此"走捷径"的风气一直传到今天。这就更难产生大师级的人物了。

龙伯坚很像史学界的陈寅恪，都出身名门，都留学西方，回国后又致力中国的学问，晚年又都双目失明，又都在1966年中遭受迫害。他们都是"君子之含道，处蓬蒿而不作"。正是如此，他们都是大师。龙伯坚曾写《八十自序》：

> 渠渠夏屋，众力所成。
> 块砖片瓦，分任无名。
> 年力有限，竟此长征。
> 献我微薄，不负吾生。

诗言志，其实，龙伯坚先生有《黄帝内经集解》一部鼎作，就不负此生了。

龙伯坚家住北京站前苏州街，其女龙未央。其子名龙式昭，为湖南中医学院教授，是他们继承了父业，修编了乃父之书，我们才有机会读到这部《黄帝内经集解》。

龙伯坚大师应是中国学人的骄傲。

一树独先天下春
——读钱超尘著《黄帝内经太素研究》

  《黄帝内经太素》简称《太素》，为唐初杨上善奉唐高宗李治敕命，对《内经》分类合纂并详加诠释之撰著。其价值不仅在于采用"以类相从"的研究方法和杨氏以高超的医学、哲学、训诂水平诠释《内经》，更重要的是，在按不同内容拆散经文而类分时，一字不遗地将所有章句全部保存，不以别论羼入其中，对校勘《灵枢》《素问》《甲乙经》等具有不可取代的重要价值。最近，研究该书的专著《黄帝内经太素研究》一书，已经作为《中国传统文化研究丛书》之一，由人民卫生出版社出版了。作者是北京中医药大学资深硕学的钱超尘教授。是书从《太素》研究史、作者考证、版本流传、医学思想、文字音韵等方面做了系统而深入的研究，以其才力标举，沉炼老苍，自成一格，开拓了《太素》研究的新历程。

  杨上善是我国古代的一位著名医学家，他和他所撰著的《太素》30卷，在医学史上占有重要地位。他的另一部医学著作是13卷的《黄帝内经明堂类成》（简称《明堂》）。北宋校正医书局林亿等曾校注《明堂》，虽然在校正其他医籍时多次引用过《太素》，但未曾校正过《太素》。南宋以后《明堂》和《太素》相继亡佚。杨上善著的这两部医书都在唐代中期传入日本，之后也皆散佚。19世纪20年代日本学者在御宫仁和寺发现《太素》卷子古抄本23卷的同时，也发现杨上善《明堂自序》和第1卷全文，虽仅为全书的1/13，也堪为中医文献之鸿宝。我国学者杨守敬于1880年任驻日公使随员赴日，在日期间大力收访秘本残卷，重价购得《太素》传抄本，于1884年舶载而归。"礼失求诸野"，沉埋千载的古籍重光，是中日文化交流史上的一段佳话。《太素》回归后，学者争相复抄，整理研究。1897年出刊袁昶整理的通隐堂本，1924年出版萧延平整理的兰陵堂本。1955年人民卫生出版社曾根据兰陵堂本缩版影印，1965年则出版标点本。20世纪70年代，又在日本仁和寺发现卷子第16卷、第21卷、第22卷。其中第22卷较萧延平兰陵堂校勘本多《十二刺》一节。至此，杨上善之《太素》已有25卷之数，弥足珍贵。钱超尘教授以这些版本为据，以其文献学的深厚功底，挥运适意，结合医理，对《太素》广稽参证，钩沉索隐，字斟句酌，一丝不苟，悉心研究，使《太素》学术洞见本源，煌煌在目。

关于杨上善的时代，钱超尘教授定谳为唐代。《旧唐书·经籍志》《新唐书·艺文志》均说杨上善为唐代人，但在宋代林亿《素问序》、王应麟《玉海》等书，又言杨上善为隋朝人。钱超尘教授依据新旧唐志著录其著作、历代太子文学设置之时间、老子玄元皇帝封号出现的年代、《太素》原文与杨注之避讳、五代时期学者杜光庭称杨上善为唐高宗时人等诸端，确证杨上善为唐初人。并又从书中找到两点内证：该书卷首云"奉敕撰注"，经查宋代孙奕《示儿编》得知，对"敕"之限定始于唐高宗显庆年间。又据杨的注文中，有"灵兰之室，黄帝藏书之府。今之兰台，故名者也"。从唐代百司及官名之变更，用"兰台"之称谓系唐高宗龙朔二年（622）之后，咸享元年（670）之前，这又匡定了《太素》刊行年代在唐高宗时代。

对于《太素》之底本，钱超尘教授祛《太素》以《黄帝泰素》20篇为底本之惑，认定《太素》以《九卷》和全元起《素问训解》为底本而类编、注释成书。此论断之抉发，也系钱氏对以前认识的深入，其中也包括扬弃自己的旧说，显示了一代学者救正阙失、学问日新的大家学风。20世纪80年代初，钱氏曾在《〈内经〉研究论丛》中撰文，比较韩诸公子编纂的20卷《泰素》与杨上善30卷本《太素》，提示二者分合之迹和渊源关系。如今，在资料更充实的情况下，准经稽古：详考《太素》之流迁，以《太素素问章句对应谱》《太素九卷章句对应谱》之检视比较，又一一历考注称之"古本""有本""别本"，乃知系指《甲乙经》《难经》《素问》等书而言，陈明了《太素》之底本，此对应谱句段之索引，成为重要的查阅工具书。

对杨上善医学思想的研究，钱超尘教授博赡精核，谨遵雅属，在举撮机要中阐发新见。中医学术自汉代纳入经学轨道以后，也沿着经、传、注、疏的方式发扬学术，学者们在注疏经典中，把自己的发明之处，融写到注疏之中。注文不仅包含注家对经文的理解和实践，更有注家的新见和创辟。钱超尘教授正是从注文以及从注文中引用的医学或非医学古籍中，提炼了杨上善的医学思想。例如，对《内经》构建的经络理论，后世医家各有其推重。晋代皇甫谧的《甲乙经》开创了按身体部位记载穴位的体例，次后唐代甄权《明堂人形图》及孙思邈《备急千金要方》皆沿用其体例。另一派即是按照经络的循行路线来记述腧穴的位置和主治，即"循经取穴"者，此派最早见诸文献记述的，是刘宋时代的医家秦承祖所著《明堂图》，惜其著作早已失传。唯有杨上善不仅在撰注的《黄帝内经明堂类成》中开创"以经络统腧穴"的体例，在《太素》的注文中也泛应其论，独树一帜，对唐宋以后针灸学的发展产生了重大的影响。清末民初定海黄以周在《儆季文钞》中曾提及此事。而钱超尘教授以其深入的研究，剖切论定："从现存史料出发，开创我国针灸学循经取穴之大例者，当为杨上善。"又如在注析"阴阳"时，杨上善指出"阴阳之气，天地之形"，皆从"道"生，亦即皆从"理"生，不仅作出"道者理也"的界说，还使用了"一分为二"的术语。以往许多学者考据认为，"一分为二"始于明张介宾之《类经》，另有人说见诸于南宋朱熹或北宋邵康节的《观物外篇》。钱超尘教授对《太素》系统研究后盛称，"一分为二"之语，乃杨上善最早使用并详述其在医学及哲学中的蕴义。此外，关于杨上善对《内经》"心不受邪论"的质疑，对"肾间动气"的揭源重视和发掘，特别是对类编的分类思想的理解，真是精到知要。他又按藏象观、病机观、诊法观、治则观四方面统帅材料，从医学和儒、释、道哲学探讨杨上善的医学成就，指出杨氏所达到的医学理论水平与治疗水平，基本上代表了唐初以前我国医学家的水平。

对《内经》文字音韵学研究，钱超尘教授独擅其长，使该著作如许灿烂。汉代郑玄说"注经不敢改字"，成为后世校注的原则。钱超尘教授大体同意清代陆心源对《太素》杨上善注"如汉人解经，疏通证明，训诂精确"的评价，他概括了杨注的特点在于"引用《说文》，释词谨严；名物训诂，独步古今"。但他也以 14 个实例说明杨注"单词训诂，偶有误解"，总体看虽不若郑玄之注"三礼"，毛亨之传《诗经》，但终是小疵大醇，无伤大雅。钱超尘教授对《太素》做了讹字、俗字的校勘，有专章研究《太素》古韵，对《太素》和《灵枢》《素问》音韵互校，还对《太素》注文以反切释音，校正了一些反切讹字。在中国文字发展和流传史上，六朝至北宋是俗体字大量流行时期，20 世纪敦煌经卷的发现，使人们日益认识到研究俗字的重要性，《太素》古抄本佚匿异域归国后，辨古抄本中的中国和日本的大量俗字，是整理《太素》的关键问题之一。钱超尘教授以深厚的语言文字功底，在此书中系统介绍了他研究俗字的心得，对袁昶本、萧延平本误释之俗字的俗字和杨上善误解之俗字，做了示范性的校释，又从俗字特点概述了校释俗字的方法，示人以规矩。就文字音韵学而论，因声求义，不拘形体，是清代训诂学的一大发明，也正是所以能超越前代的原因。但古韵之学，在中医界已逐渐成为"绝学"，以钱超尘教授这方面的学养研究中医学文献，乃是中医之幸。有清一代，以乾嘉学派为代表的考据学称雄于世。清末的章太炎先生为其殿军，他与弟子黄侃的章黄学派，又创立了现代新训诂学理论。北京师范大学陆宗达教授为黄侃先生的高足，而钱超尘教授在 20 世纪 60 年代初为陆氏的研究生，执赘门下，谨从教诲，乃是乾嘉苗裔，不仅得其衣钵，又学到了近代以来王国维的"二重证据法"，饶宗颐、姜亮夫的"三重证据法"等现代考据学方法，有此坚实的学术基础研究《太素》文字音韵，怎能不灵犀开通！

钱超尘教授治《内经》，如果用"十年磨一剑"之语来比拟，毫不为过。他从 20 世纪 70 年代末转聘到北京中医药大学，在执教同时，潜心于《内经》研究。20 多年来，在《内经》研究方面，出版专著两部，即《内经语言研究》和这部《黄帝内经太素研究》，这正是赓有所作，排头双璧。如果说，唐代杨上善把《内经》理论提升到一个新高度，那么就此书而论，钱超尘教授的工作无疑是为《太素》研究开创了一个新局面！

〔中国中医药报，1999-03-01〕

华盖难灰志士心
——杨麦青教授和他的《伤寒金匮教学文集》

有志于仲景之学的杨麦青教授，可堪比《水浒传》中的王进教头，是一个无表现人物。令人欣喜的是他在79岁时出版的这部《伤寒金匮教学文集》。这是"与功名进取毫不相关"（宋应星语）的教学讲稿。早在20世纪80年代，先生曾著《〈伤寒论〉现代临床研究》一书，之后又发表一些论文，并几次被邀到大洋彼岸，为洛杉矶中国国际医科大学中医系学生讲授《伤寒论》和《金匮要略》课程。近日此讲稿以文集形式刊出，是先生50年来学用仲景书的总结，也堪为他学术之"心史"，正是"山自寂寞花自开"。

中医学人常说，学《伤寒论》（包括《金匮要略》）有三难：认证难、明理难、用好难。仲景书传1800年以来，历程至繁至久，但还是解之不详，讲之不尽，当代医生对诸如结胸、奔豚、蓄血、热入血室、少腹急结、支饮、脏厥等病证体征，并非都有体验。清代章学诚说"非识无以断其义"，没有见识过的病证，自然就不知条文的义蕴了，还谈什么"读无字处"。这一点，古代注家就有"遇难而默"（张介宾语）和"以经解经"（陆士谔语）的情形。在当代，用古人的话注解古书者也大有人在，难以使人昭昭。诠注之多也为学习理论带来困难。有初步统计，自唐宋以来，有《伤寒论》注家753家，专著1601种；《金匮要略》150家，专著195种（四川省中医学会），注家们重复堆垛又各说齐陈，从理论到版本章句。清末民初的经方家恽毓鼎指出："注家以后世浅冗文法读《伤寒》，不曰文义不贯，即曰中有遗脱，臆争臆改，可谓胆大心粗。"（《恽毓鼎澄斋日记》）对此，有学者索性说，读《伤寒论》不要注家，应读"白文本"。《尚书》有云："知之非艰，行之唯艰。"其"行之唯艰"一语，真是提前道出了《伤寒论》中那些经方峻剂使用的要害。诸如陷胸、抵挡之类，因治疗剂量与中毒剂量接近，对剂量和服药间隔要求甚严，须医生监护服药。愈是治大病的经方愈难用，用得准确力挽沉疴，用方不当铸成事故。对此，麦青先生说："学用这些方剂得手把手教。"历代以来，经方用得好者皆成上工大家。自清末以降，使用经方有逐渐边缘化的倾向。当年慈禧太后患痢疾，御医辨得是乌梅丸证，却不敢投用而致死。还有"经济效益"方面的原因，经方的小方不如开大方受药店的欢迎。例如号为大鹤山人的经方家郑文焯，晚年在苏州行医门可罗雀。时至今日，在城市医院，连古代常用的十枣汤也不轻易使用了。倒是在基层医院、乡村医院，经方峻剂用得较多，令人有礼失求诸野之企望。这也包括经方之学在国外的发展。值经方传承困难，呼唤通达著作之际，麦青先生托出了这部教学文集，可谓应时而出。

对于解读《伤寒论》和《金匮要略》，从学养和经历来看，麦青先生可堪受天降之任。先生读中学时代就打下了深厚的国学基础，作诗填词风韵独有。1945 年考入哈尔滨医科大学，1946 年转入中国医科大学 21 期。毕业后一直在传染病一线工作。那个时代，在发病率和病死率的疾病谱上，传染病都是居第一位的，这使他"博涉识病"。1956 年他开始学习中医，继后拜沈阳著名中医陈会心为师，并共同合作取得许多重大成绩。这位陈会心先生曾为中医留下很多令人叫绝的验案和诊治轶闻。而陈会心的老师是被称为"北霸天"的窦有亭。民国时代他领衔北方的伤寒学派，与南方的张骧云相呼应。在 20 世纪 60 年代初，东北沈阳的医务界，在卫生部中医司吕炳奎司长的倡导下，治疗急性传染病进行过一场"华山论剑"。治传染病的专家们据用药分成伤寒方剂组、温病方剂组和西药抗生素组，其治疗结果三组疗效不相上下，单独比较伤寒方剂组与温病方剂组的治愈率并无显著差异，只是用伤寒方剂组的疗程少 2~3 天。陈会心和杨麦青参加的是伤寒方剂组。麦青先生用《伤寒论》方治疗麻疹、细菌性痢疾、婴幼儿腹泻、肠伤寒、再生障碍性贫血、白血病等，还以六经辨证抢救中毒性休克和心力衰竭。他以传染病的病期病象对照六经辨证，提出了伤寒六经和传经假说，由此开始了对《伤寒论》和《金匮要略》的系统理论研究，发表了很多论文。

学术贵"通"。知理则通，不知理则隔。梁启超 1911 年在《学与术》的一篇文章中称道："学也者，观察事物而发明其真理者也；术也者，取其所发明之真理而致诸用者也。"《伤寒论》和《金匮要略》既是学也是术，得通其道理才能致用，仲景学术发展到今天，不仅要"通"古今之恒变，还要"通"中西医学之同异。本书通善之处是能够从传染病演进的全过程解析伤寒六经和传经。因为麦青先生抢救过很多厥阴病危证，故能有准确的解读。只有那些煮字者或只坐堂于门诊而没接诊过危重证的医生，才能说出"厥阴为杂凑"或"没有厥阴病"之类的话来。明代徐光启非常知道"通"的道理，他以此说："欲求超胜，必须会通。"

医术的传承重在实用。严复说："学主知，术主行。""行"就是实践，好的、正确的实践才算实用。作为教学的书，作者有实用的东西，才能授人以实用的真知。麦青先生治仲景学术 50 年,不仅熟谙理法用经方,而且达到了圆通活法创用的境界。当年他用真武汤抢救小儿肺炎心力衰竭,用大承气汤治重症流行性乙型脑炎,用桔梗白散治疗流行性出血热少尿,用大陷胸汤治疗流行性出血热呼吸窘迫综合征等,以其辨证准确而疗效卓著。对更复杂者也从善如流,有肺炎合并胸腹水、腹膜炎的病人,辨证为太阳太阴并病兼有痞证者,用桂枝人参汤 3 剂后迅速好转治愈。也有因巧妙加减而收功者,如治疗 1 例流行性出血热属肾衰竭的少尿期,又见有精神障碍合并弥漫性血管内凝血者,用桃核承气汤只加一味水蛭,4 剂而愈。此文集中也有论治用经方治艾滋病和"非典"的理路,这使我们了解经方解决现代难治病的用途。麦青先生治疗杂病也多有奇效,如一位老人多年酗酒胃胀痛难忍,在某医院以每次 300 元挂号费诊治 3 个月,病不见轻反加剧,经麦青先生诊为心下痞,用半夏泻心汤 1 剂就收功。作为临床家,麦青先生没有过多探讨《伤寒论》的版本、错简、注家之类的问题,而是着眼于临床,这也是注重实用的体现。

现代意识是根据现代的科技环境和要求来探索、开拓、运用仲景理论。中、西两种医学,各具特点,但也有共同的特征,那就是"即器以明道"。中医学理论的"形而上者谓之道",是来自"形而下者谓之器"的。藏象的原型是脏腑的解剖。对于《伤寒论》《金匮要略》所论述的一些病证和症状体征,应该能够从"器"的层面得以诠释。先生正是运用现代医学的病理生理、解剖、微生物、免疫和传染病学等知识,来解读六经病、证候、症状和传经的。这也是中西医结合的一种尝试。同时也表明,中西医二者,在很多具体问题上,并非完全排斥,还有一定的互补性,对于中医学来说,这些互补内容提高了中医理论的清晰性。先生在 20 世纪 80 年代还曾研制了专家系统软件而用于临床,这在文集中也有论述。这些内容,都展示了中医学在当代的文化氛围和精神气象。清代吴仪洛在《成方切用·序》中说:"设起仲景于今日,将必有审机察变,损益无已者。"麦青先生以现代意识的创新丰富了仲景理论,这是顺应中医学发展规律的。

麦青先生是我经常请教的老师之一,这次出版文集命我为序,我欣喜过望,正好以此表示多年来对我指教的感谢之意。本文的标题——"华盖难灰志士心",是先生 1982 年填《菩萨蛮》词中的首句,读者由此可知先生之"登高能赋"(《毛诗传》)以及其治学,是经历了一次次的煅淬与磨砺,先生以此书奉献给医学界,可谓"传先哲之精蕴,启后学之困蒙",其人生庶几无憾矣。

〔2006 年 10 月 28 日于中国中医科学院〕

凌寒独自开

——本草学家尚志钧和他的《本草人生》

自《墨子·贵义》"譬若药然草之本"论出，《神农本草经》问世，此后药物之学概称"本草"。其学"师道有风，源远流长"。中国药学史上，名家灿现，著述迭出，排列着一座座丰碑。在当代，尚志钧教授以其60余年披坚执锐的探寻，蹈厉正气搏书海，在继绍中药学理论的同时，使那些医药宝库中的重宝，走出尘封，重现于世。这位不懈奋斗的老骥，在探骊取珠之际，也润融了瑰宝的灵性，以其治学过程，展现了他人生的辉煌。孔子说："士志于道。"尚公就是以他的人生理想和对待祖国文化遗产的责任尽粹于本草而依托生命的。在他已经出版32部医药专著和发表268篇论文之后，现在又把《本草人生——尚志钧本草论文集》一书奉献于世。

尚公从20世纪50年代起就把本草文献学研究定为他的主攻方向。此前的西药专业知识、实验技术乃至企业和医政管理经验，都成为他新目标的铺垫。中药、方剂和承载它们的历代本草著作，是他的日新之学也是他的研究对象，注释考证与点校辑佚是他的工作也是方法，他从来就把学习和研究融为一事。这是一项"望龙光知古剑，觇宝气辨明珠"的工作，既是对吴普、陶弘景、苏敬以降历代药学家们的继承，又以芟复补遗、善校精训和他们互为表里。这项工作不仅要以高层次的医药知识作为基础，还需要精深的文献学养。对于后者，施蛰存先生在《浮生杂咏·圈点古书非易事》中曾感叹道："圈点古书非易事，从来章句有专功。谬本流传吾滋愧，鲁鱼亥豕患无穷。"岂止如此，中药文献因于理论演进、学派传承、度量衡制度等因素，把握起来更为繁难。药名、方义和剂量，误在几微之间，关乎性命，不得舛谬。此外，有的医药名词，还有"一家一义"的特点。这也决定了，要弄通本草和方书的理论和应用，还必须有文献学，特别是要有考据学的功夫不可。

本草考据学方法的创新和辑佚高质量的方药典籍是尚公的两大成就。传统的考据学在清代朴学中已登极高峰，乾嘉学者的渊博和小学功力，似乎不可比肩，但是，新时代的学人自有超越前贤的优越之处，那就是新材料、新视野和新方法。殷墟甲骨卜辞发现以后，王国维乘时而起，提出了古史研究的"二重证据法"，以经史"纸上材料"和甲金文"地下材料"

相结合，超越了以往的训诂考释。王国维在《古史新证》中，完全贯彻了这种以地下资料补充和匡正文献记载的文法论原则。这一文法经王氏首倡后在文史界产生了巨大的反响。陈寅恪先生就曾在《王静安遗书·序》中扬揭阐述。之后饶宗颐、姜亮夫、卫聚贤、李玄伯、徐旭生等诸贤，又进一步将其与比较古文字学、人类学等相结合，把"二重"发展为"三重"，开拓了考据学的新格局。

尚公的成就得益于他的治学方法，其中最主要的就是在二重证据的基础上，结合以现代植物分类及药物学新知识，这是三重证据思想在中医药文献领域的应用，可称为"本草三重证据法"。这从他的《诗经药物考辨》《五十二病方药物考辨》《脏腑病因条辨》以及本书的内容中，均可见其思路和运用。

当年梁启超先生在评价清代考据学时指出："考出一个名物，释出一个文字，等于现代天文学界发现一颗新星。"考据学要求唯精唯博，校书难，辑书尤难，巨大付出才可能有点滴所获。清代王鸣盛提出，点校古书，主要是"改讹文、补脱文、去衍文。又举其典制事实，诠解蒙滞，审核舛驳"。自刘向以后，校书成为学者博学宏通之事。清人标格的"校雠二途"，即"一是求古，二是求是"，不仅要恢复古书原貌，还须做一些内容诠解工作。

在尚公校勘的本草和方书，精用四种校法，辨误纠谬已达数百条，改正讹字以千为计。以梁启超发现新星比拟于他，实不为过。他向往顾炎武"采铜于山"的学风。钦佩当年阮元为改正《后汉书》中"不为"的"不"的衍字，亲往郑玄故乡拜谒墓祠，在泥沙中寻得碑文而澄清的佳典。他认为考证药名、剂量等，都应遵行这种作风。《药性论》《本草图经》等书，经尚公的爬梳抉剔，析其疑滞，拾遗规过，达到条理贯穿，易于读通。他可堪为原作者的功臣。

在尚公辑佚的诸书中，以《新修本草》最传佳话。辑佚乃是艰苦之事，在北宋时已经成为一门独立的辑佚之学。历代文献不断产生又不断亡佚。宋代郑樵说亡书可通过辑佚而复还的理由："书有亡者，有虽亡而不亡者。"近代余嘉锡也说："东部藏书者书虽亡，而天下之书不必与之俱亡。"亡书或它的部分内容保存在类书、史书、总集、方志、金石、古书注解、杂纂杂钞，以及其他书中。以述为作，最能保持章句的原貌。可以将诸书所征引的章句语句搜集起来，编排成书。甚至可以从类书总集中直得原书，北宋黄伯思从《意林》《文选注》《舞鹤赋》中辑出《相鹤经》；南宋王应麟"采掇诸书所引"，辑出《三家诗考》与《周易郑康成注》；

清代辑书弥向高潮，在修《四库全书》时，仅从《永乐大典》中就辑佚古籍 375 种之多。在辑佚医书方面，南宋王炎最早辑出《本草正经》即《神农本草经》，由此开辑佚医书的先河。可惜辑而复佚。明清以后国内外《神农本草经》的辑本已有十几种。目前行世的医书中，如刘禹锡的《传信方》、王衮的《博济方》、严用和的《济生方》、钱乙的《小儿药证直诀》等都是辑佚本。唐代苏敬等 22 人奉诏编修的 54 卷《新修本草》全称《唐新修本草》，又称《唐本草》，成书于公元 659 年，是我国也是世界上的第一部药典，比公元 1618 年成书的《伦敦药典》早 960 年，成书 70 年后传到日本，当时日本将其列为医学生必修课本之一。此书在宋代以后失传。1899 年在敦煌 288 号石窟中发现两片手抄残卷，现分别藏英国大英博物馆和法国巴黎图书馆。另外在日本仁和寺和聿修堂也收藏部分古抄卷子。在辑佚本方面，尚公辑佚之前有两种，一是日本小岛知足氏 1849 年的部分补辑本，另一家是我国清末李梦莹的部分补辑本。上述残卷和辑本合起来也不足以展与全书的颜貌。

尚公从 1947 年就开始了《新修本草》的辑校工作。《新修本草》在成书以后，其内容递次被《开宝本草》《嘉佑本草》《本草纲目》等载引，因《开宝本草》《嘉佑本草》也均亡佚，尚公即以《本草纲目》为底本进行辑佚。经 10 年的努力，到 1958 年完成初稿。也就是在行将完成之时，在辨章考镜中领悟到，李时珍所引据的是从《证类本草》转录的资料，不尽是第一手资料，于是他断然推倒重来。他接受了范行准先生的建议，以卷子本为辑佚底本，再次辑复，于 1962 年以油印本告竣。此期间曾撰写有关本书的学术论文多篇。之后又加修改补充，终于在 1984 年由安徽科学技术出版社出版了《新修本草》的辑佚本。这一番改换底本三易其稿，前后历时 32 年终观厥成。20 世纪 60 年代，曾编撰《宋以前医籍考》的日本冈西为人也在做这项工作，其辑注《新修本草》在 1964 年出版。当时，专家们将该书与尚公由芜湖医专出版的油印卷比较，均认为尚公辑本学术性强而更完整。尚公对 60 年代的本子仍不满足，又经 20 余年的补正和精雕细刻而再版。

诚如尚公所言，《本草人生》是他穷其一生精力研究本草文献的总结。但我们在本书中，透过学术还能看到他 60 多年在本草渊薮中寻步的径迹和人品。他奋发编摩又困知勉行，有逆境中的从容，也有顺境中的淡泊。他既传本草又传本心。治本草文献在当世并非显学，这累人的活计，要求指身为业者广求众籍、穷尽搜罗，有真积力久之功方能辨其名实、引据证验。这是寂寞之道，多是独耕垅亩、亲力亲为。尚公正是这样荒江独钓的野老，他不作凿空之论，不搞学术拼盘，更不屑包装。但是偏偏天赐机遇，使他不期然而然。他丰厚的著作让药学史的目录又添新裁，他名高而身不知。阅读他的著作，让我辈"更觉良工用心苦"。说也有趣：尚公的像貌也颇似濒湖——睟然貌，癯然身。这难道是造化天成！尚公推重过程。但是就是在探宝的历程中他自己也成为国之重宝。人生至此已无憾矣。

[2007-07-04 于中国中医科学院]

上海城隍后裔八绝秦伯未

沪上秦伯未先生（1901—1970），名之济，号又亲、谦斋，以字行，出生于上海陈行镇的中医世家。祖父秦乃歌，字笛桥，号又词，伯父锡田，父锡祺，均通儒精医。

《上海县志》和《沪邑城隍颂》记载，其先祖秦裕伯，名景容，号蓉斋，元至正四年（1345）进士，亦书法家。《祝大夫碑》即出于秦裕伯的手笔。杨连山（逸）辑《海上墨林》且列入之。秦裕伯在元末任待制之职，曾在上海领导民众抵御倭寇，功名称著一方。张士诚据苏州时，悉其贤使人招之，秦裕伯以忠孝义回绝。朱元璋建立明朝以后，屡次征辟秦裕伯复出，秦坚不应命。他死后，朱元璋敕封他为上海城隍兼赐护海公衔，以"护海"二字誉其功绩。是所谓"生前忠刚烈，死作邑城隍"，没而为神者。秦裕伯晚年住在浦东洋泾，当年该处有一小桥，由秦裕伯出资兴建，桥有秦裕伯的题字，桥边有秦裕伯庙，是小型家庙，庙中有题匾"遗爱尚存"。大庙是城隍庙，即今日称"老城隍庙"者是也。是永乐年间上海知县张守约主持建造的。建后多次被烧，反复翻建。庙门口有"保障海隅"四个大字，是明代上海知县冯彬所题。秦伯未是秦裕伯的后人，以伯未为字，述怀尊承先人之志。

秦伯未先生1919年就学于丁甘仁所创办的上海中医专门学校，通学之际，又亲炙于曹颖甫，医理诗文均得薪传。毕业后执业于上海，1927年与包识生、章次公、王一仁等共创中国医学院，初时主掌教务，后为名誉校长，又在丁济万创办的上海中医学院兼课。秦氏还致力于古籍整理，编写教材出版发行。此期间曾担任《中医世界》《中医杂志》（上海）及《中医指导社》《现代国医》《中医疗养专刊》等杂志社社长、主编或编辑。1931年中央国医馆成立，他任名誉理事。1955年离沪北上，任卫生部顾问兼北京中医学院顾问，兼中华医学会副会长。秦伯未临床擅长内科杂病，担任过多门课程的教学，精研《内经》数十年，被誉为"秦内经"，著有《内经类证》《内经知要浅释》《临证备要》《中医入门》《谦斋医学讲稿》《清代名医医案精华》《清代名医医话精华》《膏方大全》等60余种著作。

医家乐意诗文酒，金石书画皆风流。秦伯未医、诗、文、酒、金、石、书、画八项皆工，是风流潇洒的八绝奇才。

秦伯未书学道光年间碑帖一体的赵之谦，因以"谦斋"为号。一次与陈存仁共游龙华寺，见方丈以纸墨殷勤侍奉一文士模样的香客，后来知道此人是当局要人张继。香客书写一首龙华浮图诗，秦氏也以剩余白纸，以魏碑字体写上一首晚唐皮日休的《龙华夜泊》，片刻而就，观者皆赞口不绝。

秦氏有考古癖好，遇鼎彝碑帖，总要考据一番，津津乐道，如数家珍。一次与陈存仁在上海南市出游，专程踏访元代书法家赵孟頫的故居。每游寺庙，首务寻觅碑石遗墨。

秦伯未临场应景作画最捷。曾画一扇，满幅皆果品，赠给号为果园的戴禹修。戴得扇后，作一首古风谢之，其后半首句云："按图试举名，曰葡萄莲藕，谏果妙味回，佛手生香酒。樱桃小如珠，蟠桃大可斗。青梅宜止渴，杨梅宜醒酒。西瓜滚翠罂，蜀黍绽玉豆。石榴桃多子，我以赠新妇。枇杷珍晚翠，我以遗老叟。慈菇并老芋，祭灶饷邻右。殿以长生果，祝我无量寿。"亦列举果名，珍数画家心意。1963年，人民卫生出版社出版的《黄帝内经素问》，其书封面的梅花，就是秦伯未亲笔所画。

秦伯未豪酒，自叙平生所结之酒社有沧社、真社、醒社、壶社、弦社、不社、平社、未名社、瓦当斋、山人集、碧壶小集。何时希估计，他每次饮量绍兴酒不过二斤，其饮时饮后神不改、智不乱。每饮后必撰文或作诗，文思诗思皆甚捷。

他参加过柳亚子、高天梅、陈去病发起的南社，与张赞臣等一同参加过陶社，也参加过李右之、朱大可、顾佛影等人的粹社，又与陈存仁共同发起、组织起医家的诗社，名为经社。参加诗社的还有程门雪、章次公、盛心如、徐小圃、叶熙春、方慎庵，共称"经社八才子"。秦伯未曾出版《谦斋诗集》，其诗词在文坛上也有一席之地，其意境情趣，在郑逸梅、顾国华等人的文学著作中均有论及。向秦伯未学习诗词国画的学子甚多，其中也有很多女弟子。何时希在《近代医林轶事》一书中，称秦为"当代随园"。秦伯未1933年曾为中国医学院撰写《院歌》：

"春风暖，桃李开，吾院何多才。启迪炎黄绝学，灿烂散光辉，如琢如磨更栽培。前程期千里，独步国医坛。讲课散，歌声扬，橘井长流芳。阐发轩岐岳训，富丽复堂皇。如切如磋费商量，前程共期无限，永峙春申江。"

歌词真切，也可见写词之人的信心和抱负。此歌刊载于《第四届毕业纪念刊》上。

1941年，汪伪政权导演"还都"南京戒严的丑剧，秦伯未作四首

《即事》的七律以刺之：

其一：朱旌画角导还都，旭日瞳眬曙色铺。虎踞山邱存废垒，鹰扬营帐接荒墟。高寒碧落盘雕鹗，呜咽江流隐舳舻。报道京师严未解，禁城示入尚须符。

其二：四山云气困危疆，乔木萧深落叶黄。故吏未归邀晋级，贵人初宠擅专房。街坊羽檄传新令，幕府文书率旧章。回首方黄徐邓业，荆榛骸骨早荒凉。

其三：翩翩裘马剧风流，郊外清游九月秋。老去书生留本色，延来上客已焦头。刘禅岂竟忘川乐，北郭奚堪殉楚忧。寂寞中山陵下过，寝园门闭冷松楸。

其四：一片乡心旅雁飞，不堪还问旧乌衣。欲从宋室评南渡，尚见春官出内闱。卫霍功名重有待，机云才调未曾稀。杜陵岂乏安危志，老大飘零对落晖。

这四首诗，当时被丁芸生抄录，留为书小屏补壁之用，今幸存。这里，秦伯未讽刺汪精卫投降卖国，又从历史的眼光预见其成为民族罪人，不耻于人，为之扼腕惋惜。当年邓拓等三家村的《燕山夜话》中，有"三七"等几篇医药短文，是他的笔墨。所幸知者不多，未遭恶难。

大医秦伯未，在上海时的称署甚多，他与程门雪、许半龙共为"丁（甘仁）门三才"，又有王一仁忝列，合为"丁门四才"。他还与程门雪、章次公共誉为"上海三杰"。他可正是医家得文士之乐。有人以"诗酒风流"四字概括他，虽无愧而不尽意，他当是八绝宏儒之大医。这在中国医学史上也罕有其匹。

〔中医药文化，2009（5）：43〕

突围"码头效应"
——忆国医大师朱良春

朱良春（1917—2015）大师为朱熹后裔，朱家老祠高悬"闽婺同源"的匾额，就是提示后辈不忘其根。他幼读私塾与小学、中学，因患病而喜医学医，先拜在孟河御医马培之侄孙马惠卿门下，从读经背诵学起，之后诊脉唱方抄方，听老师讲诊时方。一年后报考苏州国医专科学校，又一年后因抗战爆发，校长介绍他到中国医学院继续完成学业。就是在这里，与其师望道相见，一个得人传，一个敏求师，手足砥砺，开创了以"发皇古义，融会新知"为标格的章朱学派。

在近现代医学史上，这双星同璧的两位大师太灿然卓如了。二人学路相同，都殊重人品医德，都业绩昭昭，特别是在智略特长上都口碑传信。

在学路上，章朱皆艺从高师。次公先生自幼随父练武习文。之后入上海中医专科学校，他服膺并受其亲炙的教师，是大刀阔斧、风格泼辣的经方家曹颖甫和纤巧缜密的丁甘仁。他以此形成了辨证准确，用药泼辣的临床风格。他还是学问博大精深的章太炎的弟子，他出于对太炎先生的敬仰，取"次公"为字。章太炎为医学世家，曾向黄体仁习医，尤嗜仲景之学。章太炎曾篆书一联语赠次公"嗜学当如食鸡跖，解经直欲析牛毛"，抬头为"书赠次公"，落款为"宗人章炳麟"。可见师生情深谊厚。朱良春转学后即拜次公为师，除医学外，也读文临帖。1938年在上海中医学院毕业后，章次公将一方寿山石印章赠给他，印章镌文曰："儿女性情，英雄肝胆，神仙手眼，菩萨心肠。"以为龟勉。清人唐甄在《潜书·讲学》中称："学贵得师，亦贵得友。师也者，犹行路之有导也；友也者，犹涉险之有助也。得师得友，可以为学矣。所责乎师友者，贵其善讲者。虽有歧路，导之使不迷也；虽有险道，助之使勿失也。"按学统，亲传业者称弟子，弟子复传于人为门生。他师徒二人遵之超之，良春敬次公如父，次公写信称良春为"世兄""贤弟"，一个对老师推服至极，一个视弟子为得人乃传的知己。师生之谊，犹如明代王心斋之与王阳明，清代方仁渊之与王旭高，近人陈苏生之与祝味菊，都是学术史上的佳话。良春铭记老师一言一行，珍藏老师一案一信一照片，有此儒修相业，传为佳话。

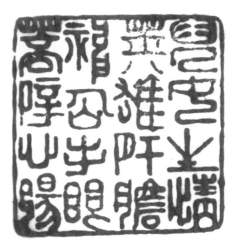

良春賢弟 鑒之

發皇古義
融會新知

章次公戊寅年

1939 年初，章次公先生亲笔题上海国医学院的校训赠予即将毕业的朱良春，朱先生将其奉为一生的座右铭

章次公先生还赠送朱良春先生一枚印章"儿女性情，英雄肝胆，神仙手眼，菩萨心肠"。朱良春以自己的一生践行了老师的嘱托

　　良春有"侠医"之美誉。1956 年卫生部调朱良春进京到中医研究院工作，在调动过程中，省市两级政府再三挽留，朱良春因担任南通市中医院院长一职，实属"一将难求，暂难调离"，请求上级允许朱良春在当地发挥中医领导骨干作用，朱良春奉调进京未能成行。"为报寰中百川水"，他在家乡展开了他的彩色斑斓的人生。他临床佳效，闻名远所。学术多创新，继承有根脉，管理卓功绩，献身于桑梓。他率先倡导弘扬民间医药遗产，挖掘单方验方。他扶育的"三枝花"已经成为传奇轶事：即季德胜的蛇药、陈照的拔核丹和成云龙的金荞麦，既研发了新药，创新了疗法，还兴办了药厂。季德胜蛇药，不仅擅解蛇毒，还用于治疗肿毒/脑炎和肿瘤，今日用半枝莲、白花蛇舌草等抗肿瘤，都始于此药的推广。更重要的是，把三名民间医生培养成为中医院的医生。南通中医院 1959 年曾被评为"全国红旗单位"。对于辨证论治，朱良春早在 1962 年就在《中医杂志》撰文倡导辨证与辨病相结合，并指出辨证是绝对的，辨病是相对的。在肝炎、风湿痹证等病的治疗上，他都是以特色和创新引领学术。对于学人学术的发展，近代以来有一个"码头效应"，国外称"康道克效应"，就是在大城市的大医院大科研机构的研究者，能甫出重大成果和学者引领潮流，而置身南通的朱良春恰好是能突围"码头效应"而成为领军的一流学者，高士者也。

晚翠雄风眼更明
——贺王雪苔教授八十寿诞

王雪苔（1925—2008）辽宁义县人。中国中医研究院原副院长，中国中医科学院资深研究员，中国中医科学院学术委员，中国针灸学会高级顾问，世界针灸学会联合国终身名誉主席，第一批国家级非物质文化遗产项目针灸代表性传承人。

王雪苔先生早年跟随外祖父张五云学习《易经》与简易灸法，1948年师从朱琏学习针灸理论与技术。通过近60年针灸实践，王雪苔对经络理论、针刺知识、灸疗技术及古代灸法做了大量发掘整理工作。20世纪末以来，王雪苔的研究重点逐步转向针灸学发展战略，呼吁针灸的发展要重视保护和发扬其传统医学特色。多次参加国际针灸会议，就针灸研究方法与作用机制、针灸教育与立法工作、针灸发展战略与发展趋势等内容发表意见，为中国针灸在国际上广泛传播铺路架桥。

现代针灸教育发展的源头则来自20世纪50年代初在北京举办的"全国医学院校高级针灸师资培训班"，培训班主要由朱琏和王雪苔承担讲课任务。至80年代初，各中医学院纷纷成立针灸系或针灸推拿系。有感于邻国日本已经有了针灸大学，而作为针灸发源地的中国却没有一所正规的针灸专业高等教育机构，王雪苔在鲁之俊会长的支持下，联合针灸界部分知名专家，呼吁创建一所针灸学院。几经周折，这个倡议很快得到了相关部门的批准和支持，于1984年春在中国中医研究院成立了北京针灸学院筹备处，王雪苔作为中国中医研究院副院长，分管筹备处的工作。为创建针灸学院，他亲自起草各种文件，协调各种关系，倾注了大量心血。1986年北京针灸学院正式成立，当年夏季招收了首届针灸专业本科大学生，学制五年。后更名为北京针灸骨伤学院。这是有史以来我国的第一所针灸高等教育的本科院校，是我国现代针灸教育史上的重要一页。笔者就是这时候调入该学院，成为北京针灸骨伤学院的首批教师。

20世纪70年代末，在前中医研究院院长、首任中国针灸学会会长鲁之俊的大力支持下，王雪苔开始为创办一本高水平的针灸杂志而努力。他亲自制定了"提高为主，兼顾普及，丰富多彩，实事求是"的办刊宗旨，确定了办刊目的是"既要能反映我国的针灸学术水平，又要适合全国广大医务工作者学习和提高的需要"，提出办刊原则是"坚持实践是检验真理的唯一标准，坚持理论联系实际，认真贯彻'百花齐放，百家争鸣'的方针，充分发扬学术民主，提倡不同学术观点的学者之间进行自由讨论"。他精心规划着编辑班子的配备，明确挂靠单位与领导关系、稿件来源、刊期，甚至版面形式、刊物名称、各部分内容比例等都经过认真思考和反复研究而确定。杂志定名《中国针灸》，既表明了身份地位，又涵盖了整个学科的内容，且又琅琅上口，易叫好记。正是由于制定了恰当的办刊宗旨和目标，《中国针灸》杂志创办以来，一直得到针灸界广大同仁的欢迎和爱护，已经成为反映我国针灸临床与科研水平的重要学术窗口。

"国际针灸协会"在 1965—1985 年召开了 8 次世界针灸大会，中国仅仅是派代表出席了第六、第七、第八次会议。在当时国际针灸发展的潮流中，中国并没有站到她应有的位置上，这与针灸发源地的身份实不相称。实际上多数国际针灸专家也认为，中国如能介入进来必将会对针灸学术的发展起到积极的推进作用。1965 年第一届世界针灸大会召开时，保留了我国的席位和报告时间就说明了这一点。出于强烈的历史责任感，王雪苔先生于 1984—1987 年间，以世界针灸学会联合会筹备委员会秘书长的身份具体主持了世界针灸学会联合会的创建工作。他广泛联络各国针灸界知名人士，起草了各种文件。其间，为了保证该学会的领导权由中国掌握，同时还要维护国际针灸界的团结，经过了许多艰难的谈判和协调，克服了许多难以想象的困难，1987 年世界针灸学会联合会（WFAS）终于在北京宣告成立。成立之初就联合了覆盖 100 多个国家和地区的 55 个针灸学术组织，有近 4 万名成员。在随即召开的世界针联第一届世界针灸学术大会上，来自 50 多个国家和地区的 1500 名针灸学者出席了会议，人数超过了以往历次国际针灸学术会议。在成立大会上，王雪苔被选为首任秘书长。1990年，在法国召开的第二届世界针联学术大会上，由于王雪苔在国际针灸界所具有的名望，他以绝对多的票数被会员大会代表选为第二届世界针灸学会联合会主席。世界针联是我国历史上第一个总部设在中国的国际性学术组织，这在当时我国的所有自然科学学科中是绝无仅有的。她的成立，标志着我国针灸学科先进水平和领导地位在国际针灸界得到了充分的肯定，并将 20 世纪 80 年代我国针灸事业的发展推向了高潮。王雪苔先生功不可没。

他的丰富著述影响着几代针灸学人，我本人曾读过 60 年代出版的《针灸学手册》和 80 年代著的《针灸史提纲》，前者精洁实用，后者具有针灸学术的大见识。清人戴震说：做学问三难，淹博难、识断难、精审难。淹博赖于勤奋积累，识断基于学养高瞻，精审持仗求真旨趣，对学术

一 走近名家

方向负责。王雪苔教授起始于西医，取向针灸和经络研究以后，在中国医学家队伍中少了一个西医，来了个中医，诚足以喜，他是中国中医研究院和针灸研究所的初创者之一。时下正是中国中医研究院五十周年，是他辈诸人披坚执锐设造兰台，又推向昌盛。他始于创业，成于研发，得于治学，融入传统。探索针灸经络，在他这里，根本不存在随从时尚问题。清道光二年（1822）太医院取消针灸科，到近代，这一发轫中医学的原根，成为雕技末流。幸有江苏承淡庵诸人苦力承传，才使被誉为民族的一大发明薪火不灭。50 年代的他，一踏进针灸之门就承载继承与创新的双重之任。和世相的河东河西互移相类，针灸研究的路数也忽东忽西。值得赞许的是，在王雪苔教授这里，从不薄待新潮，而又时时推重传统，以其厚道宽容，博洽渊雅而有对中医学发展路线的清醒。这是学术积蕴所使然。中医学属于中国传统文化，也是传统文化的载体，如果把治学廊庑广大的王雪苔述为金石专家、文献学家、医史学家等都堪为恰切，他鉴赏古籍版本，有古镜等文物收藏的品韵，更有针灸史方面的著作。他除开创针灸领域的事业之外，还主持了中国民间中医医药研究开发协会，至今尚任会长。他以学术嘉惠士林，沾溉后学。他是中国针灸事业一个时代的标志。现代中国针灸学正是从王雪苔教授这里启步，又从这里又一次走向世界。最近，王雪苔教授指出：针灸经络的发展离不开实验研究，但在设计实验之前，必须全面地、准确地理解它的内涵。他以此强调要站在中医学的基点上发展中医。这也是从其学术径迹得出的感受中给予我们的启示。在王雪苔教授八十喜寿共庆之际，我以此为祝嘏之敬。

愿来世仍为医士

——方仁渊和《倚云轩医集》

《倚云轩医集》又称《倚云轩医案医话医论》，包括《医案》3 卷，《医话》3 卷，《医论》2 卷，共计 8 卷合编，是清末民初医学家方仁渊撰于清光绪二十五年（1899）的手稿。作者曾整理其师王泰林（字旭高）的《王旭高临证医案》4 卷于 1898 年出版，但他本人的这部书稿一直未能付梓。医界知晓《倚云轩医集》价值珍贵，遂于 20 世纪 50 年代由其侄将此稿本献于刚成立的中医研究院图书馆典藏。原稿颇零乱，现经中国中医科学院信息研究所李洪涛等人系统整理后得以影印面世，收入《中医古籍孤本大全》。

作者方仁渊，字耕霞，号倚云，别号思梅，江阴顾山镇人，生于清道光二十四年（1844），卒于民国十四年（1925），享年八十二岁。先受业于无锡名医王泰林，又从江南名医邵杏泉先生。两位医家精于运气之学，方仁渊尽得其传。

光绪初年，方仁渊移居常熟悬壶于城内，名"倚云医馆"，其书斋曰"倚云吟馆"。光绪庚辰年（1880），岁值太阳寒水司天，太阴湿土在泉，民病多寒湿，方仁渊以温燥辛开之剂，无不应手，因而医名鹊起。求医者继踵相接，遇有疑难危证，必竭力挽救。方仁渊对中医学发展极为关注，民国十一年（1922），为抗议国民政府内务部颁布的旨在逐渐取缔中医的《管理医士暂行规则》，他被选为常熟医学会会长，共议对策，并创办《常熟医学会月刊》出刊凡 26 期，为常熟县医学期刊之首创。其医学著作除本书外，还有《新编汤头歌诀》《舌苔歌》等。

《倚云轩医案》3 卷完成于清光绪二十五年（1899），包括外感寒热、内伤杂病、妇科疾病等 18 个门类的 220 个医案，均采用扼要顺叙式的书案方式，对其疑难者，有的案侧竟一诊、二诊、三诊，直记到十五诊，病人病愈而案止。方仁渊先生辨证论治的技巧和思维方式均展现于他的医案中。他又在案中把学习同道的有卓效方剂附于案中，例如第 195 案陆某，医案之后记载了白喉吹方圣药——凤衣散。在 220 案后，又记有六则方论，即《喉症备用方论》《王应怀梅毒搽药方》《沐泰山珠黄十宝丹》《珠黄化毒散》《种牛痘须知》《调经》。其后的《诊余记事》也是 28 则医案，采取叙述附案式的写法。

《倚云轩医话》3 卷完成于清光绪三十四年（1906），是时他已 63 岁，他深感年已花甲、未能十全，古今书籍虽未尽观，于临证之际，有些疾病尚不能拿稳，自感精神衰老，不能再进学业，愿来世仍为医士，遂自作一挽联于书眉。

"可怜身入红尘，苦辛历尽，志未成，学医未济世，安贫行我素，不学仙，不倭佛，唯望将来再为医生。

从此魂归碧落，色相皆空，登山可御见，玩水可乘云，壮志尽消磨，生无怨，死无恨，尚留空愿负于后人。"

数日后他对此联又行修改，尾于引言之后：

"读书不为世用，学医未尽济人，碌碌人寰，不学仙，不倭佛，唯愿来生，再为医士。

遇事不敢骄矜，立身唯求愈恭，茫茫无壤，生无怨，死无憾，要留耕地付于后人。"

甫稿与定稿可为独立的两首挽联，是方仁渊先生的名志，也是他著述的缘起。

《医话》内容丰富，有记述当世医学流变者，有评论各家学说者，有临证和读书心得者，有讨论医理药用和治验者，更有医籍的点评和精论。如在《中权居士诮前医各派》的一则，当时报牌曾登载署名中权居士的文章，讥诮当时医人中有看相的流弊，同时阔论明清医学有温补派、信古派和江湖派三派，其言娓娓，对三派皆有贬意。对此，方仁渊在医话中写道："因属有感于中而发，但不知据彼意见须知何而后可夫？古人之言固有是有非，在读书者胸有成竹，去短取长乃为有益，彼已成名而至何必如此痛倒之，其狂亦可想见，况如喻叶吴三公，开辟温热之旨，于医学不为无功，今刻求此等人已不易得，又安可底訾乎！"对读注仲景书和错简派攻讦王叔和，方仁渊提出了披坚执锐之见："余读仲师《伤寒论》《金匮》注释，凡数十家言，人人殊不知究竟何者为是，恨不能起仲师而问之。论者每疵王叔和撰次之非。夫叔和与仲师，相隔不过百十年，当时必有原书可证，不至颠倒是非，如后人所云，设当时无叔和之撰次，不知两书当能陈传至今日与否，不崇其功、反攻其短，后学往往如此。且《伤寒》《金匮》。原久已明白晓畅，后人愈注愈纷愈不明白，即陈修圆之《浅注》，唐容川佩之仍不满意，再加《补正》，容川亦蹈此弊窦，不知如何而后中皆好名之累也！愿后人切勿再注，即彰显其学问，尽可自成一书以惠后学。"说得至切至要，十分精辟。

《倚云轩医论》包括 31 论。首篇《五种伤寒论》篇幅长，论述全面，成书较早。第四论《丁未年占病》，应是在丁未即 1907 年之前占病的，此篇写作应在丁未年之前。第二十三论《张君小儿惊风》，是寄给上海周雪樵《医学报》的文稿，该刊 1904 年创刊、1910 年停办，此文应在此段时间完稿。

　　方仁渊的《倚云轩医集》源出自家在临证中的感悟和引验。可分为新的见新、辨治体会和新病新说三方面内容。属于新的见解，诸如《五种伤寒论》《小儿外感多七情无论》《两感温病论》等。辨治体会如《温病误汗止阴》《肝胃气论》等。属于新病新说如《丹痧今昔不同论》《烟痢论》等。这些都是作者实践中的创新和新知。作者和其他临床医家一样，很注重搜集民间验方，把自己亲验的有效方剂和几个可用于急救的方法记录下来，附列于书的最后，以其实用性以示人。这也是苍生大医医德的展现。方仁渊有子玉祥，世其业，不幸与仁渊同年卒。侄名君嘉继其业，载入《吴中名医录》。

亦开新宇亦堪师

——陆广莘教授之德懿

陆广莘教授，1927年出生于江苏省松江县颛桥镇（现属上海市闵行区）。首届国医大师称号获得者，中国中医研究院基础理论研究所原副所长。中国中医科学院主任医师、研究员，全国老中医药专家学术经验继承工作指导老师。1945年初学习中医，先后从师上海陆渊雷，丹徒章次公，武进徐衡之。1948年毕业行医，开始从事中医临床工作，1950年组建颛桥联合诊所。1952年应考中央卫生部中医药研究人员。录取后入北京大学医学院，学习西医5年。1957年分配入中央人民医院（现北京大学人民医院），与徐衡之先生在同一个科室从事中医科研、临床、教学工作。1958年1月为北医首开中医病房，1958年秋为北医首开《中医学概论》课程。1980年受聘于中医研究院客座研究员。1983年奉调中国中医研究院中心实验室任副主任，1985年组建中医基础理论研究所任业务副所长，提出中医研究和研究中医的互补并进，旁开一寸更上一层的科研选题思路，主持"肝血风瘀"和"脾津痰湿"七五攻关课题，先后获部级成果一、二、三等奖。1986年任《中国大百科全书·传统医学》卷编委会副主任。1987年奉派赴坦桑尼亚防治艾滋病研究首批专家组。1993年应邀访美，就"自我痊愈能力"作主题讲演和学术交流。

1991年陆老退居二线，1992年获国务院政府特殊津贴，1993年任第八届全国政协委员。1996年受聘国家中医药管理局专家咨询委员会，1998年任第九届全国政协委员。现任中国中医研究院资深研究员，基础理论研究所专家咨询委员会主任。他归结中医药学的学术思想为："循生生之道，助生生之气，用生生之具，谋生生之效。"陆老引孙思邈的话"放虽是旧，宏之唯新"，主张旧方新用，可以创新。主张医学的目的在于使世人都得到很好的卫生保健。他鼓励青年人"人生要像马拉松一样，坚持努力到达终点"。

在陆广莘教授八十华诞及从医六十年之际，使我想到几年前有人说过的一句话："人生有时走到好的一步，往往是因为别无选择。"陆老出身于中医世家，曾师从陆渊雷、章次公、徐衡之等，注定了他要成为中医，要从事基础理论研究。历史赋予他在北京医学院学习五年西医的机会，毕业时他以优异成绩留在北京大学人民医院临床25年，这恰好是从事中医基础理论研究的最适机遇。他是从北京医科大学调中国中医研究院之后参与建立中医基础理论研究所的，建所本身就是中医科学研究时代的划分。在古代，一直以《内经》及其注疏体系为中医学基础，研究者或兼于临床，或为名士官宦，或为道家大师，皆是以文献为主要方法的个体化、分散化的工作。是季钟朴等老一代院领导的邃见卓识，在原中国中医研究院中心实验室的基础上，成立了以"研究基础理论，发展实验科学"为工作目标的研究所。本所命名为"中医基础理论研究所"，也是陆老的策划和在多次讨论会上的坚持，其深远意义至今仍值得体悟，由此也在当代中医学文本中有了"中医基础理论"一词。但是，直到现在还听到院内的一个资深专家说："中医有什么理论？""还建什么基础所？"前者是他在会上说的，后者是我亲耳所听，令人愕然。60年的工作含章可贞，而气质是生活习惯养成的。清代唐甄说："天下之势，单少则平，积多则神。"陆老之理论造诣、治疗技艺和科研思维，正是兢兢业业60年的"积多则神"。而这些，正是他在初入医门就树立的普救含灵之心和博施济众之志所驱动。这使他在焕发医德的同时，对中医学的发展有着强烈的使命感，他以此反复论说和疾呼中医学术必本性要，必抒真得。

陆老是建所元勋，对于我辈有无量的善缘，对于我也是"平生风义兼师友"。今日正值他从医一个甲子之年，按冯友兰先生的人生四境界说，陆老已跨越了自然、功利和道德三个境界，正徜徉在天地境界中从容。我以此祝愿他健康长寿。

〔孟庆云. 陆广莘研究员 80 华诞暨从医六十年纪念文集. 2007〕

日日勉之，至于自发
——陈邦贤公《自勉斋随笔》初读

陈邦贤是我国著名医史学家。邦贤公所撰《自勉斋随笔》，是《民国史料笔记丛刊》之一种，1997年上海书店出版社出版。这是先生在1938年入川后，于1939年任教育部医学教育委员会委员，中医教育专门委员会主任委员兼秘书时起始，到抗日战争胜利后1946年客南京国立编译馆资料室期间，公务余暇，"在一本十行簿子上写一两段自己勉励自己的话，似格言而非格言，似语录而非语录，日积月累"，集而成帙，积文稿12册以324则的随录札记。

随笔之体，始于汉魏，兴于唐宋，盛于明清。民国以降，新诗歌、新小说等灿然崛起，但在学人中，对随笔仍思接传承，不意逊让，并矢志以述。《自勉斋随笔》内容极为丰富，举凡学术，国情、战事、风俗、民情、疾病、饮食、养生、气候、地理、物产、传闻、英烈、名人、教育、歌谣、书法、绘画、事态，乃至生死、宗教无不涉及，确为研究民国史之史料宝藏。

公以"自勉斋"椽题书名。入川的前四年，他侨居在青木关，全家只租得一间小屋，没有一件完整的家具，光照极差，还时常饿肚皮，没有桌子，茶馆和防空洞，就是写作之地。此等艰苦的环境，愈发激愤了他自勉的精神，他在矮屋的半椽上题写了室名"自勉斋"，以自勉为警策，这也是他人生观的概括。诚如本人在《自序》中所说，以此二字"勉励自己，自求多福，自力更生，小则个人立身处世，大则治国平天下，唯有自己求自己，是真正可靠的！"1943年春，他履新北碚国立编译馆自然组工作。奉守自己创造的"自勉主义"，遂成为他人生观的核心，事业的动力。此时他的《二十六史医学史料汇编》完成了大半，同时他的《医史纲要》及《新本草备要》也已杀青。这些是自勉的成果，但最为重要的是，"自勉"成为他高尚人品的标志，也是这部随笔的主题。

开篇第一则抄记写扬州史可法祠堂一副对联："万点梅花，尽是孤城血泪；一抔故土，还留胜国衣冠。"作者在对联后说道："这联虽无特色之处，可是应有尽有，反衬着'忠臣'两字出来。"本则仅用71个字。邦贤公在民国初年曾工作于扬州之江苏省立第五师范学校及江苏省立第八中学任校医、生理卫生课教员、舍监等职，他熟悉扬州，史可法是历史上著名的"扬州十日"的民族英雄。清代李斗在《扬州画舫录》中记载,史可法的墓与祠建在古梅花岭前,墓为衣冠冢,祠在墓前,建于乾隆壬辰(1772),是翰林蒋士铨在北京琉璃厂旧书画中,购得史可法遗像一卷及手简二通,尚书彭元瑞取蒋士铨所藏遗像家书奏呈乾隆皇帝。《明史·史可法传》称:史阁部母梦文信国而生史阁部,乾隆皇帝亦谓"史可法即比之文天祥实无不可"(梁章钜《楹联三话·史阁部祠联》)遂下旨修墓建祠于梅花岭下,题曰"褒慰忠魂"(李斗《扬州画舫录·卷三·73则》)。清代赞颂史可法楹联甚多,如严问樵之"生有自来文信国,死而后已武乡侯"。真可谓天造地设壮语。楹联名家梁章钜对此在其《楹联三话》中曰:"同人多请予题楹柱。余因阅严问樵一联,为之阁笔。"邦贤公记的这幅楹联,目前尚没见诸于其他文献有所载,是作者的亲见亲记,本身有文献的价值,是时正值抗日战争时期,既激励世人,又为自勉,恭读此一则,也可见邦贤公的文学素养和人生志向。

第二则写伟人黄兴与徐宗汉相结合的"革命姻缘"。从黄兴指挥攻打广东督署失败受伤到徐宗汉女士救助护送,在香港医院自认家属签字,后来他们便成了夫妇,仅用了 274 个字便写出了"天作之合"的美满,同时也赞扬了事业为媒的志同道合。

第三则是用了 220 个字写他看到的一部《梁任公先生年谱》。是他从郑鹤声先生处借来的。他的感触有二:一是一代大师的学问是由博而精,所以愈到晚年的著作愈好。二是既复员完备,为什么还不把它印出来呢?此则可见其史家眼光。

美国物理学家惠勒说:"历史中含有一切。"在这部随笔中,我们看到作者视野广阔,超旷绵远,但在其一人一事、一名词一谚语中,缀录最多的,还是历史,尤其是那些近现代和当时的见闻。例如张四先生张謇创设大生纱厂和学校,上海租界之由来,司徒雷登的父母葬在杭州其母的墓志铭,同文馆的设立,太平军的阵法、军医、南王冯云山和健将陈玉成,戊戌六君子和洪宪六君子,孙中山的民生史观,苏州拙政园轶事,殷虚卜文,封疆大吏尹继善一月掌九印,状元孝子王十朋,乾隆评阎若璩,康熙六次南巡,孙星衍见和坤不屈节,清初状元傅以渐,清开国名臣范文程,钱谦益与周佛海,挽罗斯福,李光地主持学院,清代严禁邪教,弘一法师李叔同,博学鸿词,民国时江苏省考试选县长,马猴盗库银,齐燮元逼宫当汉奸,胡汉民与汪精卫不两立,轰炸日本军舰,帝制的复活与复辟,督抚失和,文字狱与方苞,清代爱民的知县孙蕙,抗日战争时的儿童保育院,等等。这些故事,上搜旧闻,吞吐古今,言必有据,口碑可信,以简洁的促膝碎语纾写文史势事。

究天人之际是中国史家的传统。《自勉斋随笔》有数则记载天文、气象、时令、地理等的随见，例如第 174 则记月蚀，第 66 则写中国的多种历法，第 149 则记重庆在春夏秋冬四季之外尚有"雾季"，第 60 则记述腊月雪，第 75、第 117 则记数九和"九九消寒图"；在地理方面，除了扬州、苏州、兴化、高邮、镇江、南京等人文名胜，还记写了重庆九开八闭的城门格局，又在第 4 则特地写"国防地理"的一则，继以论及空军、海军、陆军的建设，更以"中国非把台湾收回来"的志望。"九九消寒图"首见于明代刘侗《帝京景物略》所记："日冬至，画素梅一枝，为瓣八十有一，日染一瓣，瓣画而九九出，则春深矣，曰九九消寒图。"这是一种说法。另一种做法，是把九宫八风的格局再分成九九八十一格，逐日画上一格而成图。邦贤公在此则记述的是另一种气象记录方法：在纸上九个红圈为一堆，总共九堆，上面有两句，叫做"上点天阴下点晴，左风右雨雪中心"，就是把九个九的阴晴风雨雪的天气都用点的符号记下来，到了出九以后，便把它做一个统计，看那些雨雪多少。邦贤公指出："中国是一个农业国家，作为游戏，恐怕还是从农业中生出来的。"此般记述，丰富了"九九消寒图"的记载，当是中国古代气象学的创新之一。

李经纬老师在《中华中医昆仑·陈邦贤》中说，邦贤公在医学教育中多次呼吁："医学之医史知识，实为研究医学者必须之学问。"在此随笔中，有数则是与研究方法和医史相联系的。第 32 则"研究学术的经验"，写道：以我的浅见看来，约有 6 种程序：第一种是先搜集资料，第二种便是辨别资料的真伪，第三种是资料的选择，第四种是用分析和综合方法系统整理，第五种是研究它产生的背景和变动的主因，第六种便是从局部到全面地展开。第 36 则是从蔡元培先生的《石头记索隐》为例，探讨《石头记》三种考证方法：一品性相类者，二轶事有征者，三姓名相关者。傅斯年先生谓："史学的对象是史料。"邦贤公在平素生活和广博的阅读中，把诗词民谚、小说赏画、趣闻从话等视为活泼生动的史料，例如第 256 则他从洪亮吉《北江诗话》所记师道南之《鼠死行》中，考证了清乾隆年间赵州一带鼠疫大流行时的凶险悲惨景象，其情景描写和人道主义直追杜甫的《兵车行》。邦贤公把此诗写进 1919 年所著的《中国医学史》，他把全诗录入随笔（详见本书"三 医史钩沉"《人见死鼠如见虎》）。

三句话不离本行。医学和医学文化的数则当是随笔之零金碎玉。如第 82、第 289 则之白蛉子与黑热病、痞块病，第 104 则谈节育，第 111 则记沙眼的预防，第 129 则的蛇与蛇药，第 136 则的偏方害人，第 164 则的断肠草，第 230 则说肺痨，第 281 则曲里拐弯模范医生等都记载医人、医技和医事，也有多则记载医学随笔和科学小品。第 275 则"死"，中国文字中对于死的别称特别多，如有"卒""没""疾终""溘逝""逝世""辞世""厌世""去世""物故""物化""仙游""西归""弃养""捐馆舍""寿终""尽天年""弃堂帐""启手足""迁神""隐化"，等等。系见诸于史传、铭碑或《素问》《庄子》。更有见诸《礼》的，如天子死称做"崩"，诸侯死称做"薨"，大夫死称做"卒"，士死称做"不禄"，庶人才称做"死"。又有"就木"见诸《左传》。《左传》中还有："夭死曰札，小疫曰瘥，短折曰夭，未名曰昏。"如"亡""殇"等字都是形容死的。又道士死称做"别驾"或"遁化"的，和尚死称做"迁形""迁化"或"示灭"的，尼姑死称做"迁神"或"迁化"的。更有死于非命如"毙""决""结束生命"等词。邦贤公感叹曰："一个死字，闹得天翻覆。""死"字词的丰富，足可证中国古代生命科学的深邃及文化的博赡。第 64 则是从教育上论人体的四种素质，第 236 则简介微生物学家巴斯德轶事，第 297 则记《医政月刊》，第 305 则讲述变态心理，等等。科学普及的短篇了也很多，如第 46 则的殷墟卜文，第 148 则的巫术是科学前驱，第 194 则的活化石水杉，第 154 则的苏联科学院，等等。

对不良的风俗也不乏记述，如第 50 则的设局欺骗，第 102 则的小骗子骗了大骗子，第 151 则的行贿民谚，第 181、第 182 则的异婴和溺婴，第 126 则的赌吃油条，第 246 则的孝女割肝救父，第 128 则的行船上设诸局。贯穿着作者宣传科学、移风易俗的理念。

其中也有两则是涉及中医名家的事。第 19 则记耿鉴庭家六姑和八姑，在日本鬼子侵占扬州时，不受污辱吞服冰片自杀、志节慷慨的壮烈故事。第 323 则写名医沈仲圭侨居青木关时，信佛，喜放生，尝买龟放生，随笔称他"龟友人"。随笔中名人轶事甚多，如熊十力的国学（第 240 则），胡适先生的历史癖考据癖（第 195 则），研究词曲的巨子瞿庵有七个半弟子（第 205 则），袁世凯只怕宋教仁与蔡松坡（第 121 则），美国杜威到扬州讲演（第 124 则），康熙赐查初白多罗皮雨衣（第 161 则），李瑞清一餐吃螃蟹一百只（第 210 则），马相伯餐饮牛奶一杯，日吃鸽蛋一两枚，活一百零二岁（第 199 则），等等。另外，介绍、点评清代、民国时期绘画、书法、篆刻等艺术家及创作的品评，如最敬佩徐悲鸿所画的马，说徐所画的《田横八百人》中，"把自己的像也画在里边"，画与作者评者，真可谓妙造神逸，浑然一致（第 203 则）。

随笔中讲饮食营养、烹调方法及著各美食者甚多，有科学性、技艺性及文化遗产的记忆性。例如第 59 则的镇江大路羊肉，第 99 则的苏州陆稿荐酱肉，第 107 则东坡肉制作口诀，第 113 则冯玉祥命名的抗日煎饼，第 221 则长寿面宋代称汤饼，第 241 则陈果夫的天下第一菜和江苏各地知名特产，第 254 则四川红烧肉和第 273 则松江鲈鱼等，皆是在饮食的兴致中传达养生文化与国粹。

读过 60 年前的这部随笔，其观念与文笔比之今日，没有异代不同时之感，作者学术之渊懿，思想之超旷绵远，心地之仁慧智善，令人钦隽，翕然推服。荀子《劝学篇》言："不闻先生遗言，不知学问之大也。"读此随笔，也可循摸到一点先生新史学观和历史判断力的源由。作为医史和医史学的开拓者，其文化自觉和人品自铸的过程，就是这样一个"今日勉之，明日勉之，勉而至于不勉"的由自觉转化为自发的过程。这是一种境界。

最后，请让我援引耿鉴庭先生在《纪念陈邦贤先生诞辰一百周年》的赋诗，权为此次会议的恭呈祝嘏（见 1989 年 4 月 15 日《中国中医研究院院报》）：

> 光绪己丑春，诞生东海滨。
> 栖霞探理论，立雪获琳珉。
> 记纂渊如海，宏篇长等身。
> 名垂科学史，岂仅百年人。

［注］各则的数字排序均为笔者所列加。

鉴医资学，莫善于史

——读李经纬著《中医史》

《中医史》顾名思义，是讲述中医的史书，以仁术、明道、求真、经世而叙事传人，论从史出，既是一种向中医原始认知的逼近，也是一种文化的探寻，作者李经纬先生以世界的眼光，民族的意识，科学的角度和艺术思维等悉心营构，是被当作一个浑融有机的整体来把握的。作者从事医学史研究已有60余年，治中医史是研究课题之一，也可以说，他的很多成果和见解展示于这部书中。

中医是博大精深之学，历史是一门厚重的学科，丰富的史源资料，赖于精心的编排组织，才能成为有序的历史记忆。我辈学人有幸处之一是：见到了古代圣贤、医家们不曾见到的砭石、甲骨、敦煌文物、马王堆医书、武威汉简等新出的史料，与已见博物，新故相资为鲜活的实物史料，并口传史信、文字史料一起，成为《中医史》史源的基建砖石。多处文化遗址的发现，印证了神农尝百草传说的实在，之后，民族童年时代的"原始中医学"的眉目也略有显现。史源材料的合理使用，使《中医史》系统有据，这也为当代中国历史"走出疑古"提供了医药方面的质证。按心理学家皮亚杰的认知发生学所论"懂得了起源，就洞察了本质"的见解，作者对后世医学情状的论述中不乏联系。

遵传统史学遗规，以发展的历史观按年代和学术演进划分章节，是本书的特点，也是作者多年的思考。全书十一章，各章标有年代，每一章都是以学术特征为单元的历史时期，年序的划分与作者此前主编的《中国医学通史》一致，不过本书则有醒眉警目的章标题弥以概括，立言居要。章节的标题传达了作者对医史时代的理解。本书第九章记1368—1644年明代中医，标题是"中医学发展的革新倾向"。清代徐大椿在《医学源流论》中，论及明代薛立斋以下，"尤浮泛虚名""流弊日甚"。清代陈修园《医学三字经》中也言"明以后，须酌量"。然而范行准先生，在《中国医学史略》中，叙及明代医学有本草学的发展、免疫学的发明及发展和寒、温的分立。但是他将明代和1840年以前的清代医学统概为以屡守和飞跃为特征的"医学的屡守时期"。从此章16个专题的叙述看，称明代医学整体呈"革新倾向"当是契相合意。是练核事据与史识所由之。仅此一标题即可见对明代中医史的理解和判断上的超越。

医学史的高端使命在于揭示医学历史演化的一般法则和理论模式。诚如作者在全书绪言对中医史的定义："中医史是研究中国医学科学起源、进步、成长、发展的过程，总结历史经验和规律性的一门科学。"

从社会发展叙及医学的发展，把中医学从起源到现代，判为不断演进发展的科学，凸显了发展的历史观。《中医史》首于"中医药起源"，结于"20世纪中医学发展历程"。中医发生后，经巫医时代而筑基理论；从经典先圣烜起，经分科流派到全面推进；从争鸣融合，经存废贬损到崛然振兴。每个时代医学的进步，都与社会经济、科学、文化绵密从夥。《医学史》的作者意大利医史学家卡斯蒂廖尼也说："医学的进步和文明的进化之间的密切关系是很明显的。"这是医史学家们的共识。秦汉时代的大一统，在医学史上，是中医学术第一次整理提高。隋唐的盛世辉煌，推就为医药的集大成发展。宋代的经济文化繁荣，惠益了中医学全面大发展。金元时代是中国历史上又一次民族大融合的历史时期。作者把契丹族医学、回鹘族医学、吐蕃族医学（藏医学）、女贞族医学、党项族医学、回回医学、蒙古族医学等编入第八章"医学争鸣与少数民族医学融合"，不仅是本书大中医观的辉映，也是中医学国际交流和当时学术发展的契因。这也为金元时期的学术争鸣和明代中医学发展的革新倾向打下了铺垫。

医之门户分于金元以后，医学家、流派、思潮三者中，医学流派领导潮流；学术流派是学术思潮的主宰。本书从学术思潮的本质阐述学派，例如在第十章第二节"传染病学派林立与理论创新"中指出："温病的治疗对象，严格讲，与张仲景的'伤寒'并无多大差异，只是由于对传染病理论认识上的不同，从而导致治疗原则和用药等的差异，才有伤寒与温病之争论。"治疗原则和用药乃是两派差异的本质，也成为一种学术思潮。而思潮是学术自身运动的最高体现。本书主要就是依据思潮，把中医史划分为十一个历史时期为十一章的。曾见几种中国医学史书，把明清医学笼统合写为一章，本书则是以鲜明的标题分两章而立说。除循史迁依厚今薄古原则外，主要原因就是因于学术思潮的不同而呈现出发展趋势的不同。明代的医学，以本草学的发展，人痘接种的创造，《瘟疫论》中传染病理论的革新，外科技术的革新成就，以及针灸学的发展，医案学的完备等，被概之为革新倾向。而清代医学，在故步自封、因循守旧的社会思潮中，大兴烦琐考据，盛行尊经复古的文化背景下，一些医学家尊经法古，对《伤寒论》有"错简派"与"旧论派"之争；喻嘉言、徐大椿、陈修园等著作的复古保守思想影响很大。太医院从清初的13科，在嘉庆二年为9科，道光二年取消针灸科，到同治五年仅剩下5科，外科的发展趋于保守，等等。致使有清一代，中医学总体呈阻力大、趋保守的特征。《中医史》一书，对明清两代医学的这一概括，器识得要，昭示了一个医史学家目光之明敏。

历史是人类社会的昨天和前天。本书殿后的第十一章"20世纪中医学发展历程"，是对中医昨天的叙述。作者以前后50年为幽冥之分野。前50年窘迫于存废，后50年受到重视振兴。本章对汇通学派做了精辟的评估。"毛泽东关注中医中药"专列为第四节。本章也讨论了中医发展融入西医学理问题和中西医结合模式问题。全书十一章共同出示了连续的、发展的、变化的历史画面和多元一体的中医格局。

着眼于实践探讨中医药发展的学术思想史。这是本书在叙写张仲景、温病学派、外科学的发展等内容所展示的学术发展规律。南齐褚澄在《褚氏遗书·辨书》中称道："博涉知病，多诊识脉，屡用达药。"汉末多次大疫甫出了医圣张仲景及《伤寒杂病论》，明末清初的大疫，崛起了温病学派，频乃的战争为外科手术学的发展提供了实践的平台和机会。本书在叙及两晋南北朝医学《刘涓子鬼遗方》时就指出，该书"实际上是刘宋武帝时，随军外科医师龚庆宣的治疗战伤和疮痈疽经验的理论总结，当然也不能排除他是在前人经验和论著的基础上完成的"。实践解读了序中的神话。在这部《中医史》上，盛世的朝代，设立医学机构，兴办学校，修治典籍。而在瘟疫流行、战乱多发的时期，同样涌现出诸多名医和学派。此外，本书还提示我们，宋代和元代，朝廷对医药的重视，也是发展的重要原因之一。

在医学史上，多存对名医名著历史年代的疑判和争执。对此，《中医史》作者或多端考索，或运以别识心裁。《黄帝内经太素》作者杨上善，有北宋林亿等判杨上善为隋人，是纂者；至清末，又有杨守敬等人，考证杨上善为唐代人，是分类的首注；又有认为是对战国时韩诸公子《黄帝泰素》的增卷补注，注该书的时间是在唐代。李经纬教授指杨上善生卒年为：约575—670年，隋大业间（605—618），曾任太医侍御。他将《素问》《灵枢》的内容重新分类编次，还加以注解，是分类研究《内经》的第一次。此判断深合历史理性。清代章学诚在支持宋代郑樵提出"学贵博通"的"通史说"时指出："运以别识心裁，盖承通史家风，而自为经纬，成一家之言者也。"巧妙得很，李经纬教授正是以经纬二字为名字，正契"自为经纬"者也。关于唐代医家孙思邈的生卒年，历代说法最多，从102岁至148岁，其中又有多种说法多家考证。李经纬教授以积年文献之功和多次野外调查，指认是581—682年，活102岁。李经纬教授一生都致力于孙思邈的研究，他对其生卒年的判定早已经为史学界所公认，成为定谳，这也是他的治学成果之一。

良史宜功夫。作为一门学问，科学史处在科学与人文的交汇点上。作者自幼以文史为童子功，以后学习西医从事外科，西医学习中医以后专工医学史，多年的铢积寸累，树立了广义的史料观，正史、会典、文集、野史、笔记、小说、诗词、日记、民歌乃至笑话等，均有援用为史料的价值。在本书"绪言"中，对于医师的称谓就列举出医工、太医、大医、御医、侍医、医生、先生、儒医、世医、郎中、大夫、衙推、铃医、走方医、坐堂医、明医、名医、时医、福医、庸医20种称谓，很多是寻绎于史书、医书之外而有获者。在唐代医学和宋代医学的两章中，分别把法医学的《疑狱集》和《洗冤集录》以专题专节叙述，在联系当时法律解说医学原理（例如张举烧猪）的同时，作者指出法医学当时世界领先。作者在宋代医学章中，以《欧希范五脏图》与《存真图》为内容，介绍解剖新知。趣旨在于提示解剖学属于中医学理论体系的一个分支，它在《内经》以后仍不断进步并为医学家所关注，它不仅是《内经》藏象的原型，还与内外科及针灸关系密切，以至很多著作都引载这两书中的解剖图。这一节的介绍大有必要。本书对各历史时期的外科技术和医事的叙述，尤为深湛生动，在写两晋南北朝时期的唇裂修补术时，依据《唐诗纪事》卷36"方千"条的记载，以诗证史，合情质洽。美国医史学家霍华德·马凯尔说："医学史就是传递经验的科学。"其中当然不乏故事。本书向读者讲述了很多生动而有说服力的故事。在"绪言"中，讲了宋仁宗进士沈常言及儒医的故事，其中勾划了儒而为医的转变过程和趋势。清代两个温热大师叶天士和薛雪，关于"踏雪"和"扫叶"的故事，在《浪迹丛谈》《金台纪闻》等笔记小说中，流传为不同的版本，当代秦伯未先生也用此素材写过医话。但最为逼真形象又展示大师性格的，还是本书引用易宗夔《新世说》的一则：说苏州薛叶二大师齐名而相忌，凡曾请对方诊治过的病患一律不应治。二人成见益深，一次，天士闻知病家就医薛雪而得愈，他十分愤慨，提笔大书榜于其堂曰"踏扫雪"，又名诊室为"踏雪山房"。薛雪闻讯笑之曰："人谓天士不通，今果然矣，彼云扫雪，与我何干？纵其大扫可也。"因此，他也大书二字榜其堂，曰"扫叶"，又名自己的诊室为"扫叶山庄"。其趣如此。该书还记载二人常常斗智，凡对方谓不治者千方百计予以治好，以显示自己技高一筹。有人考据，晚年因薛得人告叶母病，叶用石膏难以下决心，薛便亲往叶家，助叶为其母用石膏治得愈。叶薛二人两相交善。娴熟地运用故事传递医学经验信息，令人在趣味中领略医学及医学史。如同老杜"晚节重于诗律细"一样，李经纬教授撰写本书的语言越发流畅平实，形象生动，尽除烦琐，工而顺达，达到了严肃认真的学风与生动活泼的文风的统一。

以图资史是史书的传统、史学的文脉，图书并称，医史的画卷自然是展示其医学的历史。实物图像及插画不仅能显示文字无法表述的医学史，而且从画面还可以衍生出很多重要的论述。郑振铎先生1932年在《插图本中国文学史·例言》中就曾说道："在那些可靠的来源的插图里，意外的可以使我们得见各时代真实的社会生活的情态。"作者为本书选编的图画，在其资料性、实据性之外，更潜蕴着学术性、哲理性。本书第88页有陆机的《平复帖》，其收藏故事广为人知，而作者选入本书是因为"《平复帖》记述了晋时彦先患劳瘵，似今日肺结核，对疾病史研究很有参考价值"。第238页赵孟頫手书《中藏经》，作者注："所书《中藏经》为中医学重要典籍之一。"不仅如此，赵孟頫也是有很好医学素养的学人。很多画页饶有掌故，例如画页22的明代宫廷画师彩绘《补遗雷公炮制便览》图的全书有曲折动人的收藏经历；画页23的李时珍画像，是画家蒋兆和先生，应邀为莫斯科大学落成所画之世界名人之一。有者图文互补，更有者以图自明，令人在读史的雅赏中享受艺术。

如果要道出本书有何不足之处，我感觉学术上的五运六气内容在本书阙如，虽然历代以来有所争论，但在理论上，在医学史上不能不叙及，它涉及病机、气化等理论，又与金元四家，温病学派的崛起等都有一定联系，特别是在宋代，已经成为一种学术思潮。我以此建议，本书再版时应予补充之。

本书的最大特点是用中医的理念中医的框架来阐述中医史的。大异于有些史家以西医的概念西医的框架阐述中医史。这部《中医史》以其历史的智慧，既讲述了以往，也昭示了未来。

〔2011 年 7 月 19 日于中国中医科学院〕

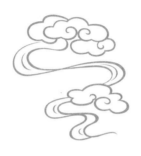

二

医史钩沉

古代中医药的志徽

——阴阳鱼

在古代，东西方的医药界有不同的志徽。中医药用阴阳鱼，欧洲一些国家则是用蟠曲灵蛇的神杖为帜。

阴阳鱼，学名太极图，图案是黑白回互、中间以 S 曲线分割，两侧宛如两条颠倒的小鱼。在中国文化史上，太极图有五层太极图和阴阳鱼太极图两个系列。五层太极图最早见于北宋周敦颐的《太极图说》，阴阳鱼太极图的历史就更为久远。最近在湖北省遂州市擂鼓墩发现了一块刻有太极图样的石器，经鉴定是太极图的原始

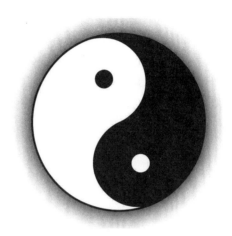

雏形，是距现在 5000 多年以前神农时代的遗物，此图现保存在遂州市文物管理处。太极图是古代哲学家、道家、丹家等为解说阴阳理论的模式图。在东汉魏伯阳所著《周易参同契》一书中，就有《水火医廊图》《地承天气图》《月受日光图》《一升一降图》《阴阳交映图》等诸图，这些图在流传中不断精炼抽象，最后升华为有高度概括性的阴阳鱼太极图。它是古人概括阴阳易理和认识世界的宇宙模型。太极图最外层圆圈为太极或无极，示意宇宙万物乃由元气化生并不断运动循环；圆内白鱼在左、头向上为阳；黑鱼在右、头在下为阴；阴阳鱼中又有小圈为鱼眼，展示阳中有阴、阴中有阳、左升右降；阴阳二鱼又以"S"形曲线为隔，寓示在负阴抱阳中。阴阳的平衡不是一刀切成的两半圆式的对称，也非天平式的平衡，而是变化的、此消彼长的阴阳均衡。阴阳鱼太极图是阴阳学说理论的平面模式图，是中华民族智慧的表达。此图在南宋时期即已定型，流传到现在有东西太极图（阴阳鱼左右并峙）与南北太极图（阴阳鱼分居上下）两个模式，以东西太极图为多见。古代道家、丹家、医家乃至儒家都以太极图为志徽，因而镌刻在道观、丹服、经学图书和宋代以后孔庙的殿梁上。1937年，对量子理论的解释早已精细周到的丹麦物理学家玻尔访问中国时，太

极图对峙两极的概念使他深感震惊，他认识到他的互补性原理的渊源与中国哲学思想间的平行联系，从此以后他对中国传统文化一直保持着浓厚的兴趣。当玻尔获得诺贝尔物理学奖后被封为爵士需要设制族徽时，他就选中了中国的太极图来表示对立互补关系，在图形上还亲笔签写了铭文。玻尔认为，在古代东方智慧与现代西方科学之间有着深刻的共识和应见。太极图又一次受到科学界的注目。

中医药学以阴阳五行学说为理论基础，自然也就用了太极图为志徽，但在医药行业中多称之为阴阳鱼。在医药书籍上常印有太极图，而在中药铺门两侧的招幌上，则是在一串膏药、丸药或磬下面挂条鱼，既以鱼谐音愈（治愈），又左右两鱼合而为一太极。但鱼是不闭眼睛的，这又寓意医生和药商，要像鱼一样，昼夜不闭眼睛，随时行医投药以服务于病人。把阴阳鱼和医德观念联系起来作为医药的志徽，就更富有象征性了。

〔中国中医药报，2003-08-11〕

神农尝百草

以神农为本草之宗的神话已经流传了几千年，近年来随着考古发掘的深入，发现一些早期古代文献的记载并非仅仅是旨在尊圣尚古，而是以历史真实性为依据的。神农和药的关系最早见于《淮南子·修务训》："神农乃始教民，尝百草之滋味，当时一日而遇七十毒，由此医方兴焉。"说尝百草，有了药而医学勃兴。后又见于《史记补·三皇本纪》"神农氏以赭鞭鞭草木，始尝百草，始有医药"，既尊神农为三皇之一，又是医药的创始人。《世本》也说："神农和药济人。"可见神农不只是尝百草认药，还有遣药之能。宋代刘恕又把以上诸论综合起来，他在《通鉴外纪》中说："民有疾病，未知药石，炎帝始味草木之滋，尝一日而遇七十毒，神而化之，遂作方书，以疗民疾，而医道立矣。"近年考古尚没有发现方书，但确认了尝百草的历史年代和活动区域，说明古人以神农尝百草之说溯本崇源言大道的立意正确不谬。

现代考古认定，距今5000年至1万年前，是我国新石器时代的早、中期，即传说中的神农时代，距今五六千年是新石器时代晚期向青铜时代过渡的时期，即传说中的黄帝时代。神农、黄帝既是氏族领袖，又是氏族和部落的称号，分别代表着两个时代。神农氏族，姜姓，又称炎帝，《大戴礼记·五帝德篇》又称赤帝，原是西戎族的一支，以牛为图腾。最早居住在大西北的新疆维吾尔自治区和甘肃、青海、陕西等省，炎帝族先于黄帝族自西北进入华北、中原等地区，后来又逐渐向南方转移至湖湘。炎帝族在进入中部地区时，与最早进入中部地区的南方"蛮族"的9个部落联盟的九黎族发生冲突：蚩尤是九黎族的首领，兄弟81人，即81个氏族的酋长，炎帝族被迫逃避到涿鹿，后来炎帝族与姬姓、号轩辕氏又号有熊氏的黄帝族联合，在涿鹿大械斗，攻杀蚩尤。继后炎黄两族在阪泉发生了三次大冲突，黄帝族统帅以熊罴、貔貅、躯虎的各族打败了炎帝族，之后炎帝族逐渐在中部定居下来，延续了炎帝的文化。

神农氏族时代，以农业为主，畜牧业也是重要的部门，并有制陶、纺织等手工业，已经用弓箭，有货物交换。在陕西半坡遗址出土有石斧和骨锄，有一陶罐粟在居室内发现，另一陶钵粟是作为殉葬物放在墓葬里。在湘南，8000年前左右的澧县八十垱遗址，发现稻谷和大米两万多粒，是全世界史前稻谷物发现最多的地方；还有木耒、木铲和骨铲等农具，以及木杵等加工工具，与《周易·系辞》"神农氏作，斲（zhuó）木为耜，揉木为耒，耒耨之利，以教天下"的记载完全相合。成书于战国中期的《尸子》说"神农氏七十世有天下"，《续三皇本纪》记载炎帝称帝"五百三十年"。近年史家据澧县八十垱遗址发掘出的一些台基式建筑，认为该处曾是 6500 年前神农氏族的中心所在。第一代神农当是从这里出发南巡为民治病，因误尝断肠草而崩葬于长沙茶乡之尾，这也与神农氏尝百草而遇毒的传说相合。神农氏族因缔造农耕文明而被拥载为中心氏族，其子孙从此繁衍于四方。最后一代炎帝榆罔部落，因败于阪泉之战，叶落归根于先祖的寝陵附近。

据以上考古资料，足以说明中药起源于先民的农业文明时代，尝百草遇毒，果然实有其事，故《墨子·贵义》说"譬若药然草之本"，后世以此称中药学著作为"本草"。汉代把药学名著冠名《神农本草经》，既是"言大道"（《尚书·孔安国序》），又是对先人发现药物的尊崇。

〔中国中医药报，2003-08-18〕

关注儿童骨健康

中医学对儿童骨健康尤为重视，三国时华佗的弟子卫汛所著我国首部中医儿科著作就以骨健康为儿科标志，该书称为《颅囟经》。中医已经注意到儿童发育迅速的特点是："生机蓬勃，发育迅速，脏腑娇嫩，形气未充。"晋代王叔和用"变蒸"二字来概括婴幼儿发育时间节奏的特征。说小儿出生以后 32 日为一变，64 日为一蒸，变者上气，蒸者体热而发育。中医以 1 岁内为婴儿，1~3 岁为幼儿，3~7 岁为儿童，认为凡婴幼儿童骨的发育至为重要。

中医对骨的发育最关切的为肾脾二脏，即肾主先天和骨之生长，脾主生机和运化，以此有钱乙和万密斋等人的主骨说和李东垣、薛己的脾胃说。在宋代儿科著作《幼儿新书·联珠论》中就提到骨骼发育的五软理论。明代万密斋，对维护儿童骨健康，在《育婴秘诀》一书中，提出了育婴四法，即"一曰育养以培其元，二曰胎养以保其真，三曰蓐养以防其变，四曰鞠养以慎其疾"。对儿童先天骨发育不良还提出了治方，如在《幼科发挥》中论述道："有因胎禀不足者，如解颅五软之类是也，宜地黄丸主之。"现以中医对佝偻病的认识与治疗举例说明之。

在中国古代文献中，很早就对佝偻病有深刻的记述。"佝偻"一词，见于《庄子·达生》："仲尼适楚，出于林中，见痀偻者承蜩，犹掇之也。"此痀偻即佝偻，《诗经》中将佝偻病的症状称之为"遽篨"与"戚施"，如《诗经·邶风·新台》云："燕婉之求，得之戚施。""燕婉之求，遽篨不鲜。""戚施"是驼背，"遽篨"是鸡胸。古代又以鸠为鸟之总名，后又称此病状为鸠胸，此后又在流传中称为鸡胸。在宋以后的一些医著中，如钱乙《小儿药证直诀》、元代曾世荣《活幼心书》、明代万全《片玉心书》等，又称鸠胸为龟胸。

佝偻病除脊柱、胸骨畸形外，还有上下肢及头颅变形。手之畸形成"拮据""手搂""手镯"，如《诗经·豳风·鸱鸮》记载"予手拮据"，其人因"拮据"而幸免兵役。X 型腿古称"交""絜"。《山海经·海外南经》称"交"，言交胫国"其为人交胫"，郭璞注"交"："言脚胫曲戾相交。"在《淮南子·坠形训》有"交股民"。

隋代以后，医家们从生长发育迟缓角度为佝偻病命名，如巢元方《诸病源候论》中言有"齿不生候""数岁不能行候""头发不生候""四五岁不能语候"等。至宋代，始把这些症状联系在一起，认识到这是一个病的诸方面表现。钱乙在《小儿药证直诀》中称之为"五迟"："长大不行，行则脚软；齿久不生，生则不固；发久不生，生则不黑。"明代医家鲁伯嗣在所著《婴童百问·二十六问》解释"五软"的称谓："五软者，头软、项软、手软、脚软、肌肉软是也。"此后医籍多以五迟五软论治此病。

中医在先秦时代就已经认识到佝偻病与少晒太阳有关，《吕氏春秋·本生篇》说："室大则多阴，台高则多阳，多阴则蹙，多阳则痿。"但《吕氏春秋·季春篇》又责之水土，言："重水多肿与蹙人，苦水多尪与伛人。"对于发病机制，历代医家因观察角度不同而各有侧重。宋代儿科学家钱乙认为本病主要先天不足，重在肾虚，以肾阴虚为著。元代朱丹溪则认为主要是肝肾不足所致筋骨痿软。明代医学家薛铠则归之脾肾。他在《保婴撮要》中对五软的发病机制做了不同的分析，主要责之脾肾，认为脾脏不足，则气血化生无源，后天之本不足，五脏皆失所养而致病。又肾生髓主骨，齿为骨之余，髓之所养，发为血之余，肾之苗，肾气通于督脉，若肾气不足，则髓不充骨，骨髓发育生长迟缓，出现颅骨软化（乒乓头），前囟宽大，闭合延迟。精髓亏损，督脉虚而脊柱软，日久脊柱弯曲，凸如龟背。髓不充于齿则齿久不生。肾气虚则发不生，或虽生稀疏而不黑。脾肾之虚，又影响其他脏腑及营卫之气，营卫失调、肺气不固，则多汗易感冒；脾虚可致肝旺，小儿烦躁不安，惊啼夜寐不实；涉及肝血，则血不养筋，站立行久力乏，甚则抽搐。

对于骨代谢病，中医素以望诊和切诊为主要手段，隋代巢元方在《诸病源候论·小儿杂病诸候》中提出了独特的囟门诊法，包括解颅、囟不合、囟填和囟陷等。其中解颅指"囟应合而不合，头缝开解是也"，囟不合是"囟大，开而不合"，都与佝偻病有关，并伴有"胫蹇""足交""三岁不能行"等。

古代医学家们对佝偻病的证候及对病因和发病机制的认识，提出了各有见地的治疗思路，并创制了许多有效名方。例如，宋代儿科学家钱乙重视肾虚，遂用六味地黄丸加减治疗。元代朱丹溪因强调肝肾不足，以滋补肝肾用虎潜丸加减治疗。清代陈复正针对患儿神疲乏力、肌肉虚软、纳呆少食、盗汗自汗、易感冒、夜啼惊闹等表现，认为病属脾肺气虚，在《幼幼集成》一书中，提出了以健脾补肺的人参五味子汤（人参、白术、茯苓、五味子、麦冬、炙甘草、生姜、大枣）为治。吴谦在《医宗金鉴》中，据患儿发稀枕秃，夜惊抽搐、囟门闭迟，出牙迟晚等表现，责之本病为脾虚肝旺，用健脾平肝的益脾镇惊散（人参、白术、茯苓、朱砂、钩藤、灯心草、炙甘草）治疗。程国彭据囟门不闭，鸡胸漏斗胸，肋骨串珠，龟背，下肢弯曲等症状体征，以脾肾亏损为病机，创制了补脾益肾的补天大造丸。上述诸方辨证论治而用，均可收到疗效。

佝偻病的关键在于维生素 D 的缺乏而导致钙磷代谢障碍，按中医学理论，营养物质的消化吸收为脾胃所主，而骨骼、牙齿、头发等的发育和功能则为肾所主，此二者为本病之关键，其他如惊啼、抽搐、多汗、气虚等皆由脾肾之病涉及肝、肺所致。以此把握了脾肾即可执病机之牛耳。

当代中医继承了古代对佝偻病的病因病机理论和治疗实践，同时吸收了现代医学关于维生素 D 缺乏和钙磷代谢障碍的理论及诊断方法，并统一使用佝偻病的病名，使辨证论治治疗本病运用更为精到，又通过实验研究和剂型改革，把传统中药的治方发展为新药。在诸多新药中，龙牡壮骨颗粒以其配方原理和剂型展示了中医药学的优越。

中医之方剂又具有整合治疗程序的功能，龙牡壮骨方剂由健脾和胃与补肾壮骨两大要素组成，健脾和胃的框架是参苓白术散，补肾壮骨的框架是龙骨牡蛎散加减，组方药物主要是龙骨、牡蛎、龟甲、黄芪、党参、茯苓、白术、鸡内金、山药、五味子等。从现代医学而论，此方既提高了吸收钙磷的能力，又提供了钙的原料，相当于维生素 D 加含钙的物质和功能，而本方之原料龙骨、牡蛎、龟甲等乃是来自生物原料之有机钙，易于吸收，又能提高骨的韧性和强度，使骨骼富于弹性。此方既补先天又养后天，治本又治标，可作治疗又能用于预防。此方对人体钙的吸收有自稳调节作用，其新型制剂龙牡壮骨颗粒使用方便价廉优质，仅此一方，足以展现中医药学治疗佝偻病的特色与中西医结合的优越。

至道在微，肺官形耳

——右肺切除 25 年后右耳垂萎缩 1 例分析

明代文学后七子的领军人物李攀龙说过："内之症或不及其外，外之症则必根于其内也。"此语被陈实功《外科正宗》的序言所引用。"视其外应，以知内脏"是中医诊法理论依据之一。笔者见一例右肺切除后右耳垂萎缩的病人，颇有启悟。

1988 年 5 月，我在北京针灸骨伤学院举办针灸手法学习班，学员杜健君主治医师等人荐引一位来京治病的山东病人。病人张鸣珊，59 岁，系山东聊城市地委机关门诊部外科医师。该人 1952 年毕业于平原医专。1962 年患肺癌在协和医院住院治疗，10 月 11 日由黄家驷主刀做右肺全切及心包部分切除。术后上腔静脉粘连，肺门淋巴转移，后用钴 60 照射 45 日，噻替派治疗 2 个疗程（40 支）。1970 年再用环磷酰胺化疗，1980 年曾发生心源性心力衰竭。抗急性心力衰竭后用地高辛、氢氯噻嗪等药维持。其后曾患过肺炎、伴发浮肿，近一年因患颈椎病而于此次来京求治。见病人精神状态甚佳，当时没给病人做物理检查，只给病人拍左耳（图 1）及右耳（图 2）照片。

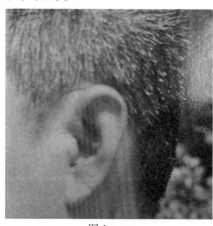
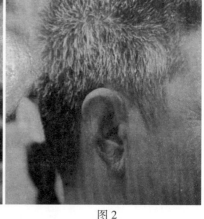

图 1　　　　　　　　　　　　　　　　图 2

中医望诊观察，病人突出的特征是右肺切除 25 年后右耳垂萎缩。中医学关于脏腑与体表相关之论，可能就是这类经验的总结。当然在归纳或概括理论的时候，对于格局对应关系，不免有程式化思维和先验性。对照古医籍，还可以进一步探索耳穴理论形成的理路。中医对耳与五脏关系甚为重视，虽论说不一，但总的说是由简单而逐渐复杂和系统化。最早有记载是马王堆出土古医书《阴阳十一脉灸经》，记载有与上肢、眼、颊、咽喉相联系的"耳脉"。《灵枢·脉度》言"耳者，肾之官也。"此论的来源与《易经》有关，因肾为坎卦，耳形状内陷状如坎卦。但《素问·金匮真言论》记述心"开窍于耳"，《素问·脏气法时论》又有肝与耳关系的描述。只有《难经·四十难》说："肺主声，故令耳闻声。"这是功能上的论述。古代医家虽以耳穴为诊治要穴，但对耳的观察不如相术师们描述得细微。清代医家张振钧绘制了世界上第一幅耳背分属五脏的耳穴图，该图刊在1888 年他编纂的《厘正按摩要术》一书中，1956 年法国诺吉尔博士（P. Nogier）提出了形如胚胎的倒置胎儿耳穴分布假说，是图列 44 穴，虽然其科学性有待通过实验研究证实，但对现代中医学已有所启发。目前，中医学已构建起一套系统的耳穴诊治理论。耳垂和肺在解剖学上有相关的事例，虽然有待更多的例数验证，以及具体机制有待深入探索，但本例所提供的医学现象提示我们要进一步通过耳来探索生命的奥秘。

〔中国中医基础医学杂志，1998（2）〕

河图与洛书

　　河图与洛书是中华文化中易学关于八卦来源的传说。《周易·系辞上》："河出图，洛出书，圣人则之。"河图最早见于文字记载的是《尚书·顾命》："大玉、夷玉、天球、河图，在东序。"《论语·子罕》说："凤鸟不至，河不出图。"《汉书·五行志》言及河图与伏羲氏有关："伏羲氏继天而王，受河图则而画之。"洛书最早与河图同见于《管子·小匡篇》："昔人之言受命者，龙龟假，河出图，雒出书，地出乘黄。今三祥未有见者。"河图即黄河之图，洛书即洛水之书。从《论语》到《管子》，均把河图、洛书视作天降之祥瑞，指示帝王受命。汉代起又将它们与八卦和五行联系起来。如孔安国《尚书孔氏传》曰："伏羲氏王天下，龙马出河，遂则其文，以画八卦，谓之河图。""天与禹，洛出书，神龟伏文而出，列于背，有数至于九，禹遂因而第之，以成九类。"

　　河图的图式如西汉扬雄在《太玄·玄数》所说："一六为水，为北方，为冬日；二七为火，为南方，为夏日；三八为木，为东方，为春日；四九为金，为西方，为秋日；五五为土，为中央，为四维日。"因其计数表达从一至十，又称"十数图"。

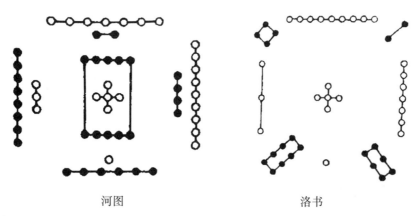

河图　　　　　　　　　　　　　洛书

　　洛书的图式如《黄帝九宫经》所说："戴九履一，左三右七，二四为肩，六八为足，五居中宫，总御得失。"因其计数表达一至九，又称"九数图"。

　　汉代始立经学，《周易》称《易经》并尊为五经之首，由是而易学大兴，易学家们开始把河图洛书与八卦联系起来。

西汉扬雄在《核灵赋》中将河图洛书与《周易》联系起来，说："大易之始，河序龙马，洛贡龟书。"对河图洛书的图式和数字的解说是在宋代的图书学派中始有明确的说法，也有所分歧。陈抟和邵雍的先天图学派，以十数图为河图，以九数图为洛书。而刘牧的河洛学派，则以十数图为洛书，九数图为河图。在中国文化的传述中，除河图洛书为帝王符命及为八卦之源的说法之外，还有河图是刻有文字的玉器的宝器说，河图洛书是上古时代载山川洲界的地图说等。

河图洛书和象数易学，和阴阳五行等医学理论都有密切联系。易学分象数、义理两大门派。象数易学以象及数而论及时空及自然之道。《后汉书·律历志》道："古人之论数也，曰物生而后有象，象而后有滋，滋而后有数。然则天地之初形，则算术之事生矣。"中医学在观察人体后，引进了象的观念以后，建立了藏象经络等理论。并认为通过象的阐发，可引发理、道等规律性的认识，以此要"法于阴阳，和于术数"。《管子·形势解》说："言词动作，皆中术数。"古代术数之学皆源于河图洛书。宋代邵雍说河图洛书是数的本体："圆者星也，历纪之数；方者土也，画州并地之法其仿于此乎。盖圆者河图之数，方者洛书之文。"说河图圆形，洛书方形。

河图的十数相加，合计五十五，称为天地数。《周易·系辞上》说："天一、地二、天三、地四、天五、地六、天七、地八、天九、地十。天数五，地数五，五位相得，而各有合，天数二十有五，地数三十，凡天地之数五十有五，此所以变化而行鬼神也。"此数之奇数为阳，偶数为阴，五个奇数之和为二十五是天数；五个偶数之和三十为地数，总和为五十五称天地之数。其中的一、二、三、四、五，分别表示五行中水、火、木、金、土的生数；六、七、八、九、十，是为五行水、火、木、金、土的成数。河图的天地之数，又以五十为"大衍数"。大衍数的"大"指大禹，"衍"即行水。即言大禹运用这一数理作治水的测量计算。《周髀算经》说："禹治洪水，始广用勾股弦，故称其数为大衍数。"《周易·系辞上》说："大衍数五十，其用四十九。"此五十，是勾（测量的地下标尺）三，股（测量之竿长）四，弦（勾股之斜面）五，三者的平方和为五十（33+42+52＝50）。在筮（shì）占地时用五十根蓍草合大衍数，抽去一根后为四十九是其用，此种筮法称"大衍筮法"。生成数是以阴阳合五行，大衍数以天地合五方，用五基数定五方之位，故以河图的天地生成之数五十五，只用大衍数五十。《内经》理论中的五十营之气，即是合大衍数者。

九数图之洛书，其时序和方位全合后天八卦（又称文王八卦），如《灵枢·九宫八风》所示：东南为巽卦，主立夏，其数为四；南方为离卦，主夏至，其数为九；西南为坤卦，主立秋，其数为二；东方为震卦，主春分，其数为三；中央数五；西方为兑卦，主秋分，其数为七；东北为艮卦，主立春，其数八；北方为坎卦，主冬至，其数一；西北为乾卦，主立冬，其数六。此数图为九格方阵，其纵、横、斜的加合皆为十五。宋代数学家杨辉对此方阵的研究有很多的创发。1977年阜阳西汉汝阴侯墓，出土了太乙九宫占盘，其卦序与《周易·说卦传》"帝出乎震，齐乎巽，相见乎离，致役乎刊，说乎兑，战乎乾，劳乎坎，成言乎艮"完全一致，验证了洛书和八卦的关系。在中医藏象学中，最早是以八卦应人身之脏腑：以巽应胃，离应心，坤应脾，震应肝，兑应肺，艮应大肠，坎应肾，乾应小肠。《灵枢·九宫八风》除每宫主四十五日，以过官之八风预测疾病外，还用于堪舆，选择"谨侯藏风而避之"的宅居，以防患虚邪贼风之侵淫。之外，也发为养生理论之造因。

〔中国中医药报，2010-11-10〕

三折肱成良医

折断手臂称折肱。三折肱之语见西汉刘向《说苑·杂言篇》："三折肱而成良医。"此语又来自《左传·定公十三年》："三折肱，知为良医。"意思是说多次折断手臂，就能懂得医治折臂的方法。后人以此比喻对某事情阅历多，则富有经验，自能造诣精深。不仅把医治骨伤的良技称为"折肱术"，也把折肱推用为经验能力之丰富，如宋代张侃《拙轩集·岁时书事诗》言："年来三折肱，逢人漫称好。"与此意相近的有屈原所著《楚辞·九章·惜诵》之"九折臂"："九折臂而成医兮，吾至今而知其信然。"折肱之语最早之使用远较《左传》为早，在《周易·丰·爻辞》谓："九三：丰其沛，日中见沫，折其右肱，无咎。"这是一爻星占的条目，在发生日蚀时，天空有如夜幕降临（王弼注："沛，幡幔，所以御盛光也。"）以致北斗星后面称为"沫"的小星也能看见了，在此怪象中，发生了折断右臂的倒霉事。此时进行筮（shí）占，但筮占的结果却是"无咎"。为何能把日蚀之丰卦的九三断成"折其右肱"，这与丰卦的卦象有关。丰卦为下离上震。其九四、九三、六二构成经卦的艮卦，按《说卦传》"近取诸身"的说法，"艮为手"；如以丰卦的六五、六四、九三则组成经卦的兑卦，《说卦传》说："兑为毁折，为附决。"又兑主西方，主右。此九三爻兼艮兑两卦，合之为折右肱之象。此义尚秉和先生在《周易尚氏学》中解释道："艮为肱，三应在上，上艮覆，故折其右肱，兑为右为折也。"此九三之折肱，《左传》言"三折肱"，《楚辞》言"九折臂"。在《周易》丰卦九三爻辞的流传中，占星而断的典源渐失其意，而将三和九喻为"多次"，又转成为"三折肱，知为良医"和"九折臂而成医兮"，此语之流传，反失却"折其右肱"的原意了。

五运六气：中国古代的灾害预测学

　　五运六气是中国古代的灾害预测之学。其预测原理是以天之五运与地之六气相结合，推测气候变化规律，及其气候变化对自然界的动植物生长发育、水旱风蝗螟灾害、人体疾病的影响，以及瘟疫等祥灾变异情况等。因其系统的理论首见于唐代医学理论家王冰在次注《素问》时所补入的"七篇大论"，故在后世主要在医学界中传播，遂被视为疾病预测的专著，但该著作的原著旨义由此而被局限，同时也引起对疾病预测价值历代以来的不休争论。

　　五运六气理论有三个来源：其一是天人合一的天文气象与人体健康资料的长期积累；其二是易经体系的理论；其三是古代天干地支、阴阳五行等构成的术数之学。五运六气理论的三个组成部分是：所创建的运气及病机等理论、推演格局和三阴三阳的疾病模式及其治法治则。远古先民，生产力低下，对水、旱、风以及疾病瘟疫最为恐惧，故而重视其预测。便形成了五运六气的灾害预测之学。灾害预测问题乃是世界性的科研难题。目前，预测灾害的方法主要有两种，一种是推理法，根据灾害的成因和对社会的影响，提出一定的理论模型表示灾害，之后由数值计算结果来推演灾害的发生。另一种是归纳法，即从有限数量的灾害实例中，归纳出一些经验性的规律，用于预测未来的灾害。五运六气的预测方法实质上是把五运预测和六气预测两种预测法综合分析评价而进行预测。其总的推演格局概括起来分如下五步：

　　第一步，观星象定值年干支。

　　第二步，推五运之大运、主运、客运。

　　第三步，推六气的主气、客气及主客关系的客主加临。

　　第四步，推五运六气相互关系的"五六相合"。

　　第五步，根据气象模式推断疾病流行及诊治与灾害预测预防的原则。

　　七篇大论推出的预测体系有许多不完善之处，后世又有很多补充和发挥，时至今日也每每有人创立了新的推演方法，等等，但仍不能称其为完善。这也正是各种预测方法的共性。

　　五运六气把汉以前的五行占和六气占统一为一个预测体系，脱却了神秘主义，又摒弃了对人情祸灾等庸俗的预测内容，演成为以医学为主的病证预测，并成为中医学探讨天象气候规律及其人体生理、病变、防治规律的理论，是中华民族科学智慧的体现。自七篇大论补入《素问》以后，在预测实践上，中医理论上展示了它的学术价值。

五运六气更有其哲学价值，它提出了独特的元气-五行-阴阳-万物的宇宙生成论，其《六微旨大论》提出"成败倚伏生乎动"和升降出入等理论，把中国哲学恒动的辩证法推向一个新高度，五运六气的胜复理论又一次地提升了中国哲学的对立统一认识。此外，五运六气的推演体系堪为一种医学气象历法，而就推演逻辑而言，也是别开一家的逻辑方法，等等，这些都是值得中国医学界、哲学界等深入研究的。

我要强调的是：五运六气理论中，气象的60年周期轮回，值得大家进一步深入研究。其三阴三阳的疾病模式也值得引起注意。

古代中医的手术

古代中医的外科指外表之科，系医治人身外部一切疾病之学的统称。这是依据唯象原则的分科方法，其治疗范围是疡肿、皮肤病、瘿瘤、损伤等。周代称疡科，自南宋伍起予著《外科新书》以后，始有"外科"的称谓，包括疮疡、接骨、金创。古代内科、外科医生都是要做手术的。依治疗手段划分内外科大约是从 20 世纪 40 年代开始。以手术操作为主属外科，非手术为主的治疗属内科，又把疮疡和皮肤病独立为皮肤科。这种划分像类西医学的分科。手术技术在远古时代就是原始医学的带头技术。这与人类生存斗争的情况有关，和野兽的搏斗，部落间的战争频繁，创伤多的缘故。近年在甘肃曾出土圆形钻孔痕迹的头骨，距今已有 5000 年了。魏晋南北朝至隋唐时期，手术技术有了很大的发展。华佗发明并使用了麻沸散，掌握了麻醉术。这个时期又是中国历史上的第一个对外开放时期，中医吸收了印度医学中的手术技术，手术很普及，除创伤、接骨外，腹部手术、肛门手术和眼科手术都达到一定水平。手术器械主要是刀、锯、锉、针。《内经》中记载九针中的"铍针""锋针"，也都是用于切割放血的手术器械。至 70 年代，河北满城治墓出土了完整的九针，是用黄金制造。之后在西安兵马俑出土的武器中有铜"铍"。铜铍和铍针形状完全相同，只是大小不同，说明有的手术器械和武器，有相互仿造的关系。古代外科手术也有消毒止血的方法，如热水洗涤、火烧灼、酒洗和药物消毒法，止血有胎发烧灰止血、象牙末止血等，《诸病源候论》已经记载了血管结扎术。术后还用促进伤口愈合的外敷膏药。古代医生经常做的外科手术有以下几种：

其一，剖腹术。这项手术最早是华佗施行的。切开腹部，抽割溃疡积聚。若病在肠胃，则将肠胃截断，除去疾秽，洗涤缝合，在创口上敷以"神膏"，五日左右创口合拢，一个月左右可完全平复。在隋代巢元方的《诸病源候论》中，又详细记载了由外伤引起的肠断吻合手术和大网膜切除术。除介绍术式、方法、原则外，还强调术后护理，如要求术后饮米粥二十日后才可强糜食之，百日后才可进饭。

其二，接骨术。唐时已有骨伤科专著《仙授理伤续断秘方》苍世。该书详述了骨折处理的《医治整理补接次第口诀》，包括手法复位、固定、牵引、扩创等项。手法程序为：第一步，手摸心会，诊治骨伤，要点是"相度损处"，所谓"相度"即手摸体验领会。第二步，拔伸牵引。第三步，端挤提按复位。第四步，捺正归位，即配合推拿按摩的所谓"拈捺"使断缝吻合。书中还记载了颅骨、肋骨、胫骨、腓骨、尺骨、桡骨等部位的骨折和髋关节、肩关节脱位。

其三，锁肛手术。即小儿先天性肛门闭锁症。"锁肛"又称"无谷道""肛门内合"。明代王肯堂在《幼科证治准绳》中最早论及操作要领："肛门内合，当以物透而通之，金簪为上，玉簪次之，须刺入二寸许，以苏合香丸纳入孔中，粪出为快，若肚腹膨胀不能乳食呻吟声，至于一七难可望其生也。"指出手术要在七日内施行，术后以苏合香丸塞入肛门为辅助治疗，苏合香丸有活血止血、消炎止痛、促进愈合的作用。其后孙志宏在《简明医彀》一书中，又把王肯堂的操作进一步发展。《医部全录》记载了明代医家程公礼妻蒋氏治一例初生七日的锁肛手术的成功案例，可见这一手术在明代已具有相当的水平。

其四，鼻息肉摘除术。明代陈实功在《外科正宗》记述了鼻息肉摘除术。他认为此病因肺气不清、风湿郁滞而成，遂于鼻内结肉如石榴子，渐大下垂，闭塞孔窍。其摘除方法：先用茴香散吹鼻孔两次，使局部麻醉。然后用细铜筷两根、筷头钻一小孔，用丝线穿孔，把两筷连接起来，使相离半寸左右，把连接的两筷插入鼻孔，把丝线套住息肉根，再把铜筷绞紧，向外一拉，鼻息肉就拉出来了。

其五，痔核切除术。早在马王堆汉墓出土的《五十二病方》中，就记载痔核切除术。方法是：用犬膀胱插管入病人肛门，使膀胱充气后向外拉，即可将内痔、混合痔带出肛门之外，然后进行痔核切除。唐代以后是用一根或两根芫花煮过的细丝线，套在痔的根部，结成活扣，逐日把活扣拉紧，直到痔脱落患处平复为止。此法不用开刀，无出血，安全可靠。现称此法为挂线疗法。

其六，咽部异物探取术。晋代葛洪的《肘后备急方》就载有咽部食道异物病的处理方法。对误吞针、鸡鱼骨刺哽于咽部者，用乱麻筋一团，搓成龙眼大小，以线穿细，留线头在外，汤湿急吞下，顷刻扯出，其针头往往刺入麻团同出。如不出，再咽再扯，以出为度。或用乌龙针法：用细铁线烧软，双头处用黄蜡作丸龙眼大，裹于铁线头上，外用丝线裹之，推入咽内哽骨处，其骨通常顺之而下，不下再推。对于针钉，也可吞食韭菜令其包裹针钉入胃后再随大便而下者。

其七，脱疽手术。脱疽相当于血栓闭塞性脉管炎。《灵枢·痈疽》描述其症状典型而逼真。并述其治疗原则是"急斩之"。此记载比西医学早2000余年。从《刘涓子鬼遗方》到明代陈实功的《外科正宗》不断改进操作技巧。《外科正宗》强调"用利刀寻至本节缝中，将患指徐顺取下，血流不止，用金刃如圣散止之"。

除以上手术外，古代中医还曾开展过眼赘瘤切除手术、眼胬肉割除手术、兔唇修补手术、气管缝合手术等多种手术。但自南宋金元以降外科学分为以东轩居士（《卫济宝书》）、陈实功（《外科正宗》）为代表的手术派和以陈自明（《外科精要》）、齐德之（《外科精义》）、薛己（《外科枢要》）、汪机（《外科理例》）、王洪绪（《外科全生集》）等的保守派。保守派在理论上强调"外科必本于内"，加之病人的畏刀情绪，保守派成为明清的主流。而作为外科手术的基础如解剖学、麻醉学等都受到顿挫，致使外科手术技术发展停滞了。但从以上所述的手术操作看，也足以展示古代外科医生的智慧和技巧。

唐代诗文中的眼外科手术

唐代眼外科已达到相当高的水平，除金针拨白内障外，翼状胬肉割除、倒睫拔除术等已是常见的眼外科手术。唐代眼外科发展的原因有二：一是经魏晋南北朝时代，在学风和认识上，突破了经学的束缚，医学重技术、重实用，医家对"毁伤"父母遗体的手术不再视为禁区，二是得益于交流和吸收，主要是吸收了印度医学。关于眼科之学，魏晋以后译自天竺（古代印度）的《龙树论》已盛传于唐代，宋以后该书亡佚，其佚文可见于《医心方》《医方类聚》等书中。在《千金方》《外台秘要》等类书中也有些关于眼科疾病诊治的论述，但对手术的操作记述不多，但是在一些诗文中却有一些描述和较详细的记载。

在诗人杜牧的《樊川文集》中，曾记有擅长金针拨障术的两名医生，还记录了他们对病变特征的把握，对手术适应证的选择和操作要领等。在赵磷的笔记小说《因话录》中，曾记述宰相崔慎由，左眼生肉瘤，几乎遮蔽瞳孔，影响视力，后来经医生谭简成功地做了切除手术的经过。当时崔慎由正在浙西任廉察史，听说扬州有穆医生擅长治眼病，托准南判官杨收延请。后收到回信说"穆生性粗疏，恐不可信。有谭简者，用心精审，胜穆生远甚"，于是崔慎由便转请谭简前来治疗。谭医生诊后即说，此病为转手之劳，但在治疗时要集中精神才能获得疗效。崔慎由回答说，在治疗时我连妻子也不告诉。谭简提出，要选择晴天的正午安排在一个清静的房间做手术，又询问崔的饮食如何，崔回答虽然饭量不大，但尚能吃饱，谭医生很满意，并提出手术当天应当在住宅的北楼施行，仅让一少年家仆在旁侍候，不让其他人知晓。谭医生先让崔慎由饮酒为麻醉之用，之后用手术刀切除肉瘤，再用纱布拭血后敷以粉剂，手术完毕才告诉崔的妻子。后来崔慎由奉调到金陵，待到他升为宰相时，谭医生已逝世了。这一病例在《新唐书·崔慎由传》也有记载："始，慎由苦目疾，不得视，医为治刮，适愈而召。"此可以作为印证。小说《因话录》对诊治过程的记述远较史书详细得多，可堪为一篇珍贵的医学文献。其中提到，术前要问及病人的饮食情况，利用中午的日光为手术照明，以饮酒减轻疼痛，要求病人"安神不扰"，这些处理原则都极有科学道理。

在被称为"盛世之韵"的唐诗中，常有佳句描述金针拨白内障术。如杜甫有"金篦空刮眼，镜象未离铨"，李商隐有"约眉怜翠羽，刮膜想金篦"等名句。在《全唐诗》中已有数首，正可以诗证史。现仅记二首如下：

白居易：《眼病二首之二》

> 眼藏损伤来已久，病根牢固去应难。
>
> 医师尽劝先停酒，道侣多教早罢官。
>
> 案上漫铺《龙树论》，合中虚捻决明丸。
>
> 人间方药应无益，争得金篦试刮看。

白居易晚年患白内障，除《眼病二首》外，还有《病眼花》《除夜》等诗也记述病情，"合中虚捻决明丸"句，另一版本作"盒中虚贮决明丸"。

刘禹锡：《赠眼医婆罗门僧》

> 三秋伤望眼，终日哭途穷。
>
> 两目今先暗，中年似老翁。
>
> 看朱渐成碧，羞日不禁风。
>
> 师有金篦术，如何为发蒙。

唐代称金针拨白内障手术为金篦术，看来这一词汇更文雅简练。刘禹锡用此诗赠来自印度的眼科医僧，也可见当时中外医学交流情况。

值得提及的是，金针拨白内障技术在唐代以后并没有得到广泛普及，而是不绝如缕地传薪至今，其中主要是在道教医学和佛教医学中承传，这在其后的文献中也有记载。例如在元代郭翼的《雪履斋笔记》中，记载宋代显仁皇后韦氏两目失明，募医疗者莫能奏效。有道士应募，用金针拨白内障术，使"左翳脱然复明"。在清代昭梿的《啸亭杂录》中，记载高邮医人曾某用金针拨白内障术，使著《十七史商榷》的大学者王鸣盛双目复明。此事史学家赵翼也曾作诗盛赞其事。在户生甫的《东湖集》中，记述楞严寺僧人吴环照为杨翼皇施针技术时，重视选择治疗时机，初诊时吴诊察后说："目翳尚嫩，未可治也。归食发物，使其障厚，视日如昏夜，乃可奏功。请俟期年后！"病人便等待，直到"至期，则已盲矣。环乃施其术：投针于黑白之间，周围转绞，尽去其膜，又投针于黑之中、瞳之外，转绞如前，游刃有余，而病人亦不甚苦。毕，以绢单衣包之，付药数剂，曰：'慎勿见风，俟三日，治可矣。'归途过慎，加以一领（多穿了一件衣服），三日后发红，再叩之，曰：'有微火耳。'又服一二剂，遂愈，清明如故。"这一记载堪称一个完整的医案，也是一个逼真的手术记录，其翔实程度，不逊于清初拨障大师黄庭镜在《目径大成》中的医案。此类笔记，足可供专科医生临床操作时的参考。

〔中国中医药报，2003-11-03〕

唐代已有疝托

疝是脏器或组织通过先天存在或后天形成的间隙、薄弱处或缺损处，突入另一部位的病理现象，以腹部最为多见。腹腔内的脏器，经腹壁的薄弱点向体表突出而形成肿块，中医称为"疝气"，俗名"小肠气"。其中的腹股沟疝（包括斜疝、直疝）或脐疝、股疝等属于腹外疝。腹外疝中以腹股沟疝最为多见，发生在儿童为先天性，发生于成人多为后天，疝气较易于还纳，但易于复发，当代临床以手术治疗方法为主，先还纳疝内容，然后高位结扎疝囊，修补体壁缺损。对老年人也可采用疝卡、疝托等为治，或配合中药对症治疗以减轻痛苦。

阅读古代的诗话，可知早在唐代就已经使用疝托，而且此方面知识在医务圈外人士也已熟知。唐代高仲武在《中兴间气集》中，曾选中唐女诗人李冶的六首诗，还有一段可堪为诗话的评论：

> 士有百行，女帷四德，季兰则不然也。形气既雄，诗意亦荡，自鲍照以下，罕有其伦。尝与诸贤集乌程开元寺，河间刘长卿有阴重之疾，乃谓之曰："山气日夕佳。"长卿对曰："众鸟欣有讬。"举座大笑，论者两美之。如"远水浮山棹，寒星伴使车"。盖五言之佳境也。上仿班姬则不足，下比韩英则有余。不以迟暮，亦一俊妪也。

季兰是李冶的字，她是开元、天宝至大历年间的女道士、女诗人。虽然在盛唐也有诗作，但从代表作、诗风及数量看，还是被列为中唐诗人。李冶的形象性格像个男子，诗意亦很放荡，在乌程开元寺的一次诗人聚会上，她和刘长卿做了这次以诗句谐言病情的对话，成了当时传为雅谑的故事。李冶知道刘长卿有这种称疝气的"阴重之疾"，所以吟颂一句陶渊明的诗"山气日夕佳"（《饮酒二十五首》之五）。这"山气"是借作"疝气"的谐音，意为问刘长卿的疝气近来好些没有？刘长卿立刻也用一句陶渊明的诗来回答"众鸟欣有讬"（《读山海经诗十三首）之一）。这个"讬"字借作疝托之"托"字，而这个"鸟"字就是《水浒传》中黑旋风李逵常用的那个"鸟"字了。

这个故事，译成白话文成为笑话一则收入《笑林广记》中。史学大师陈寅恪以其诗文功底，创用以诗证史的方法从诗中考索了许多史实。我们也不妨从古代诗中，寻觅一些关于传统医学的一鳞半爪，此则诗话是关于疝托的最早记载。

〔中国中医药报，2003-01-20〕

杜牧《清明》诗与绍兴"三六九"伤科

清明时节,气温回升,草木阴茂,人们踏青扫墓,也引发不少题为《清明》的佳作。历代清明诗中,流传最广、成就最高的,当属唐代杜牧的《清明》诗了:

清明时节雨纷纷,路上行人欲断魂。

借问酒家何处有,牧童遥指杏花村。

佳作流传,剥改者甚多。有改为三言、四言、五言、八言者,亦有断句为词曲者。如有人改为三言诗:"清明节,雨纷纷。路上人,欲断魂。问酒家,何处有?牧童指,杏花村。"清代纪晓岚,居然删去每句前两字,改为五言诗:"时节雨纷纷,行人欲断魂。酒家何处有?遥指杏花村。"也有删为六言者:"清明时节雨纷,路上行人断魂。借问酒家何处?牧童遥指杏村。"

因断句之别改成词者堪为差强人意。其一如:"清明时节,雨纷纷。路上行人,欲断魂!借问酒家何处?有牧童,遥指杏花村。"其二如:"清明时节雨,纷纷路上,行人欲断魂。借问酒家何处?有牧童遥指,杏花村。"

也有剥诗改字,古为今用映刺现实者。如清兵人关,乙酉(1645)夏秋之交,人家皆避居山野,塾师尽失馆,有人改清明诗曰:"清明时节乱纷纷,城里先生欲断魂。借问主人何处去,馆童遥指在乡村。"1976年4月5日,有人改清明诗于天安门广场:"清明时节泪纷纷,九亿人民恸断魂。借问怨从何处造,红墙里头有妖精。"可见杜牧之诗,意蕴深远,几字之改,便能赋以时代新意。

清明诗也有经改字流传为民谣赞扬医术者:"清明时节雨潇潇,路上行人跌一跤,借问伤科何处有?牧童遥指下方桥。"此乃是对绍兴"三六九"伤科学派的盛誉。

"三六九"伤科学派源自南宋,世居下方桥一带,其鼻祖为稽幼域(字霞坡),早年曾拜少林武师徐神翁为师习医术及武功,擅长治骨伤,属少林伤科的一派,后护驾至绍兴,开设"善风草堂"悬壶济世,著有《秘传伤科》,又授徒传艺于下方寺,故此派又称"下方寺里西房伤科"。后其子与众徒辗转承传至今已有800余年,20余代。至明清之际,有传人张梅亭，深得秘传，又以高尚医德远扬浙东，为解决一方病人的需求，每旬"一、四、七"日在下方寺应诊，逢"二、五、八"日赴萧山县城坐诊，"三、六、九"日亲自到绍兴府宝珠桥河沿临诊。后竟以"三、六、九"伤科闻名于世，并把此学派的主治和应诊地点套用杜牧《清明》诗编成歌谣传诵，由是可见"三、六、九"伤科的盛名和《清明》诗在民众中的文化心态了。

〔中国中医研究院院报，2001-07-31〕

宋代儒医与中医文化建设

宋代儒医及医德学风为中医文化史之显例。宋代儒子重视医学，范仲淹曾建议召集全国医学家"聚而讲习，以精其术"。儒士以医为孝为仁。高若讷因母病研习医学，并考校整理医籍。发奋读尽天下书的苏东坡，不仅喜爱谈医，还著《药诵》《盖公堂记》，并辑有《苏学七方》一书，后与沈括的《良方》合编成《苏沈良方》。1089 年，苏东坡任杭州太守，当时有疫病流行，他把有效方剂抄写贴于广场，供病人使用。又从公款里拨出 2000 缗，自己捐出 50 两黄金，在杭州城中心众安桥建立了一家公立医院——"安乐坊"。后来，此医院迁到西湖边，改名为"安济坊"。宋仁宗庆历年间有进士沈常，拜太医院医师赵从古学习医学，此后便有"儒医"的称谓。宋代医生社会地位有所提高，国家医生有 6 个品级、19 阶具体官职，最高为翰林医官、保安郎等，翰林医官相当于五品大夫，后世遂称医生为大夫，由此开辟了医学儒学化的发展路线。

医学儒学化为宋以后医学发展注入了生机，主要有四端。

一、以儒家伦理阐述医德，提高了医德境界

仁学是儒家思想的核心，儒医们把医术作为推行仁术的手段之一。唐慎微为人疗疾不取一钱；庞安时为人治病，率十愈八九，"活人无数，病人持金帛来谢，不尽取也"。朱丹溪对病人体贴入微，言"病者度刻如岁，而欲自逸耶"。宋元明时代医学家建立了比汉唐时代要求更高、更具体的医德规范，例如南宋张杲《医说》中的"医通神明"之论，明代陈实功《外科正宗》有"五戒十要"，明代李梴《医学入门》有"习医规格"等，把医德规范提升到一个新境界。

二、搜集整理古医籍，竞相著书

著书立说为儒家根基，儒医当仁不让，不以医为业的儒子也参与医籍整理工作。宋代于 1057 年成立校正医书局，校订《素问》等医籍。在宋人的笔记小说中也多有医事轶闻。名士论医多有高见，如苏东坡针对医家废学《难经》之风批评道："《难经》可废非愚蠢无知则狂而已，《难经》不学岂不误哉！"陆游在《老学庵笔记》中以实例说明人禀赋不同，用药

剂量当有别，以及常服补药的危害，以实例论述极为深刻。宋以后的医家常把临证体会、读书心得、医闻轶事等，以散文形式写成医话，以歌赋形式授学，最早见于五代人高阳生所著的《王叔和脉诀》。自宋代周守忠以四言诗著《历代名医蒙求》以后，医学歌赋蜂起：著名的如明代龚廷贤的《药性歌括四百味》、明代李时珍的《濒湖脉学》、清代汪昂的《汤头歌诀》和陈修园的《医学三字经》。上述四部歌赋又被后世称为中医的"四小经典"。

三、临床诊治思维的理学取向

汉至唐代的临床医学，虽然有张仲景的平脉辨证，但医生主要以方证对应的方式诊治，以"医者意也"的悟性思维为最高境界，但也阻隔了对诊治原理的探讨。自朱熹大张"格物穷理"的旗帜以后，医家开始注重探讨病机，探索理论，辨证论治。朱熹还把认识过程分为"格物穷理"和"格物致知"两个阶段。受其影响，刘完素和张元素都以探索病机为诊治的重点，朱丹溪则把医学活动视为格物致知的一项内容，他在所著的《格致余论·序》中称道："古人以医为吾儒格物致知一事，故其篇曰《格致余论》。"这就把诊治提高到理性思维的认知层次上。此后医学家们以格物致知的认识路线审视疾病的诊治过程，明清之际，以精湛赅恰的语言加以概括，张介宾在《景岳全书·传忠录》中称为"诊病施治"，周之干在《慎斋遗书》中要之为"辨证施治"，章虚谷在《医门棒喝》中概之为"辨证论治"。此后"辨证论治"一语遂成为中医临床操作的理论概括。

四、阻止了房中术的流行

魏晋玄学以后，房中术和食饵之风流行于世。汉至隋唐是房中术著作的繁荣时期。在性开放风气甚剧的魏晋时，如何晏等倡服石炼丹，服五石散及炼内外丹以求长生不老，企望成仙。晋葛洪为丹鼎派的领袖。《序房内秘术》和《葛氏房中秘书》皆是他所撰，并在《抱朴子》等著作中论述服石与炼丹。隋唐时代的医学著作也收录了这方面内容，如《诸病源候论》《备急千金要方》《外台秘要》《医心方》等。宋代理学家以理欲之辨审视与规范养生，其严肃色性，鄙视感情而强调禁欲，医家奉为医理。理学家又吸收禅宗关于"万法尽在自己心中，顿见真如本性"之论，突出心主导行为的作用，以清静养心而成佛，是禅宗所谓："菩提自性，本来清净，但用此心，直了正佛。"儒学的禁欲抵制了性开放之风，使房中术仅在道教内部秘传。医学家们也提出相应论据，如朱丹溪据《老子》"致虚极，守静笃"，结合禁欲，创"相火论"。相火包括情欲、动静，因道心主静，静则神藏，躁则消亡。以此批评房中养生，在《格致余论》中断言："若以房中为补，杀人多矣。"李时珍既批评房中术，也反对服饵，理学家和儒医阻止房中术和食饵风虽然有其正负两方面的作用，但从养生保健而论，是有益于人体健康的。综上所述，宋代儒医在以儒学精神治医的实践中，不仅发展了中医学理论，提高了医德境界，而且创造了丰富灿烂的中医学文化，成为宝贵的民族遗产。

〔中国中医药报，2001-11-15〕

淮南王·炼丹术·豆腐

历代以来，豆腐诗不少，例如清代赵翼《簷曝杂记》引张谊《宦遊记闻》载《豆腐诗》："传得淮南术最佳，皮肤脱尽见精华。一轮磨上流琼液，百沸汤中滚雪花。瓦缶浸来蟾有影，金刀割处玉无瑕。个中滋味谁知得，只合僧家与道家。"豆腐是何时发明的？宋代朱熹称制作豆腐的技术是"淮南术"，他提诗曰："种豆豆苗稀，力竭心已腐。早知淮王术，安坐获泉布。"他还自注："世传豆腐本为淮南王术。"此注得到研究者的认可。其实豆腐的发明是炼丹的时候偶尔碰出来的。

汉高祖刘邦之孙、淮南厉王之长子刘安（前179—前122），袭父荫封淮南王，建都寿春（今安徽省寿县）。《汉书·淮南王安传》记载，他读书鼓琴，善为文辞，后好艺文，招致宾客方士数千人，著赋，八十二篇，其所作《离骚传》，最早给屈原以高度评价，又组织宾客著《淮南子》，于建元二年（前141）献给登基第二年的汉武帝。该书又称《淮南鸿烈》，"鸿烈"意为"大明道之言"，欲成为西汉王朝安邦治国的理论纲领，也是当时学术和文化的概括总结。高诱在为该书所作之序中称，是书凡"事物之类，无所不载"。其书虽然兼论有阴阳家、儒家、法家等思想，但主要还是弘扬老子学说，是道家的重要著作，书中还保存了某些先秦文献资料和一些古代神话传说。

刘安还笃好神仙秘法、养生之术，为求长生不老，招方士苏非、左吴等八人在寿春之淝陵山烧药炼丹。淝陵山又称北山，后因刘安《招隐士》一文中有"桂树丛生兮山之幽"句，被称为"丛桂山"。因八人在此炼丹，后世又称为八公山，即淝水之战"风声鹤唳，草木皆兵"的八公山。汉武帝独尊儒术以后，《淮南子》被拒斥于治国之道之外，虽受羁索但还是有幸流传下来，刘安也因谋逆事而自杀。八公等诸炼丹方士和后世的炼丹术士们一样，没有一个能炼出长生不老的丹药，只是在炼丹的过程中，虽然没有达到目标的初衷，倒是获得几项副产品。一是开拓了古代化学的先河，据云还有黄白之术八卷的《丹经》是刘安所著，东汉魏伯阳所著《周易参同契》也是此类著作，唐代的炼丹家在炼丹过程中发明了火药；二是在炼丹中研制出中药的新剂型，如唐宋以后应用的紫雪丹、至宝丹、红升丹、白降丹等，都是现在还用诸临床而有效的药物；三是炼丹过程中发明了豆腐，真是造福人类，令国人自豪。

在八公山炼丹的方士们，既食气逆修研习长生之术和仙药，也冀求以汞、铅等为原料炼黄白，即以丹砂炼成黄金，黄金成以为饮食器则益寿。他们在炼丹过程中偶然将膏汞入豆汁中点成了豆腐，发现食之令人喜啖，由此而被命名为"淮南术""黎祁""黎其""来其"等。到五代末年始有豆腐之名称。其后传到国外，至今，各国皆音译为豆腐，是从中国输入的"外来语"。八公山地区也以是豆腐之乡名世，清人李兆洛在《凤台县志》中称："屑豆为腐，推珍珠泉（寿县之名泉）所造为佳品。"豆腐问世以来，八公山以"豆腐三绝"称著：热汤入盆，块浮汤上，谓之"漂汤"；汤呈乳白色，谓之"奶汤"；鲜如鱼汁，谓之"鲜汤"。北宋学人陶谷在搜集唐至五代出现的语词典故为书的《清异录》中记载道："时戢为青阳丞，洁己勤民，肉味不给，日市豆腐数个，邑人吁豆腐为小宰羊。"可知，在五代时居住淮南一带的人把豆腐比作小宰羊。日本的豆腐是唐朝鉴真和尚东渡日本时传入的。如今日本市场上还可以看到"唐传豆腐淮南堂制"的豆腐商标，以示正宗。

2000 余年来，豆腐以其营养丰富和爽口美味而盛传不衰，不仅豆制品名类繁多，豆腐也有南豆腐与北豆腐之分，在各地又形成多种地方的风味名菜。如四川成都的麻婆豆腐，福建的莆田焖豆腐，陕北的水煮豆腐，湖南的莲蓬豆腐等。民间用豆腐治病的单方验方也不少，如豆腐炖杏仁可治支气管哮喘，豆腐炖泥鳅可治肝炎，豆腐炖鲤鱼可催乳下奶，豆腐红糖冲鸡蛋可治血虚等。现代科学研究证明，多吃豆腐有降低胆固醇，预防动脉硬化、高血压、心脏病和脑血管疾病的作用。诚如民间谚语所说："鱼生火，肉生痰，白菜豆腐保平安。"1991 年美国《经济展望》曾预测，未来十年最成功且最受欢迎的，并非是汽车、电视或其他电子产品，而是中国的豆腐。

〔中国医药报，1997-06-23〕

魏晋玄学与中医学

魏晋玄学是魏晋时期出现的一种崇尚老庄、研究幽深玄远问题的哲理和学说，是那个时代的学术主潮。所谓"玄"，即《老子》所讲，"玄之又玄，众妙之门"之谓。西汉扬雄也讲"玄"，他在《太玄·玄摛》中说："玄者，幽摛万类，不见形者也。"魏之王弼在《老子指略》解释道："玄，谓之深者也。"玄学以《老子》的"无为"之论，《庄子》蔑视礼法的态度和《周易》的神秘主义合为主旨。《颜氏家训·勉学》说："《庄》《老》《周易》，总谓三玄。"《老子》又称《道德经》，《庄子》又称《南华经》，此二书又被称为"玄宗"。玄学主要代表人物有何晏、王弼、嵇康、阮籍、向秀、郭象等。玄学是在东汉末年经学衰落之际，抛弃了天人感应之论，冀以清谈和思辨裨补注经烦琐等阙漏，以自然为本为体，以名教为末为用，探讨本末的有无，即宇宙的本体问题；对此哲学目的，又以"得意忘言"为方法，以辨名析理为其思维形式。由是而成为一整套哲学体系。在晋元嘉十六年国家开设五馆中，玄学馆为其中之一，这也标志玄学的确立并为朝廷认可。玄学大体上分为三派：玄理派、清谈派和狂放派。玄学的思潮还开创了中国文化史上糅合儒道佛的新时期，对宋明理学也产生了深远的影响。魏晋玄学泛浸及医学，其自然主义的养生观，其重术尊方的发展理路，和医者意也的思维方式，等等，都与玄学的影响有关，这也铸就了从魏晋南北朝时代医学的自觉自为的特征。

一、士人尚医及养颐尊生

魏晋时代是崇尚精神生活和重视养生的时代。远在汉末，文士对经学厌烦，学人集萃于京师洛阳，始开游谈之风。文士"弃经典而尚老庄，蔑礼法而崇放达"，之后竞相祖述。曹魏之时，鼎革骤变，殊杀异己，名士饮酒避祸，拒绝臧否时政，而游谈戏论玄理，时人谓之清谈。晋禅魏灭吴以后，国无战事，门阀士子们又耽于宴乐，他们尊老庄之学而置经书于不顾，蔑弃礼法，以纵酒昏酣谓之放达，且举世人仿慕之。马克思、恩格斯说："统治阶级的思想在每一个时代都是占统治地位的思想。"（《德意志意识形态》）魏晋士人尊内心而轻外物，追求洒落放达填补空虚的世风，玄学乃是魏晋时代的主潮。在卑视时政和空谈的同时，又把平生寄于养生。

当时的旺族世家、清流子弟，仅凭其门荫，便可平途进取，坐致公卿，故大多数世家中人多摈绝庶务，甘愿退隐山林，以诗文画乐相酬，或研习医术或服石炼丹，常与道士往来，追求生命的愉越（悦）。诚如范文澜《中国通史》所言："东晋南朝，士族多精医学。"（第 2 册，557 页）如皇甫谧、殷浩、葛洪、陶弘景等上流名士，他们的医术除医著有载之外，也见于史书和艺文，如《世说新语·术解》记殷浩"能妙解经脉"，并一剂治愈百岁老人的痼疾。魏晋以降门阀士族相沿，此期在医学界也始出现了医学世家，陶弘景在《本草经集注·自序》中就提到当时的门阀医学事迹："其贵胜阮德如（炳）、张茂先（华）、裴逸民、皇甫士安（谧），及江左葛稚川（洪）、蔡谟、殷渊源（浩）诸名人等，亦并研精药术。此等世医现象延泽至宋元明清，为世界医学史上罕见之史迹。

魏晋玄学促进了医学的养生理论的发展。玄学家们重视养生，畅论养生之术。魏晋南北朝时代的医学总体上轻视理论，但在养生方面却一枝独秀，其理论比汉以前更深邃系统，当时的名人如嵇康、张湛、陶弘景、颜之推等都有养生著述。如嵇康著《养生论》，张湛著《养生集要》，陶弘景著《养性延命录》，颜之推著《颜氏家训·养生篇》等。玄学以超越有限达到无限为目标，用抽象的哲理和感情以达到对无限的体验为养生的理论基础，超越了《内经》"法于阴阳，和于术数"的养生理论，把养生之术发展为养生学或养生文化。魏晋时代的养生学特点有四：

一是任性自然。即遵循自然规律而养生。玄学以无为和自然为万物本源，养生也讲无为和自然。嵇康在《声无哀乐论》中主张顺其自然而养生："夫推类辨物，当先求自然之理。"又在《养生论》中主张，合天地之理，要从微处着眼："措身失礼，亡之于微。积微成损，积损成衰，从衰得白，从白得老，从老得终，闷若无端。仰观俯察，莫不皆然。以多自证，以同自慰。谓天地之理，尽此而已矣。纵闻养生之事，则断以所见，谓之不然。"对养生抱有信心，即如曹操《龟虽寿》所说："养颐之福，可得永年。"

二是守一养和。即"守之以一，养之以和"。《老子》以一为道，是万物的本根，如在《三十九章》所说："昔之得一者，天得一以清，地得一以宁，神得一以灵，谷得一以盈，万物得一以生，侯王得一以为天下贞，其致之一也。"其和为和顺谐和，即《易传》"保合大和"之谓，也要像做羹或音乐一样调和，收相反相成之功。在养生则按自然的规律，调合人与环境，调和起居、行动、饮食等，强调要弃厚味，饮清泉，浴阳光，节色欲等，和理日济同乎大顺。

三是清虚养神。玄学家提倡的养神之法本于"清虚无为"之说，又在形神颐养中，重神理而遗形骸，在养神中提倡回归自然，并使养生手段娱乐化，使养生丰富多彩。玄学家追求远离现实游逸的生活，倘佯山水，琴诗自乐，以"不与时务经怀"的"萧条高寄"，为"旷然无忧患，寂然无思虑"，把郊游、音乐、琴棋、书法、绘画等作为养生手段，通过养神而奏功。葛洪又提出："夫养生者先除六害，然后可延驻于百年，何者是耶？一曰薄名利；二曰禁声色；三曰廉货财；四曰损滋味；五曰除佞妄；六曰去诅嫉。"除此六害主要是强调恬淡确保养神。

四是寄用丹药。魏晋南北朝的玄学家、养生家相信辟谷可以养生，服石可以益身，炼丹者可以炼制出长生不老之神丹。如葛洪说"以药物养身，以术数延命，使内疾不生，外患不入"，他本人致力于炼丹。魏晋南北朝成为中国历代以来服石炼丹最兴盛的时代。此术之开展与风行，对于科技的走向而言虽然步入误区，但也有不虞之钜获。

嵇康在《养生论》中曾为吐纳服食提供理论依据，他说："呼吸吐纳，服食养生，使神形相亲，表里相近也。"在这方面玄学理论与道家炼丹术互相映照，把养生方术化。晋初道家杨泉就把元气理论引入养生，他在《物理论》中说："谷气胜元气，其人肥而不寿；元气胜谷气，其人瘦而寿。养生之术，常使谷气少，则病不生矣。"元气胜谷气之论，提供了辟谷的理论基础。

炼丹术是魏晋丹家炼出"长生不死药"企求长寿的另一手段，在玄学倡养生服石的风潮中，医学家们也把炼丹术趋之援用于医学。中国炼丹术起源最早，《史记》中就列举了燕国有宋无忌、正伯乔等高等炼丹方士，后经秦汉两代，炼丹术遂益形成发展，并广泛传播。又有自炼精、气、神的内丹派，和以丹砂烧炼的外丹派，堪为中国古代化学的嚆矢。晋代葛洪、梁代陶弘景等人，把炼丹活动转向医药领域，由此创新了中药丹剂的新剂型。葛洪与陶弘景均有自成系统的炼丹理论与实践。陶弘景主张："以药石炼其形，以精灵莹其神，以和气灌其质，以善德解其缠，众法共通。"既炼外丹，又以导引、吐纳、辟谷、房中为法倡炼内丹。形成了"丹道医家"（简称"丹医"）或丹鼎派的医学流派。

此外，在炼丹的同时，还发明了火药、指南针、镀金术、陶瓷、颜料等品物。其内丹的炼法，从南北朝至隋朝期间，形成了系统的气功理论，称为内丹说，也是中医学保健养生康复的一种有效医疗手段。

二 医史钩沉

二、自觉自为的医学时代

晋至隋唐是中医学理论奠基后的常规发展时期。魏晋玄学时代，其文化呈现出两汉所未有的活泼多姿、清新洒脱的局面。此情势下，医学也疏远了唯经所是，而致力发现和创新，各科并重无所偏执，超越框架，按医疗保健的认识规律发展中医药学。魏晋南北朝时代的医学，脱却了经学思想的束缚，是一个自觉自为的医学时代。

魏晋时代之医学风气，和当时文风一样，敢以突围经典，打破"循经守数"（《素问·疏五过论》）的桎梏。汉代医学纳入经学轨道以后，重要医学著作也称之为经，如《内经》《神农本草经》，仲景之伤寒著作只敢称"论"，《文心雕龙·论说》："述经叙理曰论。论者，伦也；伦理无爽，则圣意不隧。"魏晋时代，"博士家法，遂成废弃"（钱穆《国学概论》），王肃敢伪证经书，杜预敢曲解《左传》，王弼以老庄注《易》，何晏、皇侃以玄虚说《论语》。而范宁之《公羊集解》敢言《春秋》三传之失，指质杜预注之《左传》、何休注之《公羊》有失，不私于《谷梁》。至南北朝时，研习经典者效法佛家解经，在注上更加义疏，对经疏通证明。这表明，经学之尊严，受清谈之洗礼，是学术思想之进步。魏晋南北朝之医经研究也如是敢以打破章句，自注新经或疏解经文。如晋之王叔和搜罗《内经》、仲景及华佗书，《四时经》及托名扁鹊、华佗之书，摭拾群编，撰成《脉经》一书，其脉法吸收《难经》独取寸口，以功能论脉象，虽有玄学思绪，但揭橥了二十四脉的规范化。晋皇甫谧撰《甲乙经》，打破汉儒徒守一经之习，把《黄帝针经》《素问》《明堂孔穴针灸治要》三书重新编次，删繁去复，分类合纂，自亦称经。齐梁时的侍郎全元起诠注《素问》，虽依章句之例，但从唐代王冰所引的遗文，可见其中之疏义和发挥，且敢名书为《素问训解》。

以上均表明魏晋南北朝医家对待传统理论的超越态度。正如葛洪在《肘后备急方·序》中所言："世俗苦于贵远贱今，是古非今，恐见此方，无黄帝、仓公、和、鹊、踰跗之目，不能采用，安可强乎！"他又在《抱朴子·钧世》中，同样批判了盲目崇古的风气，指出今胜于古。这正显示了魏晋南北朝时代医学家的创新精神。

魏晋玄学的思辨玄想和有无本末体用之辨，也影响了医生们的思维方式，由是临床家们推崇"医者意也"，以至流行长达千年之久。

《庄子·天道》言："语之所贵者，意也。"《内经》中也曾多次提及临证中要重视发挥"意"的作用，如《灵枢·九针十二原》讲"以意和之"，《灵枢·病本》言"以意调之"。东汉名医郭玉也言："医之为言意也，神存于心手之际，可得解，而不可得言也。"但以意论医直至王弼盛论"得意忘形""得意忘象"之后，"得意"之论才在医学著作中壮为张扬，并成为医生们临证思维之要枢。魏晋时代，玄学家以"得意""越名任心"与"任内心"，其处世立说"一任其意兴之所至，而无所屈"（钱穆《国学概论》），"得意"已成为当时人们的共同思维方式。如魏晋以后著述多言医者意也。晋代程本《子华子》言："医者理也，理者意也。"南朝刘宋陈延之《小品方》也说："亦云医者意也。便宫中相传用药，不审本草药性，仍决意所欲以加增之，不言医者意也为多意之人，意通物理，以意医物，使恶成善，勿必是治病者也。"在陶弘景的著作里，则几次论言"医者意也"，对此唐代医学家王焘在《外台秘要》中评述道："陶隐居云：'医者意也。'古之所谓良医，盖以意量而得其节，是知疗病者，皆意出当时，不可以旧方医疗。"玄学家们把《庄子》的"意"视为超越法度，这种意识在医者即是发挥主观能动性和悟性而升华为创造性思维的意蕴。"医者意也"由是而成为医家的名言隽语。直至元代朱丹溪著《格致余论》，以"格物致知"为诊治的认知过程，医学家们才对理性思维的重要性又重视起来，进而演成为辨证论治。

魏晋南北朝时代学人的个体自觉和医学家们重"意"的思维方式，促成各科并重多元发展的医学格局，也加速了学科分化。《内经》促进了内科和针灸学的发展，但所宣称的"粗守形，上守神"（《灵枢·九针十二原》）及以功能概念论藏象的人体模型，难以推助外科治疗体系的开展。但在魏晋南北朝时代临床外科取得了辉煌的成就。如三国时名医华佗在酒服麻沸散的麻醉下进行肠吻合术，晋代唇裂修补术已达到相当精巧的水平（《晋书·魏咏之传》），外科医生可开肉锯骨做截肢手术（见吕思勉《两晋南北朝史》）。在骨科方面，葛洪创立了以夹板固定治疗骨折（引自《世医得效方》），《肘后方》记载了以手法整复治疗颞下颌关节脱位，《小品方》还论述了切开复位法等，史籍记载这个时代的医家多擅长外科手术，第一部系统的外科专著《刘涓子鬼遗方》也在此期问世。此书为晋末刘涓子著，因托名"黄父鬼"所遗，故名"鬼遗方"。后经南北朝时齐人龚庆宣整理编次，于公元499年成书，书中介绍消毒方法，重视手术技巧，叙述脓肿切开针烙引流等术式，内治外治结合，为后世外科"消、托、补"三大法则的确立奠定了基础。与此同时，眼科和耳鼻喉科等都日益完备，向技术化和专科发展。《晋书·景帝纪》载："初帝目有瘤疾，使医割之。"但因遭敌方进袭，"惊而目出"，手术失败。《梁书·鄱阳王恢传》和《北史·张元传》都记载金针拨白内障的手术。《隋书·经籍志》记载，梁有《陶氏疗目方》5卷，甘濬之有《疗耳眼方》14卷及《痈疽耳眼本草要钞》9卷等，其中《陶氏疗目方》是首部眼科专著。从皇甫谧《甲乙经》记述耳鼻喉疾病针灸疗法，到葛洪的《肘后备急方》记载的耳、食道、气道异物治疗等，均表明当时对耳鼻喉科疾病已有了深入的认识。据《隋书·经籍志》所载，南朝医学分科有小儿科、产科、妇女科、痈疽科、耳眼科、伤科、疟疾、瘰病、癫病、软脚病、饮食法、养生术、男女交接术、人体图、兽医科（马牛驼骡）、印度医方等科，足以说明魏晋南北朝时代医学分科发育之成熟完备。

此期间医生们的疾病观念也平正而全面，如《梁书·陶弘景传》记"弘景为人，圆通谦谨"，圆通即融会贯通而不偏执。当时的内科医生既探讨病，也审视证。《肘后备急方》最早记载了天花（称"虏疮"），又发现了恙虫病（称"沙虱病"）及马鼻疽等传染病及外科干湿性坏疽（糜疽）病、内科脚气病等，从发生到转归系统地论病。同时也注重一个时限内病的特征，王叔和《脉经》"百病根源各以类列相重，声色证候靡不赅备"首创"证候"一词，陶弘景在《补阙肘后百一方序》中："具论诸病证候，因药变通"，又加以强调。后南齐褚澄在《褚氏遗书·除疾》也曰："除疾之道，极其证候。"可见魏晋南北朝时代的医学家们对病与证同等重视，无所偏执。

导致魏晋南北朝时代外科和手术技术进步的原因有三：一是玄学的开放意识对传统思维方式的冲击，医学家们反对尊经崇古，对不毁伤形体的"全形"孝道观敢突破，并以简化取代烦琐，如王叔和《脉经》、皇甫谧《甲乙经》等"弃名任实"的批判精神与"辨名析理"的思维方式，又经过"王弼扫象"的易学变革，医家也不重视藏象而重视形体，倡以外科手段治疗相应疾病。二是在中外学术交流中，吸收了域外手术技术。东汉之际，随着佛教东来，印度医学也传入中国。陈寅恪《寒柳堂文集》中记载："东汉安世高译《捺女耆域因缘经》所载神医耆域诸奇术，如治枸弥长者子病，取利刀破肠，披肠结处；治迦罗越女家病，以金刀破其头，悉出诸虫，封著瓮中，以三种神膏涂疮，七日便愈。"从魏晋至南北朝，印度医家耆域、龙树的事迹与医术典籍均传入中国，对外科和眼科的进步卓有贡献。三是频繁的战争为战伤外科的发展提供了实践机会。魏晋南北朝400年间，战事频仍，战伤多见，除随军医生外，民医也常接受伤员，致使骨伤科最早分化为专科，并有专著问世。

据上述，魏晋南北朝确是中国医学史上的一个自觉自为的医学时代。

辨名析理，犹重于意；任性自然，发展手术；遑意立方，丹药养生；始有华佗手术、王叔和《脉经》等成就。

三、崇尚方书又杂糅佛道

魏晋世风喜欢谈天说地，同时重视交流，医者也崇尚博大，标举方书。佛教讲四百四病有四百四方，受此影响，医家也以为，每一病必有一对应之方，其方剂的机制又至为玄秘，故医家重视博考众方，精求妙药，致使魏晋南北朝在医学史上，是盛产方书的时代。其方书不仅限于世医之方书，还有佛家与道家的方书，其方书最为丰富多彩，是这个时代医学特点之一。

养生、炼丹和搜集方书，使得医家们格外关注新药的寻找和药学研究。魏晋南北朝时代药学著作达 70 余部。其中最具影响的是陶弘景的《本草经集注》，他将前代本草学成就进行了全面的整理，收载《神农本草经》以后发现的新药，参考《名医别录》和本人研究成果，而著成是书，书载药物品种比之《神农本草经》增加一倍，由 365 味增至 730 味，对药物修制、用量、剂型等均加以考订，打破了《神农本草经》三品分类法，按照药物的自然属性分类，并注意通治药的归纳，首创"诸病通用药"的篇章，还按主治作用归类 70 余类药物，做到"分别科条，区畛物类"，首开药物功用分类的先河。在药剂学方面，南朝刘宋人雷敩（xiào）撰的《雷公炮炙论》，总结了以前的制药经验及有关史料，论述了 200 多种药物的炮制方法，为最早的炮制专著。对于制方的机制，当时医家重视两药间的配伍关系，北齐徐之才撰《雷公药对》2 卷。魏晋南北朝的医药学家们沿着专方治专病的思路，寻找治疗专病的专药，发现了青蒿治疟，海藻疗瘿，藕皮散血，牵牛逐水，槟榔除虫及雄黄、艾叶消毒，密陀僧防腐，等等。以上方剂和药物学的发现和创新均表明，魏晋南北朝的医学是一个医药并重、发展创新的时代。

魏晋玄学与汉代经学是两个极端，经学木然僵化，玄学极端自由。在魏晋玄学取代经学以后，引来了魏晋南北朝时代道教的复兴和佛教的发展，由此也形成了中国医学史上的道家医学体系和佛教医学体系，这两个体系在魏晋时代也都以著述方书见长。

魏晋士人对道家和佛家同等重视。如南齐的张融，遗命在他死后入葬时，应左手执《孝经》（儒家）、《老子》（道家），右手执《小品（方）》（医家）、《法华经》（佛家）；而陶弘景也遗命死后当用道士和僧徒的土俑殉葬，可谓是"儒冠僧服道人鞋"。世风如此，魏晋南北朝时代的医学思

二 医史钩沉

想也杂糅佛道，但道家佛家毕竟以自己的医家、医著和医学理论形成了各自的流派。道家医派代表医家如葛洪、许逊、陶弘景等，葛洪、陶弘景的著作也是魏晋南北朝医学的代表作；道家医学还以独特的养生理论屹立于世，如养生重脾，称为中央黄庭，讲内景三宫三田等，葛洪、陶弘景又都是炼丹的大师。葛洪在炼丹时曾做过硫酸铜的化合实验，他在《肘后备急方·序》中有"兼之以灸，不明孔穴"之句，是他最早称《内经》之腧穴为孔穴，"孔穴"一词为后世接受，所著《肘后备急方》还有很多不同于《内经》的见解。葛洪首次提出"瘀血"的术语，后为唐代孙思邈《千金方》沿用，为后世接受，书中还提出治疗瘀血检验疗效的证候指标。陶弘景虽为通儒，晚年也曾向佛，但其主体思想仍属道家，也属于丹鼎派葛洪的一派。《梁书·陶弘景传》说他"圆通谦谨，出处冥会，心如明镜，遇物便了"。又隐居山林，被称为"山中宰相"。他自说："以吐纳余暇，颇游意方技，览本草药性，以为尽圣人之心。"他重医又重药，撰写《医须通本草论》，所著《本草经集注》的注文多以目验，或亦访之榷场中人，用来纠正文献上的错误，故多真实可靠。陶弘景诚为魏晋南北朝时代有影响的医学家之一。

佛家医学又称沙门医学。李约瑟说："解救众生痛苦的思想，从某种程度促进了药物学的研究，如《佛图澄法师传》就提及他钻研药物（李约瑟《中国科学文明》，中译本第3册116页）。"故医学内容为僧徒功课"五明"之一，称为"医方明"。因僧家隐迹山林，逸居素食，远离红尘，不易寻求医药，应习备医药以自救。如东晋僧人于法开，擅长医术，他也吸收玄学思想，孙绰评他医术是"以才辨纵横，以术数弘教"。行医中曾以羊肉羹救治难产，并运针使胎儿随羊膜娩出，由是，中国医籍始有"羊膜"一词，沿用至今。东晋又有支法存，撰《申苏方》，刘宋时代有僧人胡道洽（或避讳而称胡洽）撰《治卒病方》1卷，北魏有僧人释昙鸾撰《服气法》《调气方》《疗百病杂丸方》，北齐释道洪撰《师道洪方》，释莫满撰《单复要验方》，北周姚僧垣撰《集验方》，南朝宋齐间僧深师著《僧深方》，梁代释慧义撰《寒食解杂论》，等等。这些著作也影响了世医，如陈延之的《小品方》，从书名到内容都有佛家医学的因素。《佛经》云"人用四大成身，一大辄有一百一病"，佛家又讲"四魔"为病共四百四病，这也影响及医学，陶弘景《补阙肘后百一方》中，就补方一百一首。总之，魏晋南北朝时代，能体现佛道杂糅的主要还是方书。

〔江西中医药，2004（1）〕

元代医家尚从善及《伤寒纪玄妙用集》

《伤寒纪玄妙用集》10卷，《医藏书目》作《伤寒纪元》，《中国医籍考》又作《尚氏伤寒纪选》，是元代医学家尚从善关于《伤寒论》的解读发挥之作。此外，尚从善还著有《本草元命苞》9卷。

尚从善字仲良，是元惠宗（顺帝）时代擅用经方的医学家，为御诊太医，曾在上都惠民司任提点，再提举司任提举。元代医事继承了宋代惠民局的建制，在太医院簪制下设立了惠民药局（惠民局），以救济贫民和负责囚犯治病用药事宜。中统四年（1263，癸亥）以后，又在大都设立了上都惠民司。尚从善曾在此任职，被宣授成全郎。这使他较多接触重危病证，博涉识病。为了加强对民间个体医生的管理，元朝政府还设立了官医提举司，管理个体医生，并主持医学教育和考试，行省和其下各路的总管府也都设有提举司。尚从善在至元四年（1338，戊寅）就任江苏浙江提举，宣授成和郎。从事过医学教育工作，使得他论道辨理通达透彻。

《伤寒纪玄妙用集》一书，是尚从善以自己的临床经验和学养又采摭诸氏要言编辑成书的。历代以来，研究解读《伤寒论》的著作最为宏富，门派最多，大致有注疏派、通俗派与伤寒温病派等，注疏派中又有错简派与崇古编次派之争论。虽是代有发明，但因注家之多，又把学术引向烦琐，让学习者不知可否，望玄生畏。能有一部实用明白的伤寒著作着实可贵。诚如书名所示，尚氏编次的是书，正堪为是纪其玄妙之用，以欲传人广而达为主旨的佳构。

全书10卷40篇，包括三十论、十辨，附仲景药性凡九十品，是作者竭其心智20年的成果。此书理从灵素，讲究脉法；药从神农本草，强调必须依方炮制。尊王叔和与成无己，持伤寒统赅百病之论，伤寒金匮合为一，病证皆容纳于六经纲目之下。作者重视解词和俗字的读音，在目录后首先列出字词的标注反切。卷一的《伤寒类说》，用865字对伤寒医理、主证主方、治要传经的概述，可谓《伤寒论》的至真之要，继下以问答结合注释精解了《辨脉法》《平脉法》和《伤寒例》。此中向读者昭晰了学习《伤寒论》的要领："原诊以知脉，切脉以论病，因病以立法，因法以附方，因方以说药，咸按仲景成法，庶使医家者易知而易行，临证无三思之疑，用药获十全之效。"这也是获得疗效的诀窍。卷二为《六经论治》，作者持足六经的经络说，以《内经》之理述各经病证之要，他提出引领六经病的 12 个主方是：足太阳膀胱经病是桂枝汤、麻黄汤，足阳明胃经病是大承气汤、小承气汤和调胃承气汤；足少阳胆经病是小柴胡汤；足太阴脾经是桂枝加芍药汤；足少阴肾经是麻黄附子细辛汤、麻黄附子甘草汤；足厥阴肝经是当归四逆汤、麻黄升麻汤和干姜黄芩黄连汤。又称桂枝汤为"诸方之祖"，通过桂枝汤加减的论述，也展示出作者运用桂枝汤达到出神入化的境界。同卷还论述了六经禁忌和太阳证下有十八变。卷三至卷九论述 30 种脉证并治。卷十为 10 种治法运用之辨。阐述诸方后又进一步详明 10 个方剂的加减，这里很多是凝聚了作者的经验。10 卷中除仲景原书 112 方外，又补充了历代治伤寒卓效者 32 方，全书共 144 方。

作者曾在目录之后写道："凡十卷四十篇，通计六万六千五百六十七言，正经四万三千四百七十四言，注文二万三千九十三言，药性一卷四千一十五言。"从作者对自家文字的统计，不仅说明作者著书有要，惜墨如金，也折射出他的严谨的学风。在此书中，他用词通俗，叙述清晰，明白晓畅，能令人学而达用。此书也足以成为《伤寒论》著作系统中的金玉之品。

《伤寒纪玄妙用集》书首有名士张翥的序，写于至元二年（1336，丙子）六月一日，以小篆书于广陵寓斋。序后有作者浣手书的《张仲景传》，时间是至元戊寅年（1338）。两者相距 2 年。《张仲景传》与十卷书的笔迹一致，可知作者亲自抄写两年方始告竣。此抄本是用楷书抄写，极为工整。偶有几处补正的小字也极为工整，以此说是书为稿本。本书藏于浙江图书馆。此书现影印出版，为学习和研究《伤寒论》提供了新资料。

邃密商量蔚深沉
——话说河间与易水之争

河间与易水的学术争鸣是金元医学史上的一桩盛闻，始于河间学人对宋代朱肱《南阳活人书》（简称《活人书》）的驳诘，后因李东垣著《伤寒会要》和《伤寒治法举要》，支持、发展了朱肱的有关见解，遂使争论的峰头转为河间与易水之争。争论为当时医家所共识，后因东垣的两部伤寒著作的失传，后世只知有争，不知争在何处。倒是《四库全书总目提要》所说的"观元好问《伤寒会要》序，知河间之学与易水之学争"之语，为了解争论的缘起和要蕴提供了线索。

明代王节斋在《明医杂著》中说"外感法仲景，内伤法东垣"，虽然听者多认为东垣不能与仲景并列，但也不否认东垣对内伤论治方面的成就。其实，"内伤法东垣"这一赞语，倒掩盖了一代大师医术的全面性。从《伤寒会要》序和东垣学术传人王好古《此事难知》书中保存的一些治伤寒内容，得知东垣伤寒之学，启自仲景，师于元素，向学于朱肱，伤寒是其专长，有独到见解，还创制 12 首治伤寒的方剂，"发仲景所未发"，以其"论证设方，其应如响"，人称"神医"。对《此事难知》保存东垣伤寒的功绩，《四库全书简明目录》说道："皆阐明李杲之绪论，于伤寒证治尤详，杲《伤寒会要》久已散佚，唯赖此尚存其梗概。"元好问在《伤寒会要》序中说东垣的学术强项是"伤寒、痈疽、眼病"，治伤寒"指掌在仓猝之际"。清代汪琥在《伤寒论辨证广注》中，归纳了东垣在《伤寒治法举要》的 32 条要点，并概括其治疗套路是："治外感羌活冲和汤，挟内伤补中益气汤，如外感风寒，内伤元气，是内外两感之证，宜用混淆补中汤，即补中益气汤加藁本、羌活、防风、苍术也。又一法，先以冲和汤发散，后以参芪甘草三味补中汤济之。"这些是东垣伤寒之学的概况，是东垣治伤寒突破"三禁"的例证，有助于进一步了解河间与易水之争。

元好问在《伤寒会要》序中，叙述东垣赞同朱肱，以东垣治例说虚人和夏月以前使用"群阴之剂"的不当，并未言及河间其人其论。但文中透露了两种不同的治疗观念。元好问（1190—1257）比东垣小 10 岁，秀容（今山西忻县）人，是金兴定三年（1219）进士，曾任金尚书省左司员外郎等职，金亡不仕。他最为我们熟知的是他的《论诗》名句"误把抄书当作诗"和"鸳鸯绣了从教看，莫把金针度与人"。他也在医家之列，他的医学著作《集验方》，都是经他亲验有效之后才写进书中。在《伤寒会要》序中，他对东垣的论治理路概括得当，但从所举病例中可知东垣赞同朱肱。朱肱（1050—1125）是北宋名医，进士出身，官奉议郎、医学博士，他以经络解释伤寒六经，用传经理论治疗伤寒两感，又将温病和痘疹等纳入伤寒的范畴以论治，治方除仲景传下的 112 方之外，又吸收《千金方》《外台秘要》《太平圣惠方》等方书中的 126 方补仲景之未备。在北宋初名著一时，甚至当时"只知有《活人书》，而不知有长沙之书也"。

河间学派肇创人刘完素，对朱肱非常敬佩，他在《素问玄机原病式》序中说："唯近世朱奉议，多得其意，遂以本仲景之论，而兼诸书之说，编集作《活人书》20 卷。其门多，其方众，其言直，其类辨，使后学者易为寻检施行，故今之用者多矣。"但同时也指其不足，说："然而其间亦有未合圣人之意者，往往但相肖而已。"说有不足之处，并未具体指驳，也没有立为争论的对象。首开论战的是刘完素的亲炙弟子马宗素，他在所著《伤寒医鉴》中，"皆采刘完素之说，以驳朱肱《南阳活人书》，故每条之论，皆先朱后刘。大旨皆以热病为伤寒，喜寒凉忌温热，然《活人书》往往用麻桂于夏月发泻之时，所以贻祸"（《四库全书总目》卷一〇五存目）。其后又有刘完素私淑弟子葛雍等人在《伤寒直格》一书中，批评朱肱六经"传足不传手"之论，斥之为"不经之论"，陈述河间主火用攻下主要是针对当时热病为多，不能说用下法即是伤阳。马宗素等人，在刘完素故去数年后，又借《伤寒直格》重刊之时，在序跋中重申此义。河间一派批驳朱肱，除夏月伤寒不当用温药之外，还有三方面的争论：一是说朱著分证不清，混淆经界，将三阴经的热证当作阴寒证；二是传至阴经的热证不该用温法；三是不该"将阴阳字释作寒热"。总括来看，争论的关键是伤寒该用辛温还是用寒凉。

李东垣 30 万言的《伤寒会要》是他的第一部著作，元好问序于 1238 年，刊行以后，河间学派与朱肱的争论，转为河间与易水之争。元好问在《序》中对东垣能突破伤寒"三禁"给予肯定，三禁指的是经禁、时禁、病禁，东垣以"见证得药，见药识施，以类相从"为标格，回应马宗素的"分证不清，混淆经界"的批评，支持朱肱在《证类活人书》所说的"病人有虚有实，邪气传受迟速不等，岂可拘以日数"之论。《序》中选载了几个东垣治疗案例。东垣治西台橡萧君瑞的重症伤寒，病人于 2 月中开始发病，寒热重，因前任医生在立夏前误用白虎汤，造成面如黑墨，脉沉细，小便不禁，后经东垣用温药升阳行经得愈，说明夏月伤寒，应该因病因人之异可以用温药。东垣又治京兆酒官王善甫和冯叔献之姪马栎。王善甫患鼓胀，前医用阳药淡渗不效，东垣投以群阴之剂，使气化得行而愈。马枥之病形似热证，脉虽七八至，但按之不鼓，前医欲用承气，东垣止之，热因热用投以姜附，寻汗出而愈。从几个病例可知，东垣易水一派，与刘完素河间一派，在治疗思想上有所不同。明代以后，医学界把刘完素的"专主火，遵之经，断自我"和张子和主攻下的一派，称为"霸道医"；称东垣一派和朱丹溪等人为"王道医"。又经历一段时间以后，"王道"之说已成为赞语，"霸道"之说不再提起。因两派主旨是治疗观点的不同，又都具实践性，后人又将两派视为两种风格，诚如元末明初吕复所评析的那样："刘河间医如橐驼种树，所在全活，但候冰雪以为春，利于松柏而不利于蒲柳。""李东垣医如狮弦新绠（gēng），一鼓而竽籁并熄，胶柱和之，七均由是而不谐矣；无他，希声之妙，非开指所能知也。"

　　河间易水之争使中医学丰采而别致。两家是出于同一历史时期的两个不同学派，学说不同，但在立论上却有相同的渊源：两家都援用《易经》之理，又都引发于五运六气。中国古代的医学家多是把《易经》之理论作为医理的根据，刘完素尊离卦之火，李东垣重坤卦之土。河间一派在《伤寒直格》中引《说卦》的"乾为寒为冰"，作为用寒凉立论的依据，创天水散。东垣也引用《说卦》，以"坤为地"而重脾胃，讲气化以泰卦论升降，有交泰丸。刘完素从病机十九条火热条居多而主火，又从"君火以明，相火以位"而创相火之说。他指认病气与岁时节气之相关是病机的关键所在。他在《素问玄机原病式·六气为病》中说："一身之气，皆随四时五运六气兴衰，而无相反矣。"李东垣《脾胃论》中的升降学说，系发挥五运六气的"气随时变"，他说："经言岁半已前天气主之，在乎升浮也；岁半已后，地气主之，在乎沉降也。升已而降，降已而升，如环无端，运化万物。"

　　争鸣的两派对宋代医学各有所承。例如宋代医家治疗痘疹，有庞安时的可下派与朱肱的不可下派，刘完素承继庞安时，李东垣循依朱肱。两派初始都为反对宋代滥用药的不良风气而张本。刘完素针对《太平惠民和剂局方》以后，用辛温香燥之风盛行，反对滥用辛温，也包括反对朱肱以三阴经为阴证用温热之品。李东垣"撰《内伤外感辨惑论》一篇，以正世人用药之误"，也包括河间之学春服宣泻之类，说惯用泻下"损其元气，暗里折人寿数"。在论证中，河间一派以宋人为靶点，东垣一派以河间为靶点，之后河间与易水互为靶点，各是其是，各非其非。最后，坚持伤寒是热病用攻下的河间之学成为温病学说的先源；坚持护持脾胃者，立论愈加精研辟为温补学派。两派之争，无判胜负，可谓双赢。两派之争，究其实质，是在辨证论治时，恪守自家理论的问题，故《青岩丛录》评论说："刘（完素）李（东垣）之法，虽攻补不同，会而通之，随证而用之，不存乎其人乎!"道出了转相启发、互补为用的至理。

金元医学有学术争鸣，与受宋代理学学风的影响有关，宋代理学家辩论之风强盛，又具批评精神，例如学术史上南宋著名的鹅湖之会，是由吕祖谦发起朱熹与陆九渊两派关于"为学之方"的辩论，后世多所称道，朱熹另一次与陈亮的"功利之辩"，在中国思想史上也很著名。金元医家在学术思想史上比之宋代更为活跃，又具革新精神，两派在论辩中壮为大观，形成为独张一帜的两大学派，对中医学的发展做出了贡献。

〔中国中医药报，2006-08-24〕

明代正统铜人在圣彼得堡冬宫被认定

　　庚子之变，八国联军侵占北京，清太医院的铜人及先医庙铜铸三皇像均被俄军抢走，议和后，御医陈守忠曾与俄交涉而未果。此铜人如今流寓何地？这桩椎心之痛的公案，在 2002 年被中国中医研究院黄龙祥研究员审谛索解。

　　铜人又称"铜神"，是我国医学史上最珍贵的遗产之一，最早创制的铜人是"天圣铜人"，南宋李焘在所著《续资治通鉴长编》卷一〇五记载道：

　　　　天圣五年（1027）冬十月壬辰，医官院上所铸腧穴铜人式二，一置医官院，一置相国寺。先是上以针砭之法，传述不同，腧穴稍差或害人命，遂令医官王惟一，考明堂气穴经络之会，铸铜人式。又纂集旧闻，订正讹误，为《铜人腧穴针灸图经》至是上之，因命翰林学士夏竦序，摹印颁行。

　　文中提到的医官王惟一，时任中省尚药奉御，他尊宋仁宗的旨命，设计制造了两尊人体针灸经络穴位模型，同时又著《铜人腧穴针灸图经》以资解说。当时，还曾将三卷的《铜人腧穴针灸图经》刻在石碑上供后人查考。铜人的功效及特征如夏竦的序文所云："创铸铜人为二，内分脏腑，旁注溪谷井荥所会，孔穴所安，窍而达中，刻题于侧。"铜人身高等同真人，体内设置脏腑模型，为了便于教学和考试，可用水银灌注于铜人穴位之中，外表涂以黄蜡，应试者可按穴试针，当刺中穴位时水银当即流出，如有偏误则无见水银。《铜人腧穴针灸图经》上载明各穴位相距尺度，此经络腧穴之标定，即是当时的规范。以实体模型为教具乃至它的设计思想和铸造工艺等，充分展示了宋代的科学水平和民族智慧皆远迈西方。史称此铜人为"天圣铜人"。两铜人铸成后，一尊置于汴梁医官院，一尊置于大相国寺仁济殿。靖康国难汴梁被金兵攻占，一尊铜人流落湖北襄阳，南宋以后不知所终；另一尊和石刻图经作为战利品为金国搬运到北方。后来南宋与金一度议和，金人特以派遣使节王檝将铜人送还。宋朝迁都后，铜人置于元大都（今北京）太医院三皇庙内。元代至元二年（1336），天圣铜人已经磨损不堪，曾经聘请尼波罗国人阿德尼修补过。明正统八年（1443），明代太医院奉英宗皇帝之命，仿天圣铜人又铸一新铜人，史称之为"正统铜人"。正统铜人后来一直珍藏于清太医院内。当时还仿刻了针灸图经，称《新铸铜人腧穴针灸图经》。从两部图经比较看，除宋天圣铜人穴位刻字避讳"通"字外，其他文字等项，两个铜人别无二致，故明正统以后的学习人员和研究者，皆用正统铜人顶代天圣铜人。之后，明清两代还曾仿造过数种针灸铜人，但其身高与制式都大异于天圣铜人，如明嘉靖铜人、清乾隆铜人、清光绪铜人、民国铜人等多尊。现藏珍于中国中医研究院针灸研究所和上海中医药大学医史博物馆的是清乾隆铜人，是1744年，政府为奖励参加编撰《医宗金鉴》要人员而特造的，每人奖铜人一座及《医宗金鉴》一部，上海中医药大学珍藏的铜人就是发给编写誊录官福海的，此铜人系女性，46 cm高，实心，体表刻有经络穴位。

明正统铜人的放存及踪迹，清末光绪御医任锡庚曾在《太医院志》中有所记述：

> 太医院署药王庙香案前立有铜范之铜人，周身之穴毕具，注以楷字，分寸不少移，较之印于书绘于图者，至详且尽，为针灸之模范，医学之仪型也。铸于明之正统年，光绪二十六年联军入北京，为俄军所有。

《太医院志》的记载当可徵信，但得亲见方可确论。此外又有说珍藏于日本的"天圣铜人"，也应考厥。20世纪30年代初，上海名医陈存仁访问日本时，曾在东京国立博物馆见到一具针灸铜人，称之为"天圣铜人"。60年代中国医学家张锡钧也在访日后有所陈述。日本针灸界对此铜人极为尊崇，视为"国宝"，在范定腧穴定位时据比为仲裁依据，《医道日本）杂志社也曾制作仿制品出售。于是，在清铜人下落，辨析殊方异物，遂成为中国针灸学人的天意使命。

2002年8月，中国中医研究院黄龙祥研究员和徐文斌、唐为明一行专程赴俄罗斯考察，在圣彼得堡冬宫中国展厅的不完全公开展品中，发现了一具针灸铜人。该铜人身高175.5 cm，有654穴，352穴名，头部曾有毁伤痕迹。该馆对黄龙祥一行，开始不让参观铜人，后经恳求解释，该馆馆员感凛于道义，方允许详窥细审，测量拍照，问及来历，只说是苏军收购于中国，其他皆敷衍塞责语焉不详。直是隐括情理。

依据本铜人的外形、穴位特征、穴名文字及文献旁证，黄龙祥研究员认定此铜人就是清太医院那尊明正统铜人。他以10项论据博引共证：①此铜人的形态姿势及服饰与《新铸铜人腧穴针灸图经》中的铜人图相符；②《新铸铜人腧穴针灸图经》以强调发际为特征，本铜人像发际突出；③文献记载，正统铜人在明末遭战乱头部曾有毁伤，后在顺治年间修复，本铜人颈项部仍可见裂痕；④实测本铜人身高175.5 cm，与我国学者吴元真从建筑学、经碑布局的考证计算所得宋天圣铜人高度应为175 cm相吻合；⑤穴名文字的模糊难辨程度表明，该铜人年代久远；⑥该铜人穴位数量是唯一与《铜人腧穴针灸图经》和《新铸铜人腧穴针灸图经》相合者；⑦穴名注以楷字与《太医院志》记载相符；⑧在腧穴内容上，带有特征性的腹部穴及大腿后面足太阳经穴的定位具有"京口图"的特征；⑨特征性的颔厌、悬颅、悬厘三穴之定位，与传世各种铜人及铜人图、明堂图均不同；⑩承扶、殷门、浮郄、委阳呈直线排列，与《资生经》经穴图、史索刻铜人图、丘浚铜人图相符，此系与其他铜人相异之处。

据此，十论相订，慧眼烛照，归属自明，足可证实此冬宫所展之铜人即是中国之明正统铜人。又从该铜人"通天"穴名不避宋讳和佐资此铜人是其他铜人的文献证据缺如等，完全排除这座铜人是宋天圣铜人的可能。这说明展于俄国圣彼得堡冬宫中国馆的铜人，即是1900年俄军从清太医院劫走的明正统铜人，以传闻记述对照实物，笃可定谳。

明代正统铜人的认定，也有助于对日本东京国立博物馆所藏被沿称宋代"天圣铜人"的鉴别。中国中医研究院王雪苔副院长在20世纪80年代赴日考察时，就根据外形的身高等项对日本铜人称"天圣铜人"提出质疑。黄龙祥研究员系统整理了历代铜人的有关资料，根据该铜人的外形特征和身高162 cm与天圣铜人不合、穴位数多出11穴、穴名写法与《铜人腧穴针灸图经》记载不合，以及经穴连线出现了元代滑寿著《十四经发挥》中的提法而推知应晚于宋代。2003年10月，世界针灸联合会在菲律宾马尼拉举行的"经穴部位国际标准讨论会"上黄龙祥研究员宣读《古代针灸铜人考》的论文并发布了此项研究成果，被与会学者们所认可。此后，日本东京国立博物馆网站关于该铜人的说明，已改为"铜人形1躯·江户时代·18世纪"了。这表明，日本方面再不提该具铜人是宋代天圣铜人，而是江户时代的日本制作物品了。

〔中国中医药报，2004-12-06〕

二 医史钩沉

清代名医金九渊先生与《冰壑老人医案》

《冰壑老人医案》，又题作《金少游先生医案》，是明季吴天泰（谥生）、朱茂晖（子若）、薛珩（楚玉）、姚森（公静）四位医家，辑录浙江嘉兴名医金九渊的 74 个病案而成编。书首有吴天泰、金丽和姚森三人分别写的序。

案主金九渊，别字长鸣，号少游，晚年又自号冰壑老人。吴天泰的序中说，金九渊是在年 80 岁无疾而逝，也正是在当年镌刻此书工竣，老人的孙子金骅聘请吴天泰校书且委之作序，时为崇祯辛巳年（1641）腊月。据此推算，金九渊当是嘉靖四十一年（1562）生。生卒年的公历是 1562—1641 年。又从姚森的序中称他为"秀水丈夫"得知，他是嘉兴秀水县人。据此，中医古籍出版社 1991 年版《全国中医图书联合目录》所列：金九渊撰《冰壑老人医案》（简称《医案》），1644 年。应该订正为金九渊（长鸣、少游、冰壑老人）撰，吴天泰（谥生）、朱茂晖（子若）、薛珩（楚玉）、姚森（公静）辑，1641 年。

《医案》中的 3 个序言，敬佩称绝地概述了金老先生崇高的人品和侠义，在医术上"刀圭神效，活人不可胜数"。他有"天假之才""少时慷慨雄论"。20 岁为诸生，誉重乡党间，性喜侠鄙儒，数试不第而受折。30 岁时，郡吏"以细事屈辱诸生"，引发了"诸生群哗几致大乱，人情遑遑，辍市数日"。变定后监司追诘倡乱者，正当诸生惊惧思避祸求免之时，金九渊先生虽没参与却愤婴祸难，挺身就狱。此番舍身社举，引起"诸生咸敬惮其义，酒食相饷，狱门之外衣冠之士日百人。御史以其事上之天子，天子哀而释之，时年三十有三"。这一惊世骇俗的事件使他"无意而成名"，此后他专事于医学，一生共临证 50 年。姚序作者的祖父，与金九渊先生比屋而居，情好弥笃，并交结于文章。姚森用"殆儒而侠者哉"一语概括了金九渊先生的品德和性格，称他才高气奇，乐谈游侠之事，可堪比司马子长。从他晚年自号冰壑老人，也足以见其性情。他豪侠和仁术济世的一生，得到后人"年跻上寿，德绝天区"的赞誉。特别是《冰壑老人医案》更受后人推崇，其理由有三。

一是金九渊先生佳案甚多。吴天泰序中称，此集是"拟刻其十之一以行"，是凭记忆所述。人到老年，记忆所述的东西，尽是他印象最深者，其中第二十二案，产妇屠氏妊娠双胞胎，先产男婴一日后无胎动，据脉洪有神知胎儿未死，之后果安产一女婴。第三十五案赵当世患对口疮，即痛在风府穴处，"一医生用刀切开后来问先生，先生曰：杀之矣，何须多问。七日殒。"第四十六案，治项仲展孺人冲任受病者，病家小腹下痛，上升至心坎，手发厥，不能言，不省人事，昼夜痛不绝，庸医以为痰，服竹沥，寒更甚，痛欲绝。先生诊而知是疝瘕，为女子疝之一，医者闻所未闻。先生用桂附高良姜秦椒为引，痛渐止，又附子温中数服安。第五十九案，海宁陈无为次子患险痘三期，请先生视诊，见病象便知，是发痘时用凉药升发后用温药唤脓所致，诸医对金老判断如神惊赞不绝。先生解说此痘疹成脓机制后，指出四君四物草木之气难达峻补，当以大剂斑龙膏参芪何首乌治之，病儿终于转危而苏。此案诊治成为海宁地区之奇闻。

二是理路清晰，应汤捷效。医家常言：伤寒如流水，杂病如旋涡。杂病不像伤寒有病期，且多反复，往往用数剂也无桴鼓之应。金老先生治病，不论伤寒杂病，还是外科妇科儿科，都有清晰的理路和切入点，依据的都是众所熟知理论和方药，没有什么仙授秘法或奇方贵剂，却能在短期内应见疗效。第三案，治在石四封语溪书馆任教的吕某，在途经震泽时受风涛声惊恐，又有房劳，赴馆数日发高热，语溪诸医按伤寒治，病人又见困疲，昏瞀不识人，危殆而回家求治，又见郑声、循衣摸床，脉浮无根。先生诊后说是神已出舍，投五味子一钱，人参一两，酒制红花五分，枣仁三钱，服后病人酣睡十二日，后苏醒病愈。第九案是治沈初平内人习惯性流产，系运用会路分段为治。患妇已滑胎六次，此次妊娠三个月又复胎动，脉如丝，手足冷，医生已投参附藿香兼行血药，入咽即吐，一昼夜后又增喘急。请先生诊后，知此胎已经难保，遂在前医之方中又加诃子、干漆，每次以一勺许小量渐进喂服，药受1/10后胎已堕。但胎衣不下病人又惊恐，继后投抱龙丸15丸，胎衣下病人镇定，之后遂投大量补气血剂，最后一步用大造丸加味治疗，以后患妇生子并育数胎皆安产。第十一案是治蔡夫人昼夜不寐已八个月，无医不延，金坛名医王宇泰也曾诊治不效，遂请先生往脉。见两关洪大，浮有余沉不足，独左手尺脉微，右尺脉则大，问诊得知病人善饭，知不是胃不和非不安者。看以前所用之药，皆是茯神、远志、枣仁、柏子类。先生诊为"肾虚不能制心火，心肝两炽。补之反实，以肾气丸减泽泻、茯苓，加人参、五味，熬膏服之，渐得寝，徐遂安卧"。

三是极度精要，随时为变。先生以此发方书所未发，体现了他辨证论治的技巧和境界。如在第一案治项兰斋都督伤暑身热，病人暑月策马至徐州患热病，之后又乘船南下，仍身热不食，就医不效。他曾自投于水中，为舟人泅水救起后抵家。诸医会诊，一医以为伤食，一医定为外感，第三个医生主张辛散泄气，处方为羌活汤加枳实厚朴生姜。金九渊先生据脉数而虚按之少神，指出此伤暑的脉证，服辛热泄气药必加剧病情。无奈"众议益坚不可破"，病人遂服前药，但服药更余，病人"狂躁谵语，躁且走跃"。翌夜患家长翁踵门延请先生，先生询问其贴身仆人，指他从徐州南下，一路上想必是无小便，仆人回答是，遂投辰砂六一散一两，汲井水灌之，后便下如注，即安寝，又令徐饮冷粥，服清暑益气汤，十日愈。第四案，治石楚湘内人，妊三个月患疟，先生投益元散，以石膏收安胎之病功。第二十一案，病儿毒痘内陷将死，先生用独参一两略佐附子，大补元气使病儿生还。第五十三案，临产妇交骨不开，产妇胎儿皆垂危。稳婆说自从19岁执业以来，首次见此产妇交骨如铁铸铜坚无从运一指者。先生初拟用佛手散，沉思片刻后用威灵仙加以大料，产妇服两剂而胎下。可谓得医之意独此。

74个医案涉及浙江、江苏和安徽等地域的病人，足以说明这个隐于方技的冰蘖老人在世的知名度。医案书写文笔流畅，叙事简捷，理义通脱。不仅表达了临证思路，还具有文胜质的价值。

吴天泰在序文中提出了古籍史书"皆案也"的观点，这也道出了中医重视医案的文化根源。太史公在《史记》中首发医案之先河，历代以来，医案不仅是"宣明往范，昭示来学"的医学文献，其文本也成为独特的文体，章太炎先生赞扬说："中医之成绩，医案最著。"明代是医案从成熟走向繁荣的时代，韩懋在《韩氏医通》中提出了著名的"书案六要"理论，吴昆也在《脉语》中倡导"八书"，此际，医案已成为中医学中的一个科目。在明代医家传记中，很多人都曾经留有医案，可惜亡佚甚多。

作为孤本的《冰蘖老人医案》在今日能够影印重刊，真是至其幸哉！因为，此书对我们学习古代医家经验和了解明代医学的临床情况，都是非常有意义的。

百年考古发现与中医学

中医学的博大，不仅见诸于特色理论和临床的卓著疗效，而且也以其寥远先识的医学发现和原创性的医学发明，展示其辉煌成就，近百年有关医学的考古发现，极为富赡地再现了它的历史积慧，同时也促进了中医文献学的创立。

一个世纪以来，中国考古学取得了丰硕的成果。甲骨文的发现原已和中医药有密切关系。1899 年的一天，北京城里的国子监祭酒兼团练大臣王懿荣得了疟疾，在开出的中药方中有一味叫龙骨的药，他在煎药前发现龙骨上竟然隐隐约约地刻有字迹，由此而发现了中国最早的文字，即甲骨文。1900 年 7 月，八国联军入侵北京，王懿荣在自己的花园里投池殉国，他辛勤搜集的上千片龙骨翌年转到后来写《老残游记》的刘鹗手中，刘鹗于 1903 年出版《铁云藏龟》，为甲骨文最早的著录。此后由甲骨文又引发了殷墟的开掘。甲骨文的研究，不仅成为新史学的开端，也造就了一批如刘鹗、孙诒让、罗振玉、王国维、董作宾、郭沫若、唐兰、于省吾、胡厚宣等考古学大师。据胡厚宣先生统计，仅《甲骨文合集》就收录了有关疾病的甲骨 320 片，计约 1000 条左右。甲骨文中有人体器官的记载，还记有内、外、妇、儿、眼、口腔、耳鼻喉等科 40 余种疾病，有疟、蛊等病名，有疾年、雨疾、降疾等流行病的记载。胡厚宣先生曾据此写有专著《殷人疾病考》。

1900 年，道士王圆箓发现敦煌藏经卷等文物，其中有一批卷子医书，这是历代以来出土医籍规模最大、数量最多的，目前统计有 62 种，其中《张仲景五脏论》《平脉略例》《本草经集注》《食疗本草》《新修本草》等皆为未见传世或流传甚少的珍品。由此蕴发出敦煌医书研究的中医文献学研究专题。马继兴、丛春雨等皆有专著出版。

简牍和帛书的发现，是我国近百年文物考古重大发现的一个侧面。"简帛"即是古人所云的"著之竹帛"，是以笔墨书写在竹木简牍和绢帛之上。1907 年和 1916 年在敦煌出土的简牍《流沙坠简》《居延汉简甲编》等都有医学内容。1972 年甘肃武威出土 92 枚简牍，被学者编为《武威汉代医简》，后定名《治百病方》，其成书早于《伤寒论》，有些方药治法堪为辨证论治的滥觞。其中有"瘀方"9 首，是最早的活血化瘀治方。简帛中最为咸灿冠绝的，要算 1973—1974 年长沙马王堆汉墓出土的帛书《足臂十一脉灸经》《阴阳十一脉灸经》甲乙本、《脉法》《阴阳脉死候》《五十二病方》《导引图》《却谷食气》《养生方》《杂疗方》《胎产书》和竹木简《十问》《合阴阳》《杂禁方》《天下至道谈》等，很多书编著年代早于《内经》，从此结束了"我国第一部医学著作是《内经》"的说法。著名学者王国维早在 20 世纪 20 年代就指出："古来新学问起，大都由于新发见。"正是因于有连盈充栋的古文献和新发现，合之乾嘉以降的古今研究方法，马继兴先生的《中医文献学》于 1990 年应时出版，这是奠鼎中医文献学科的开山之作，是 20 世纪中医学成就之一。

文献的发掘，为医学史研究提供了实物。1963 年在内蒙多伦道新石器遗址出土的石针，经鉴定即是砭石，此后在河南郑州、新郑，徐州高皇庙，山东日照等地皆有出土，这是《内经》作者也未曾见过的。此外又有骨针、竹针、陶针等出土。1968 年河北满城西汉刘胜墓中出土了九针，其中 4 根金针、5 根银针，系《灵枢》所论之九针。1977 年安徽阜阳双古堆汉墓在出土简牍同时，还出土了六壬拭盘及太乙九宫占盘，前者与《灵枢·卫气行》篇相符，后者与《灵枢·九宫八风》篇契合。1993 年四川绵阳出土一具长约半米木质涂漆的针灸人模型，为西汉早期葬品，此模型比北宋王惟一的铜人早 1000 余年，是世界上最早的医学教学模型。1999年我国考古学家在对青海地区出土的古代人骨进行研究时发现，早在 5000年前的新石器时代，我国古人已在医治病人的过程中实施了开颅手术。这些新的发现，不仅填补了医学史上的空白，也反映了古代医学科学的光辉成就，证明了中国医药确实是一个伟大的宝库。

〔中国中医药报，2003-03-24〕

《达生编》作者考

亟斋居士所撰的《达生编》，是清代的中医产科名著，是书专为难产而编撰，以其节次清晰、要语的当、验用多效而盛传于世。从康熙五十四年（1715）初刊以降，坊间翻刻不断，至 1949 年，200 多年间，竟翻梓再版达 156 种之多，并纳入数种合编本。又有诸多的增注本和增补本，如毛祥麟《增注达生编》、倚梅《校正增广达生编》《达生全遍》、周毓龄《广达生编》、周登庸《续广达生编》等，也皆为产科名著。

《达生编》署"亟斋居士"，他在"《小引》"中又自谓"守恒山人"。均未著名姓。"《小引》"表达了他扬技济人，志达天德的情怀。此意以"先生如达"一语所概括。对此，后世翻刻者序以解读。如浙东陆次山于咸丰九年（1859）《序》曰："《诗·大雅》云：'诞弥厥月，先生如达。'《集传》：'达，小羊也。羊子易生，无留难也。'守恒山人，编以'达生'名，盖取无留难之意，其言畅而明，其意切尔近，妇孺皆可通畅。"

亟斋居士即守恒山人，传世著作颇多，现存还有《集验新方》《妇婴至宝续编》（残本）《保生编》《胎产良方》《达生宝婴汇编》《儿女至宝》《亟斋急应奇方》等。但是，对于作者的姓名和身世，200 多年来一直无从知晓。他所编撰的书均署亟斋居士，著书地点，或为"于南昌郡舍"，或为"南昌郡署之西堂"。何时希先生所著之《中国历代医家传录》，将亟斋居士列入"女科"，但又有按语说："曾见言亟斋居士系女姓者，未记书名，观此似又属居官而并隐其姓名者。"此猜测提供了线索。

在 1999 年王乐匋先生主编的《新安医籍考》中，在《达生编》项下，刊载了关于亟斋的重要资料，其考记言："光绪三十一年（1905）《霍山县志》卷十一《人物志》下《文苑》曰：'叶风，字维风，号亟斋。父昇籍休宁，奉母居于霍。为行学古，诗文皆力追唐宋以上，风发遒厉。中年曾参南昌郡幕，厌棼（fén）浊，弃而返棹（zhuō），隐于医。所著诗文集若干卷，医书数种，贫不能梓，仅刻《史论》数篇。风前在南昌幕中，曾刻《达生篇》，发挥生育常理，自署亟斋而不著姓氏。'"这里已将亟斋的姓名、贯籍、行止等大体列出，但仍不能断然作结。关于他的姓，何以有"系女姓者"之说？他为何"隐其姓名"？又，他身为文士幕宾，何以能写出操作难产的书？

二 医史钩沉

2003 年，笔者在撰写《中医古籍孤本大全·亟斋急应奇方》的《内容提要》时，有幸阅读了亟斋居士的该书稿本，意外在其《急救门》的"旁批"中，见到写有"张亟斋记"四字。由是可知，他自认姓张，正是他从乃母之姓。据此判断：他父姓叶，母姓张（女姓）。其名风，字维风。父亲是休宁人，母亲是霍山人，他奉母而从母姓。他号亟斋，又署亟斋居士、守恒山人。也自称张亟斋。他意欲避父用母姓可能是用亟斋的原因。

在咸丰九年（1859）的温州刻本中，有南阳刘可鹤的题《叙》，解释他藏名而用亟斋的另一原因："诚以事属妇道，猥陋俚俗，欲著其姓氏，未免贻笑方家而欲不传，犹恐有误于妇道，余窃其救世之心，诚亟亟业，此亟斋之名，所由起乎？"这里，刘可鹤以他是男士写妇产之书有所避猥解释藏姓埋名，以亟亟诚意之仁推测"亟斋"二字。

亟斋居士虽然研习医学，毕竟是幕僚文士，在《亟斋急应奇方·解毒汤方》"但芒硝不可服"句下，有他的自注："又行医者云：凡治汤火索炼方，亦不宜用芒硝。"此注表明他确实不是行医者。那么，他何以能写出有些内容前人也不曾记载过的关于难产的书？对于此事，清代文学家李斗所著的《扬州画舫录》中，有与《达生编》有关的记载。《扬州画舫录》卷九《小秦淮录》，记扬州大东门一带，接生婆也开业称"堂"，并在第67 则写道："王氏收生堂，即媪婆也。年六十。谙妇人生产之理，刻《达生编》行于世。"李斗，字北有，又字艾塘，号葵园，又号画坊中人，斗山老人。仪征人。诸生。博学工诗，通数学音律。著《永报堂诗集》《艾塘乐府》《艾塘曲录》《岁星集传奇》《奇酸记传奇》和笔记《扬州书画录》《扬州画舫录》。晚年患风疾服食防风而愈，因名所居曰"防风馆"。《扬州画舫录》18 卷，以其"目之所见，身之所闻"，记扬州名胜、园亭、寺观、风土、人物、医药等，搜集丰富，为 17 世纪、18 世纪的学术、诗文、曲艺、医学等提供不少史料。如记载了扬州药肆，戴震注医经主张中西医结合，记载名医赵鸿远、汪彦超、李钧、杨天池等人的治案，均详赡确实，袁枚、阮元墓都曾为书作序，比之余怀的《板桥杂记》。李斗的这一史料，对亟斋居士和《达生编》的情况，又提供了一个线索。李斗记载的是康乾时代的地域文化，亟斋居士与 60 岁的接生婆王氏，堪为在目之辈。按当时的出版情况，著书人与刻书人都是有一定联系的，或因学术，或为经费资助，或二者兼有之。《达生编》之撰书人与刻书人有何等关系，待寻信谳。《达生编》是否就是撰 60 岁接生婆的经验，也有待进一步考索。亟斋居士自言整理此书，揣摩印证，委系无疑，当是原委符实的。

俞樾及他对中医学的贡献与困惑

医儒相通，历代以来对医学做出贡献的学人不少，但也有文道相罅者，晚清朴学大师俞樾就是对中医学术既有贡献又有偏颇的人物。

俞樾（1821—1906），字荫甫，号曲园。浙江德清县人，清道光进士，改庶吉士，咸丰七年（1857）被劾罢官归里，杜门撰述，晚年教授弟子发扬学术，以学识渊博，治学严谨，擅于诗词载誉于近代士林。他的《春在堂全书》490 卷，是近百年治经学与古字文学的重要著作。

清末读书人仍以科举入仕为正途。俞樾道光三十年（1851）考进士在保和殿复试时，诗题叫"淡烟疏雨落花天"，俞樾答诗句首为"花落春仍在"，得到了担任会试阅卷大臣礼部侍郎曾国藩的赏赞，曰："此与'将飞更作回风舞，已落犹成半面妆'相似，他日所至，未可量也。"经曾国藩的建议，俞樾以复试第一被点为翰林。俞樾也对恩师崇敬异常，认为曾国藩是个"出人将相，手定东南，勋业之盛，一时无两"的大人物。与恩师和同辈李鸿章等人相比，自己却有宦途失意，"沧弃终身"之叹，吟"花落春仍在"聊以解嘲，居室提名为"春在堂"以自慰。其实，学术的价值比顶戴花翎更为永恒珍重。俞樾在经学、史学、文字、书画、篆刻等方面的巨大成就，其影响远及日本及东南亚各国，被当时尊为"东亚唯一的宗师"，他在苏州、杭州、上海、德清、湖州等地的书院任教，前后达 33 年之久，有人称颂他"门秀三千士，名高四百州"，培养出了弟子黄以周、吴大澂、陆润痒、章太炎及曾孙俞平伯等大学问家。同治十三年（1874），他侨居苏州，建宅名曲园，取《老子》"曲则全"之意，以此别号曲园居士。

俞樾也关注中医学，认为子书之中以医书最为重要，他在《与刘仲良中丞书》中说："窃谓诸子之中，有益民生日用者，切莫于医家。宋元后诸家，师心自用，变更古意，立说愈多，流弊愈甚。宜多刻古本医书，如《难经》《甲乙》《巢氏诸病源候论》《圣济总录》等书，俾学者得以略闻周秦以上之遗言，推求炎黄以来之遗法，或有一二名医出于世间。"（《春在堂尺牍》卷六）在诸古医籍中，他最重视《黄帝内经》，认为"四库全书中，子书莫古于《黄帝内经》"，对于各注家，认为"宋林亿、孙奇、高保衡等校正者为最善"。他提倡多刻古医书的同时，还校释《素问》48

条，收集在所著《读书余录》中。1924年裘庆元在刻《三三医书》时，将此48条定名《内经辨言》，纳入其书。他的校释，系用高邮二王的治经方法，从语言环境中确定词义和句义，博蕴精当地使用"书证法"。其价值正如上虞俞鉴泉在书序上所说："考据精详，引证确切，关于《黄帝内经》之一字一句，无不探赜索隐，辨讹正误，良是助吾医之研经考古者。"1879年俞樾还用三言歌诀写一养生通书《枕上三字诀》，是微型科普的精品。

然而，就是这样一个对医学文献研究成就独步的学者，在溯古的同时，又走向了反面，写出了一篇敞弃中医的《废医论》来（《俞楼杂纂》第四十五）。究其原委，时值洋务思潮，崇仰西学之际，又因俞氏的妻儿多病早丧，引发他对医学的楚痛，诿其责于"脉虚""药虚"，便认为中医脉不可凭；中药不足取，叹医之技则日益苟且，其药之而愈者乃其不药而亦愈者，其不药不愈者，则药之亦不愈"，概然废医。俞氏把古代"有病不治，常得中医"之论评价中医药，有失经学家"博瞻贯通，无征不信"的懿旨，其论说命意含混，不能自洽。这也表明，不同学科的知识，只能沟通，不能替代，俞氏的经学水平虽属高超，终不能代替医学认识。

〔中国中医药报，1994-07-04〕

回望"文化大革命"时期的中医学术

"文化大革命"时期中医学术有三个特点:一是标新立异,二是批判开路,三是塑造典型。

1971年我有幸和黑龙江中医学院西医离职学习中医班的同学一起赴京,参观卫生部在美术馆举办的"全国中草药和新医疗法成就展",之后又到天津参观南开医院。在展览会上见到当时一些印刷资料,引人注目的是,有的方剂名称因为和"四旧"有关,被"破旧立新"而改为新的称谓。如四君子汤改名为"参术苓草汤";白虎汤改名"石膏知母汤";真武汤改名"温阳利水汤";小青龙汤改名"化饮解表汤";四神丸改名"四味止泻丸";孔圣枕中丹改名"枕中丹",等等。当时就多有疑窦:印在纸上可以,不一定行得通。因为:一者,翻唱新词似乎迴避了四旧,但是要想学深学透,还得溯其源,找到旧名词、旧方名才能深知其意;二者,是无法做到,中医方剂有名者以万千为计,如何改得了;三者,遭来麻烦,这一改,将使现行中医药人员都成为无知之人,会导致工作上的混乱。学术不能割断历史,也不能轻易改动规范。果然这一"破旧立新"之举,有人提倡,无人响应,流产了。

"文化大革命"时讲解阴阳五行最须谨慎。它是中医理论之本和框架。但是自清末西学东渐以降,就不乏受到指责,民国初年的新学与国学之争、科玄论战,以及中医与废止派的争论等,阴阳五行都是焦点。20世纪五六十年代,对传统文化价值的认识远不如今天明确。中医为了说明自己的理论有真理性,解读理论尽量比况唯物辩证法,说阴阳是对立统一规律,"文化大革命"时期仍这样说。讲五行就颇费周章,大致从三方面应对:一是五行的来源采用广州中山大学杨荣国教授的五种物质说,这是唯物的,绝不谈来源于天上的五星等;二是用五脏间的具体关系来代替或躲开五行生克;三是批判地讲。那时有些内容如五运六气、房中养生不讲。这类遗绪在现在的教材中仍可略见一二。

那个时期出版的期刊和书名也不乏标新。"文化大革命"以前中医公开发行的期刊仅八种,此时全都停刊,1975年以后逐渐复刊或创刊。复刊的《中医杂志》于1975年更名为《新医药学杂志》,至1979年又恢复《中医杂志》的刊名。广州中医学院即现在的广州中医药大学,在"文化大革命"后期创刊了《新中医》，刊名沿用至今。黑龙江中医学院即现在的黑龙江中医药大学，在1970—1972年曾出内部刊物《红中医》。其他出版的书取名用"新"者如《新急腹症学》《新医疗法》《新编中医学概要》等。那时出版的中医书籍，扉页上常印有毛主席的手书，或是"救死扶伤，实行革命人道主义"的题辞，或是"团结新老中医……"那句话，或是"把医疗卫生工作的重点放到农村去"。之后还要列数句毛主席语录，这些语录与书的内容无关，可能与时局有关。在书的《前言》之上面，还常常有一句最高指示："古为今用，洋为中用。"《前言》的第一句话多是：伟大领袖毛主席教导我们"中国医药学是一个伟大的宝库，应当努力发掘，加以提高"。《前言》的末段也多有定格，起句也往往是：伟大领袖毛主席教导我们"中国应当对于人类有较大的贡献"，再说数句后收合，是连续几句有呼唤性的口号，以惊叹号结尾。这也符合传统的起承转合。语录被奉为极则，一律用黑体字。当时学校名也有冠"新"者，如现在的南京中医药大学，当时与江苏医学院合并，称为江苏新医学院。

鸣高立异要以大批判开路。西医学习中医入学首先是入学教育，是批判。批判民族虚无主义，批判中医不科学的谬论，以余云岫等提议的取消中医案为典型事例，这是必要的。但是激烈的言词后面忽略了深层次的论据。无人提起余云岫学术还是很有深度的，他曾著《古代疾病名候疏义》和《灵素商兑》等多种中医著作，他研制的余氏止痛膏属于中药制剂，很有疗效。他对章太炎执弟子礼甚恭，和沪上几个名中医关系甚洽，当年论战是论战，交往是交往。上海也有批判药理学家张昌绍的大字报，因为当年他参与了提案，他是演员陈冲的外公。现在看来，当时对此事的批判说理深度不够，没有把中医学术特质展示出来，以至于今日还有新取消派在那里轻薄为文。当然，今天这个局面还有学风浮躁及个人因素。当代的中国学人有必要站在历史的新高度对这些事情进行深思。

当时也批斗了一些"旧社会过来"的名老中医和学术权威。1971年，我们参观了北京东直门医院和天津南开医院。当时东直门医院办的展览已是尾声，其中有批判秦伯未的图画和解说词。言辞不甚激烈也有些牵强，可能是为了适应形势不得已而为之，但毕竟是让他挨了批。他就是在那年因患癌症病逝的。那场大批判中，中医研究院的谢仲墨和北京中医学院的宋向元都是自灭性命，还有上海的陆瘦燕。安徽中医学院的孟昭威教授，在1967年被投入监狱，他在狱中见到了《新编中医学概要》，看到了属于"新编"之处的错误不少，在没有墨水的情况下，以患病为借口要来紫药水，用火柴蘸紫药水，把反驳的文字写在书的空白处上。看来，有批判，也有反批判。

南开医院在"文化大革命"前就是全国中西医结合的先进，创造了中西医结合治疗急腹症等成果，可以说，现代中医的实验研究就是从"南开四法"启步的（四法是通里攻下、清热解毒、活血化瘀、扶正固本），以实验动物模型来阐述中医"法"的机制，这一创新，标志中医学的科学研究步入了实验研究的新时期。参观时接待我们的是工宣队领导，他的介绍讲话有两个意思，一是不断开展大批判，二是医院谁掌权的问题。强调要由毛泽东思想宣传队掌权，医院才能办好。那个时候，批判是主题词，也是常用词。

在我所任教的黑龙江中医学院，1972年工农兵大学生入学，当时也有一阵子学生给学校贴大字报，但我们感到威慑力已大不如前。期间，有医学史教研室车离编写了教材《中国医学史》，未待公开出版，工宣队就要组织批判。教师们却持反对态度，甚至说，我院建院以来第一次有了自己编的教材，这是成就，应该鼓励。可见"文化大革命"后期，搞批判已经无法组军，令人生厌了，反感了。遂不了了之。

"文化大革命"时期以塑造典型称著，主要是通过报刊和讲用会。中医学是在实践中发展的，不管是在什么社会环境下，也不论是"谁掌权，谁当政"，只要付以辛勤的实践，就可能获得学术成果。"文化大革命"时的一些成就，有的是长期的积累，在此时被推出，例如1971年7月《人民日报》公布的"针刺麻醉获得成功"；也有的是在"文化大革命"时产生的，例如1971年脑外科的焦顺发医生发明了头针疗法，当是和针刺麻醉一样可载入医学史的一大贡献。那个时期重视中西医结合，1971年"两报一刊"（《人民日报》《解放军报》和《红旗》杂志）发表了署名侯勤文的文章：《毛泽东思想照亮了我国医学发展的道路》，把中西医结合作为一个时期的工作重点，推向一个高潮，也涌现了一批成果。

但是，那个时代也确实有靠宣传推广"塑造"出来的典型，或把实际价值夸大为典型的。当时，以其掌握"一根针、一把草和一颗红心"就能创造出"人间奇迹"的典型人物屡见报端。以"681"攻克克山病最为称奇。克山病是流行于东北、内蒙、陕西一些地区的地方性流行病。病理属于坏死性心肌炎，流行猖獗。哈尔滨医科大学从1953年起对此病进行专项研究，洪宝元教授曾有专著《克山病》，于维汉教授于20世纪五六十年代在流行区研究和工作20余年，基本上摸清了克山病的流行病学、病理学和临床规律，制定了很有成效的诊治规范，也未敢称道攻克或突破。倒是被一个叫刘绍显的农民给"攻克"了。刘绍显是内蒙北部山区的贫农，为乡村铁匠，家中曾有七人死于克山病，他妻子也患此病达十年，他寻医问药遍求偏方。一次他听说点豆腐的卤水可治此病，他自己先嚼试，未见有毒，便让发病的妻子饮下，翌日自觉病情见轻，连服三个月腹水消退，可以劳动，经地方医院检查认为病愈。此法遂在本地方推广，说治愈率达90%。这是1967年的事。此事当时卫生部领导高度重视，《人民日报》也进行了宣传。因是1968年1月推出来的，称为"681疗法"。在1969年8月28日召开的全国卫生工作会议上，周恩来总理特意召见四人，即打开聋哑禁区的沈阳部队军医代表赵普羽，创造681疗法的内蒙古代表刘绍显，以及坚持爱国卫生运动17年的广东乐昌县歧乐大队的代表罗堂通和林寿谦，周恩来总理给予他们以高度评价和赞扬。因四人中有两位是铁匠出身，此事也一直传为美谈，因其体现了当时经常说"卑贱者最聪明"的精神。刘绍显后曾经被任命内蒙古阿荣旗革委会副主任，主管卫生工作。1976年后仍回家务农。

681的发明也激发起批判情绪，有大字报批判城市老爷卫生部的走资派，批判反动学术权威的学术垄断，曾在北京的大会上批判于维汉教授。当时有的药厂把卤水做成制剂，称"681"或"卤干粉"。开始时说尚能治疗胃溃疡、失眠等二十余种病症，已经写进一些当时出版的书中，后来竟说可以治疗肝癌、胃癌、肠癌诸癌症，药厂的产品居然称其为"681抗癌片"。

"文化大革命"时是继承大跃进的"打破常规"而"砸碎条条框框"的时代，有一段时间不讲什么审核手续和批准文号，药效、毒性试验和临床试验全成了"陈规戒律"，对药厂设备和技术指标更是无从提起，味精厂、酱油厂都曾生产丸药，还美其名为"解放思想，一厂多能"，受到鼓励。最后，还是血的教训否认了这一项在全国会议上被称为"爆发性发现"的成果。癌症病人服药后非但不见效，反而病情愈重，加速死亡。服其药者皆有口苦涩、咽喉胃肠灼痛感，大便干燥等不良反应。"681"对其他的病也没有确实的疗效。这一矜夸喧噪持续一年多的新疗法终于自消自灭。

"文化大革命"时还曾有些地方自行推出的鸡血疗法、鹅血疗法、饮水疗法、醋蛋疗法、红茶菌疗法、爬乌龟疗法等，虽盛传于一时，却从来没有被卫生管理部门认可。这些疗法也未敢称谓中医，中医书中也从未记录这些。看来，中医对一些新东西的吸收是大有选择性的。

瘟疫与中华民俗文化

瘟疫是中国古代对各种流行性急性传染病的总称。它是危害人类生存的重要灾害之一。远古以来，人类与瘟疫为伍，很多民俗、文化现象侵润着瘟疫的印迹。在中国，从文字、舞祭乃至民俗节日，许多都与瘟疫有关，可合之成为一种瘟疫民俗文化。

瘟疫，是细菌病毒等病源微生物在与人或动物躯体一同进化的过程中，随时对人类进行侵袭形成的可怕灾难。考古学家已经在一块距今九千万年的鸟类化石中找到了传染病的证据。约在一万年前，游牧民族开始定居下来并驯服一些动物如猪、马、牛、羊，这些动物为人类带来新的致病微生物；农业的发展、森林的开发和人类其他生产活动引发一些新的群体性疾病，并传播一些动物疫源性疾病成为瘟疫；迁徙和战争等活动，加剧其传播和扩散。

从远古开始，瘟疫、战争、饥荒都是危及人类的灾难。佛家称此为"三灾"（又将水、火、风之灾称为大三灾）。古人对瘟疫的观念，从汉字的演化中也可以展示出来。在甲骨文中，就有"疾年"的记载（见《殷墟书契》前编六十一），指的是瘟疫。在《周礼·夏官·司爟》中，又称为"时疾"。"疠"字已见于《尚书》《山海经》和《左传》。如《尚书·金滕》言"遘疠疟疾"，《山海经·东山经》记有珠鳖，"食之无疠"，《左传·哀公元年》言"天有灾疠"。郭璞注《山海经》说："疠，疾疫也。"可见，在殷周之际，瘟疫又称"疠"。至战国以后"疠"字渐用其引申义，为"疠风"（即麻风）之疠，如《墨子·兼爱下》云"今岁有疠疫"，此处之"疠"，应读音作"赖"，指疠风，即《说文》所云："疠，恶疮疾也。从疒，厉省声。力大反。"

此种传染病之流行，因多发于囚徒奴隶之中而称"温"。"温"本作"昷"，是囚犯或奴隶的代称。《诗经·小雅·小宛》言："温温恭人，如集于木。"言被上手梏（恭）的囚犯或奴隶，被缚在大木上，没有自由。故最早的温字写作"昷"，从"囚"、从"皿"，即囚徒或奴隶。因而把囚犯或奴隶们患传染病称作"昷病"。《说文》："仁也，从皿以食囚也，官溥说。"官溥的这个解释是对的，以皿食给犯人或奴隶以体现其温暖仁义。因囚徒群居患病易互相传染，故把囚徒间发生传染病用"昷"来称谓。至战国时开始把"昷"字加水旁为"温"字了。如楚国宋玉《风赋》言："殴温致湿，中心惨怛，生病造热。"因温病多起于囚徒牢狱中，故又有"牢温"之称。这是西晋以前的病名。南北朝以后，"疒"旁取代假借的字增多，"温"字作为传染病的字创演为"瘟"字，当时把人或牲畜家禽所生急性传染病称为"瘟"或"瘟疫"。例如南朝梁代的宗懔在《荆楚岁时记》中说：当时的人"以五采丝系臂，名曰辟兵，令人不病瘟"。急性传染病每多发于兵役之中，故又称"役病"。如《左传·昭公十三年》中记有"役人病"，《山海经·西山经》中也有以"兵役"言兵中传染之语，曰："见则大役。"又如《左传·昭公十三年》也言："欲速，且役人病矣！"是说士卒有传染病。在战国时代就开始把"役"用疒旁字改为"疫"字了。例如《礼记·月令》即有"果实早成，民殃于疫""诸蛰则死，民必疾疫"之语。故《说文》云："疫，民皆病也。"出现"疫"字之后，在监狱之中发生传染病又有"狱疫"之称。

瘟疫的称谓，也曾改变过有关器物的使用。例如在汉代以前，辒或辒车，原指卧车，这种车"有窗牖，闭之则温，开之则凉"，乘坐者可坐可卧，最为舒适，史书记载，秦始皇、西汉霍光等人皆乘辒车。《史记·秦始皇传》记载，秦始皇死后"乃秘之，不发丧。棺载辒车中。会署，上辒车臭"。《汉书·霍光传》记霍光死后也"载光尸柩以辒辌车"，其后，便把辒车用于拉死于瘟疫的棺柩，以防止传染。辒车，遂从高贵之卧车而成拉瘟疫死尸的专车了（见《宋书·礼志五》）。此外，涉及瘟疫的文字还有"札"与"瘥"（cuó）。古代把瘟疫大流行称为"札"，把散发瘟疫称为"瘥"。

原始人类，因瘟疫具有突发性、流行性和高死亡率等"集体屠杀性"的特征，我国先民们认定瘟疫的发生是鬼魅作祟所致，这与古代西方认为是上帝震怒惩罚人类异趋相左。《汉旧仪》曰："颛顼氏有三子，生而亡去为疫鬼，一居江水，是为疟鬼；一居若水，是为魍魉蜮鬼；一居人宫室区隅，善惊人小儿。"这在王充《论衡》中也有记载。即是鬼魅作祟生瘟疫，当驱鬼或祈神祛除。疟疾是古代流行最频最广的瘟疫，《尚书·金滕》记载周公为武王祷病，而武王终于死去。武王可能死于疟疾。从疟疾"疟"字的古代字形"虐"看，疟字从"虍"从"匕"，"虍"字的形象是鬼头，"匕"的形象是手执刀或叉，古人造"疟"字的意象是：疟之为病乃鬼以刀叉袭人致病，故日本著名汉学家高田忠周先生在《古学发凡》中云："疟字从虍从匕，盖鬼省，其字从鬼。"历代很多书籍也记述古人以鬼为疟疾病因，如南北朝祖冲之《祖异记》中说，疟疾是"山獴"致病，《范东阳方》记有"疟疾鬼",《通玄方》言有"鬼疟",《太平御览》则记有"温鬼",等等。即是鬼魅为病,当避鬼为防,逐鬼为治。

《周礼·夏官》《礼记·月令》和《后汉书·礼仪志》等书都记载,在2000多年前,从宫廷到乡间,在每年岁终的"先腊一日",要举行名为"大傩"的打鬼逐疫的舞蹈仪式。舞蹈也是原始先民强身防病手段之一,《吕氏春变·古乐》记载:"昔陶唐之始,阴多滞伏而湛积……民气郁淤而滞着,筋骨瑟缩不达,故为舞以宣导之。""大傩"是以打鬼驱鬼为主题有化妆的集体祭祀舞蹈。殷周时代,宫中傩仪的主舞即领祭者是方相氏。《后汉书·礼仪·大傩》记下了傩祭盛况:方相氏领舞,头戴假面(鬼脸),假面上有金光闪闪令人生畏的四个眼睛,穿玄黑色上衣,下系朱红围裙,手掌上蒙着熊皮,一手执长戈,一手扬起盾牌,迎头前进。领舞者率领戴假面的十二神将作十二种兽舞,用长戈向四方冲击,喊声震地,如临大敌,十二神将为"甲作""弗胃""雄伯""腾简""揽诸""伯奇""强梁""祖明""委随""错断""穷奇""腾根",分别有吃凶鬼、吃虎、吃妖怪、吃不祥、吃咎、吃梦、食磔死寄生、食观、食巨、食虫等本领。还有10~12岁称为"侲子"的小童120人跟随唱驱鬼歌和呐喊,从阴暗处,横扫宫廷,周遍前后三个来回,直到端门外。出城后把火炬投到洛水中。魏晋到隋唐时代沿袭汉制,傩仪中加入了娱乐成分,方相氏和十二神兽角色由乐人扮演。兹后,这种巫术文化逐渐在中原地区退却,但在地域偏僻、生产方式原始地区长期保留下来,可谓"礼失求诸野"。在漫长的历史传承中,傩文化也掺入了佛、道及民族形式,如今在贵州省铜仁地区的土家族傩仪堂,仍可见其遗存(李岚. 原始文化的活化石——中国傩文化评介。〔光明日报,1990-06-03(3)〕。

我国劳动人民在长期与瘟疫斗争中,把一些当令预防措施发展为民俗节日,不仅点缀着一年年的工作节律,也领引着生活情趣,包括饮食、起居、服饰、旅游等,从中也展示了高雅的民族文化。除疫祛灾成为民俗节日的"公因子"。

元旦为一年之始,除国之祭天家之祭祖之外,据《广韵》记载,每岁首需要饮屠苏酒以除疫气。元代陈元靓《岁时广记·祭瘟神》说,在宋元时代,元旦日四鼓时各家都要祭祀瘟神,以保一年之平安。

农历二月二为"引龙回"的"熏虫日"。农历二月二日多在惊蛰前后,是龙欲升天开始活动的日子。《千金月令》记载:"惊蛰日,取日灰糁门限外,可绝虫蚁。"《月令辑要》也记载:"北围仓,云避鼠也。"明代刘若愚的《酌中态》也记载:"二月初二日,各家用黍面枣糕,以油煎之,或白面和稀摊为煎饼，名曰'熏虫'。"《帝京景物略》记载其意义说：

> 二月二，日龙抬头，煎元旦祭余饼，熏床炕，曰熏虫儿，谓引龙，虫不出也。

除有"龙抬头"和"引龙回"的卫生习惯外，和正月三十"送穷"相接，二月二为"迎富日"。魏了翁在《二月二日遂宁北效迎富故事》诗中说：

> 贫如易去人所欲，富者可求吾亦为。
>
> 里俗相传今已久，谩随人意看儿嬉。

常人这一日理发，吃猪头肉以应富。农村也从这天开始田间劳动，家谚曰："二月二，龙抬头，大仓满，小仓流。"

农历三月三日为上巳节。起自周公，《周礼·春官·女巫》记载，以女巫诘于水上井卜、洛邑、流水以泛酒，后世流觞曲水。汉朝在三月上旬的巳日，汉以前必取三月初三，魏以后习用三月初三，但不定为巳日。汉成帝时，官民皆被禊于东流水上，以水盥洁（禊者洁也，巳者止也），使邪疾去祈介祉。这一天住城中人踏青，在唐代上巳节皇帝赐侍臣细柳圈，云："带之免虿毒瘟疫。"后世小儿在清明戴柳圈也来源于此。

农历五月五日为端午节，又称天中节、重午节、浴兰令节、蒲节。据宋代吴自牧《梦梁录》和陈元靓《岁时广记》所载，古代为端午日午时，切菖蒲以泛酒中，饮之可辟瘟疫之气，故曰蒲节。《帝京岁时纪胜》曰："五月五日细切蒲根，拌以雄黄曝以浸酒，饮余则涂抹儿童面颊、耳鼻，并挥洒床间帐，以避毒虫。"这一日，士人还于郊野或演武厅走马较射，谓之藉柳。传说师旷在这一天采艾占病，为采艾日。又传说因五日午时，头柄星正掩五鬼，送药行业在此时制百药，无不灵验，是古代的制药日。这天以五彩丝系臂上，谓之"续命缕"，可辟兵及鬼，令人不病。又以石榴、葵花、菖蒲、艾叶、栀花插瓶中谓之五瑞，可辟除五毒（蛇、虎、蜈蚣、蜗、蟾蜍）。《楚辞·离骚》有"浴兰汤兮沐芳华"，言这天把所蓄之兰为汤以沐浴而令米投水为祭，后人又制为角黍，遗为后世粽子。又恐所投角黍为蛟龙所夺，故以龙舟竞渡，以逐蛟龙。

农历六月六日为天贶节。传说这天为大禹的生日，故又称神诞节。《燕京岁时记》曰："六月六日，抖晾衣服、书籍，谓可不生虫蠹。"据《宋史·真宗记》和宋代赵升《朝野类要》所载，宋真宗大中祥符四年六月六日，天书降，诏以此日为天贶节。这一日要辟恶驱蛊。

载七月七日为乞巧节，也即中国的情人节。《南淮子》记载，七月七夕鸟鹊填河成桥，以渡织女，谓与牛郎相会。唐玄宗命宫中作高台，陈瓜果于上。宫人暗中以七孔针引彩线穿之，以乞天巧，穿过者以为得巧。又以蜘蛛纳小金盒中至晓，开视蛛丝之稀密，为得巧之多寡。此外，女士又在这一点用剪子剪吉庆花藉以乞巧。历史上许多名士在这一日晒衣、晒书，遂成卫生民俗。古人还认为，这一日是化生之日。以蜡作婴儿，浮水中以为戏，为妇人生子之祥。也有作泥孩儿，巧饰金珠，七夕用以馈送，以作天仙送子之祥。

八月八日以朱墨点小儿额，谓之天炙，以厌疫。

九月九日为重阳节。因九为阳数，其日与月并应，故曰重阳。汉代时有宫人在九日这天饮菊花酒和茱萸酒，后得长寿，此后民间也在

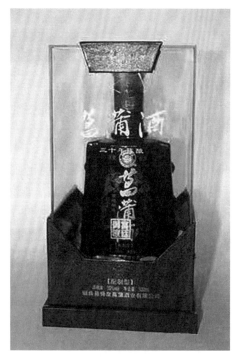

菖蒲酒

九月九日饮此两种酒。汉代名医费长房告桓景曰："九月九日，汝安有大灾，急作绛袋，盛茱萸系臂上，登高山，饮菊花酒，此祸可消。"桓景从如其言，举家登山。后人效此于九月九日登高，为登山节。

到年底腊月二十五为扫尘土日，至除夕，即是年底请傩神逐疫，民间跳傩与宫中有所不同，傩神赤帻玄衣朱裳，蒙以熊皮，执戈持盾以舞蹈。每家又有门神，传说黄帝时，有兄弟二人，名神荼、郁垒，能执鬼除疫，后世祀以为神，便画成两幅图像，贴两扇门上，后世演为对联。传说上古西方深山中有恶鬼，长大余，名山魈，人犯之即病寒热、畏爆竹声。除夕，人以竹烧火中，毕剥有声，则惊走。火药发明后，以鞭炮代之。故除夕放鞭炮，意在驱除瘟疫。

〔医故知识，2004（3）〕

人类最古老的传染病杀手
——不可忘却的流感世界大流行

流行性感冒（简称流感）是历史上死亡人数最多的呼吸道传染病，主要表现骤发高热、头痛、乏力、全身酸痛和咳嗽、流鼻涕、鼻塞、咽痛等呼吸道症状。少数病人可见有鼻出血、食欲减退、恶心、便秘或腹泻等轻度胃肠道症状，病人面颊潮红，眼结膜轻度充血，眼球有压痛，咽部充血，口腔黏膜有疱疹。起病时畏寒，体温迅速上升至 39 ℃~40 ℃以上，一般持续 3~4 日。退热后仍有乏力，持续 1~2 周。平素有慢性病者、幼儿和老年人，可发生流感病毒肺炎，为重症流感，抗生素治疗无效，多于5~10 日内病情恶化因并发症而死亡。死因多是继发细菌感染，发生心力衰竭和周围循环衰竭。流感因流行次数多，一次流行（如 1918 年）竟能造成 2000 万~5000 万人死亡而令人畏惧。

对于人类来说有时似乎并不猛烈的传染病却能造成巨大的危害。流感可以不经治疗而自愈，但此病流行时的死亡人数居各种传染病之首，又以其对劳动力的影响以及在军队中流行影响战斗力而堪称病魔中的巨魁。

2000 多年前人类就曾记载过流感的病情。早在公元前 412 年的古希腊时期，希波克拉底就已经记述了类似流感的疾病。美国流行病学家亚历山大·兰米尔等人认为，开始于公元前 431 年的伯罗奔尼撒战争中雅典人的失败可能是流感与中毒的结果，这场失败终结了雅典人称霸的美梦。到了19 世纪，德国医学地理学家希尔施详细列表记述了自 1173 年以来的历次类似流感的流行病爆发情况。明显由流行性感冒引起的第一次流行病发生在 1510 年的英国。后来在 1580 年、1675 年和 1733 年也曾出现过流行性感冒引起大规模流行病的情况。而对流感大流行最早的详尽描述是 1580 年，自此以后，文献中共记载了 31 次流感大流行。其中，1742—1743 年由流行性感冒引起的流行病曾涉及 90% 的东欧人，1889—1894 年席卷西欧的"俄罗斯流感"，首发地在俄国中亚布哈拉（今乌兹别克共和国），后传至西欧，发病广泛，死亡率很高，造成严重影响。自 20 世纪以来，就有 5 次造成世界性大爆发的记载，即 1900 年、1918 年、1957 年、1968 年和 1977年。其中 1918 年大流行中竟造成数千万人死亡的大惨剧。尽管这场流感在美国被称为"西班牙女士"，但是它似乎首先起源于美国，有可能是从猪身上传播的。在那一年，近 1/4 的美国人得了流感，导致 50 多万人死亡，几乎一半的死者是健康的年轻人。

现有的医学资料表明，"西班牙流感"最早出现在美国堪萨斯州的芬斯顿军营。1918年3月11日午餐前，这个军营的一位士兵感到发热、嗓子疼和头疼，就去部队的医院看病，医生认为他患了普通的感冒。然而，接下来的情况出人意料：到了中午，100多名士兵都出现了相似的症状。几日之后，这个军营里已经有了500名以上的"感冒"病人。

在随后的几个月里，美国全国各地都出现了这种"感冒"的踪影。这一阶段美国的流感疫情似乎不那么严重，与往年相比，这次流感造成的死亡率高不了多少。在一场世界大战尚未结束时，军方很少有人注意到这次流感的爆发——尽管它几乎传遍了整个美国的军营。

随后，流感传到了西班牙，总共造成800万西班牙人死亡，这次流感也就得名"西班牙流感"。同年9月，流感出现在美国波士顿，这是"西班牙流感"最严重的一个阶段的开始。10月，美国国内流感的死亡率达到了创纪录的5%。战争中军队大规模的调动为流感的传播火上浇油。有人怀疑这场疾病是德国人的细菌战，或者是芥子气引起的。

这次流感呈现出了一个相当奇怪的特征。以往的流感总是容易杀死年老体衰的人和儿童，这次的死亡曲线却呈现出一种"W"形——20~40岁的青壮年人也成为了死神追逐的对象。到了来年的2月份，"西班牙流感"迎来了它相对温和的第三阶段。

数月后，"西班牙流感"在地球上销声匿迹了。不过，它给人类带来的损失却是难以估量的。科学家估计，大约5亿人被感染，有2000万~5000万人在流感灾难中丧生。相比之下，第一次世界大战造成的1000万人死亡只有它的1/2到1/4。据估计，在这场流感之后，美国人的平均寿命下降了10年。1917年，美国人平均寿命大约51岁。到了1919年，美国人平均寿命仅为39岁。

对于1918年的流感，在漫长的岁月中，尽管科学家们为复活该病毒做了种种努力，演绎出一系列惊心动魄的历史故事，却被历史学家们淹没了。这正如美国《纽约时报》科学专栏特约记者吉娜·科拉塔在她的新作《又见死神——与流感共舞》一书"序言"中所叙述的："非常明显，我以前根本不了解1918年那场席卷世界的大灾难，它的魔爪伸向了世上的几乎每一户家庭，所到之处无不满目疮痍。1918年大流感是历史大疑难之一，但被历史学家们淹没了，尽管他们一般遗忘的是科学和技术，而非瘟疫。"作者采访了幸存者和有关科学家后，在书中记叙了科学家们为复活该病毒所做的种种努力，描述了因对瘟疫的恐惧而导致政府政策的错误走向，还回忆了 1918 年大流感以及在此之前的几次流行，为科学界在流感防治方面的第一手资料也做出了贡献，非常紧张和刺激。从书中可以看到：第一次世界大战期间，向法国进发的美军第 39 团列队走过华盛顿西雅图大街时，每个士兵都戴着由美国红十字会提供的口罩；在西雅图，一个没有戴口罩的人被电车司机赶下车；1918 年，在一场小职业球队联盟棒球赛的比赛中，双方队员的脸都看不清，原因竟然是——每个队员都带着防流感口罩；1976 年，因害怕 1918 年的病毒以猪流感的形式再次出现，美国政府发起了一场全民免疫运动；1997 年 12 月 29 日，为防止禽流感病毒伤害人类而成为另一场 1918 年大流感，香港开始杀死来自 160 家农场和 1000 多个零售商及摊位的 120 万只鸡！由此可见，流感确实是人类最古老、最致病的传染病杀手。

1957—1958 年"亚洲流感"导致 280 万人死亡；1968—1969 年"香港流感"流行，美国发生了 103 万有生命危险的病例，有 3.4 万人死亡。自 1995 年 10 月至 1996 年 9 月，国外流感活动明显加强。1995 年 10 月，日本、英国、哈萨克斯坦和伊朗等国发生了流感暴发或流行，同年 12 月日本北部发生了由 H1N1 亚型流感病毒引起的流感流行，其流行规模约等于 1994 年同期的 10 倍。

1995 年 12 月至 1996 年 1 月，欧洲绝大多数国家如挪威、法国、独联体、匈牙利、德国等国及美国相继发生了流感暴发或流行。1996 年 5～6 月，在冬季流感一直处于平静状态的南半球一些国家，如澳大利亚、新西兰、智利和阿根廷等也相继发生了流感暴发或流行。至今这种病毒仍是最可怕的一种流感病毒。

我国从 1953—1976 年有 12 次中等或中等以上的流感流行，每次流行均由甲型流感病毒引起。1957 年甲型流感病毒流行，在 6 个月内波及全世界，我国 2 个月内即形成全国大流行，上海市发病率就高达 54%。进入 20 世纪 80 年代以后流感的疫情以散发与小暴发为主，1995 年 10 月至 1996 年 9 月，我国流感活动程度比 1994 年 10 月至 1995 年 9 月明显增强。1995 年 12 月下旬开始，我国华北和东北地区发生了由甲型流感病毒引起的流感流行，元旦前后达高峰。春节前后，即 1996 年 2 月流感波及到华东地区，如山东、安徽、江苏和上海等地，3～4 月蔓延到湖北、湖南、两广、福建、四川和海南等省。然而到 1996 年 8 月份天津和北京地区又出现了一个流感小流行波。虽然流行波小得多，但这在流感病毒新亚型毒株未出现情况下，在华北地区于夏季发生流感流行实属罕见。

最近的一次是 2003 年 1 月，在刚果（金）赤道省、班顿杜省和首都金沙萨等地已有 50 余万人患上流行性感冒，其中 2000 余人已经死亡。这次流感是从中非共和国流传过来并迅速流行，情况非常严重。多年战乱使刚果（金）内地 60%～80% 的人营养不良。战乱还产生大量流动人口，因此流感蔓延十分迅速。据悉，刚果（金）政府采取紧急措施，设法增派义务人员，增加药物供应，动员人们积极预防。政府同时紧急呼吁国际社会提供紧急援助。

人类在与传染病的斗争中预防和治疗手段不断发展。中医药学特别重视"上工治未病"，提出了个体预防和群体预防的系列方法；从汉代的《伤寒论》到明清时的温病学派，积累了无数的有效方剂和药物，形成了六经辨证、卫气营血辨证和三焦辨证等辨证论治方法，对防治流感行之而有效，验于古今，是医学的宝贵财富。

西医学在治疗和预防两方面，除施行人群隔离消毒措施外，主要采用药物防治和疫苗预防两方面。

金刚烷胺或金刚乙胺对甲型流感有预防和治疗作用，但此类药物能引起一些中枢神经系统不良反应及畸胎，故孕妇、婴幼儿、精神病病人及有癫痫病史者应禁用，特别注意的是，在明确是属于甲型流感病毒时才可用于预防和治疗。

流感疫苗分减毒活疫苗和灭活疫苗两种。接种后在血清和分泌物中出现抗血凝素（H）抗体和抗神经氨酸酶（N）抗体或 T 淋巴细胞细胞毒反应，前两者能阻止病毒入侵，后者可降低疾病的严重程度和加速复原，缩短病程。因为流感病毒表面抗原的抗血凝素（H）和抗神经氨酸酶（N）有发生周期性变异的特性，这使得人们很难制造出一劳永逸消灭这种病毒的疫苗，也就是说，在流行时必须选用当地流行的新毒株来制备疫苗才行。由此可以说，目前流感的周期性流行仍然是危害人类健康的主要问题。

从即毒消灾到种痘免疫

天花是迄今为止被人类消灭的唯一传染病，"种痘"技术对此厥功夙著，并由此勃发了免疫之学，它经过了从"时苗"到"熟苗"和从人痘到牛痘的长期历程，其中也包含了中国人所贡献的智慧。

早在 3000 多年前，人们在埃及木乃伊上，已见到天花的瘢痕；在公元前 1100 多年以前，印度和埃及就曾经有过天花的流行。天花大约于公元 1 世纪传入我国，由战争中的俘虏传来，故名虏疮，后又有宛豆疮、天行发斑疮、痘疮、痘疹、天痘、天花等诸多病名。晋代医学家葛洪（281—342）在所著《肘后方》一书中首先记载了虏疮。天花是由天花病毒所致病，因其传染性强，多次酿成大流行给人类带来灾难，重者致死，免于亡者可因皮肤脓疱遗留瘢痕成为麻脸，也有伤及眼而失盲的。但患过天花如存活者可获得终生免疫。从公元前 1160 年古埃及法老拉米西斯五世的木乃伊，见有面部天花瘢痕，说明天花病毒传染给人类至少有 3000 余年的历史。中世纪天花流行，当时居民死于天花者，占全民死亡的 10%。法国国王路易十五、英国女王玛丽二世、德皇约瑟一世、俄皇彼得二世、清朝顺治皇帝等，都是感染天花而死的。整个 18 世纪，欧洲死于天花的人数达 1.5 亿以上。

对如此肆虐的寰区通病，人们当然绞尽脑汁去思考如何来防治。《素问·骨空论》提到用灸法施于被犬咬的人，以为预防狂犬病发生及用为治疗。在葛洪《肘后方》中，就记有以狂犬脑敷治狂犬咬伤的记载，这是以毒攻毒的治疗思路，但这还不是预防免疫，也没有用之于天花。后来人们在世代罹患天花而有不同结局的情况中，先民们思考到，是否可以人为的患一次轻微天花而能蠲免死亡或麻脸，并获得终生免疫。民谚也称："生娃只一半，出花才算全。"由此而逐渐蕴发了"即毒消灾"的免疫学思想。通过接种（包括接受害天花病人的内衣）天花病人的痘疮泡浆、痘痂等，使其出一次轻微天花而获得免疫。

据文献所载，早在唐朝始有种痘。在 1884 年武荣纶与董玉山合撰的《牛痘新书》中写道："考上世无种痘诸经，自唐开元间，江南赵氏始传鼻苗种痘之法。"清朱纯嘏《痘疹定论》也记载：宋真宗时（1006—1017），丞相王旦的几个孩子都患过天花，幼子王素出生后，聘请峨眉山称为神医的道人为其种痘，果然在种后 7 日便发热出痘，12 日便结痂，王旦以重礼感谢医生。后来王素活了 67 岁。峨眉山人这种人痘法世代继承传播。《重修湖州府志》记述，在清雍正年间，有人亲睹痘医胡美用此法操作。

种痘如此有验，人们便盖起了痘神庙以尊奉痘神。把出痘称为"出宝"。有名士吴信辰为痘神庙题楹联云："宝痘匀圆，喜个个金丹换骨；天花消散，愿家家玉树成林。"从此联看，已把接受过种痘得以出宝的人视为"金丹换骨"，具有免疫学的思想。清代两江总督曾国藩也曾为江宁（今南京）痘神庙提联："善果证前因，愿斯世无灾无害；拈花参妙谛，唯神功能发能收。"他也认识到，种痘和消灾，是一个前因后果的免疫过程。由于种痘术，中国在明代有李氏编有《免疫类方》，创立"免疫"一词，沿用至令。清代医学家用种痘激发了命门火来解释免疫机制，遂把这一技术纳入中医学理论体系。

在明清时代，在医生队伍里已经有以种痘为业的专职痘医，清代国家还设立种痘局，并有专职官员"查痘章京"管理出痘人的隔离情况。明清时已有几十种痘科和种痘专书，都记录着不同的种痘方法。最初有四种方法，即痘衣法、痘浆法、旱苗法、水苗法。痘衣法是身穿害过天花者的内衣以引发天花，最为原始，可靠性差，危险性也大。痘浆法是蘸取豆疮的泡浆，令从被接种者的鼻孔吸入，乃是直接感染，危险性最大。旱苗、水苗分别是将痘痂研细或经水匀后经被接种鼻孔吸入，可靠性、安全性都优于痘浆法。这种取自患天花者的痘痂称为"时苗"，其本质仍是令接种者感染一次天花，仍有相当的危险性。例如明代周晖的《金陵琐事剩录》就记载陈评事之子死于种痘。此后在时苗法的反复实践中，痘医逐渐选取经几代传递而致"苗性和平"的痘痂疫苗，称为"熟苗"。"熟苗"本质上是一种减毒的疫苗，比之"时苗"，已经发生了质的改变，是人痘法中最为安全可靠的了。人痘术在当时是领先的技术发明，受到各国的重视，先后流传到俄罗斯、朝鲜、日本等国，又经过俄罗斯转传到土耳其及欧洲、非洲诸国。

1721 年，天花被从西印度群岛带到波士顿，牧师马瑟把他所知道的人痘接种术情况告知波士顿有关人员，这样美国也有部分人接受人痘接种法，如博伊尔斯顿医生就很快给他的儿子及其他儿童实施了人痘接种。天花流行之后，波士顿市政管理委员会统计表明，在死亡的 300 人中，种痘者仅为 2%，而自然染病死亡者占 14%。但此后法律的认可几经波折。独立战争时期，鉴于军队反复流行天花，华盛顿政府于 1777 年 2 月发布命令，要求所有部队实施人痘接种。这是詹纳发明牛痘接种术前 20 年的事。

又据清代俞正燮《癸巳存稿》所记："康熙时俄罗斯遣人到中国学痘医，由撒纳特衙门移会理藩院衙门，在京城肄业。"当然，人痘法在传到欧洲时也曾经遭到责难和反对，被认为是逆上帝天恩行事，有的国家甚至出令禁止，这也说明人痘法在当时思想界已掀起巨澜。但是法国思想家伏尔泰则以敏锐的眼光赞扬这孤明先发的免疫技术，他在《哲学通讯》中一封《谈种痘》的信中称赞道："我听说一百年来中国人一直就有这种习惯，这是被认为全世界最聪明最讲礼貌的一个民族的伟大先例和榜样。"

18世纪在欧洲各种传染病流行仍很频繁，其儿童死亡率最高当属天花，仅在1719年的一次流行中，巴黎就死了1.4万人。中国的人痘术已传到欧洲，被命为"人痘接种"（variolization）。当时还有希腊医生蒂莫尼也曾在1713年记述塞加西亚的妇女们用沾以痘浆的小针刺及身体，后感染而未造成重大伤害。当时英国驻士耳其君士坦丁堡大使的妻子蒙塔古（M. W. Montagu）夫人的儿子曾在1717年做了人痘接种，取得成功，事后，他在通信中把此消息转告给英国亲友，他的信曾在英国《皇家学会通报》上发表。翌年6月他回英国以作家、女权论者的身份，大力提倡种痘，从此人痘接种在英国流传开来。

当时英国医生詹纳（Edward Jenner，1749—1823）注意到人痘接种法免疫的事实，他因兼做兽医与牛有较多的接触，也知晓当地农民都知道患过牛痘的人不感染天花的事情，在此启示下他坚信："无论是牛痘，还是长在猪身上的猪痘，或是人的天花，都是同一种疾病。"他以此潜心研究，应用各种动物做试验，他先后以20年的时间到牧场挤奶妇中调查，验证了生过牛痘者不得天花的事实。1780年，詹纳发现牛乳头上所生的疱疹都能传染给人，但只有一种疱疹的脓浆可以预防天花。他把引起牛疱疹的物质称为病毒（virus）。1790年，詹纳将天花痂皮给患过牛痘的人接种，以观察患过牛痘者是否不再患天花，果然得到证实。他也曾采取猪身上的痘苗为他的儿子爱德华接种。1796年5月14日他为一名叫菲普斯（James Phipps）的少年接种了痘苗，所用的痘浆是取自一位挤牛奶正患牛痘的挤牛奶少女尼尔美斯（Sarrah Nelmes）。3日后接种处出现小脓疱，第7日腋下淋巴结肿大，第9日轻度发热后接种处留下小瘢痕。6周以后，詹纳再给这名男孩接种取自天花脓疱的脓液，男孩没得天花。他将这套程序称为种痘（vaccination），以区别人痘接种。牛痘接种使科学预防疾病跨出了第一步，他在1798年发表的《种牛痘的原因与效果的探讨》一书中，公布了23个种痘而再不得天花的病例。他写道："牛痘和天花的脓疱相似，患牛痘和患天花的症状也相似，所不同的是牛痘比天花的症状要轻得多，牛痘不会引起牛的死亡，患牛痘的人也不会死。"但是，当时还有很多人不相信，甚至说三道四。面对这些，詹纳说："让人家去说，走我自己的路。"牛痘接种术，以方法简便安全，降低了天花流行强度和死亡率而被各国相继采用，十年间迅速传播到全欧及美洲。首先是在他的国家英国，在不列颠的陆军和海军强制实行种牛痘。1803 年，西班牙还特派船队向其所有属地做了为期 3 年的环球航行推广。詹纳受到拿破仑的敬重，拿破仑的孩子及他的军队也都进行了牛痘接种，并誉詹纳为"罗马之王"。德国则把詹纳的生日作为节日祝贺。1802 年及 1806 年，英国国会先后两次奖励詹纳 3 万英镑以表彰其贡献。1803 年以后詹纳到伦敦皇家詹纳学会工作。1813 年剑桥大学授予他博士学位。美国总统杰斐逊在给詹纳的信中写道："你从人类苦难日历中撕掉了那最痛苦的一页。你现在可以欣慰的想到：人类永远铭记你的功绩；我们的后代只会从历史书上知道曾经有过这么一种可恶的病叫天花，但被你制服消灭掉了。"

牛痘接种法发明 9 年以后，在 1805 年，此法即由菲律宾转传到澳门，其后在广州、北京、上海等地先后提倡种牛痘，渐布全国，替代了人痘接种法。至 1890 年传至四川，1900 年达西藏，1903 年传入云南。早年中国应用的牛痘浆大都取自种过牛痘的儿童种痘反应后臂上的痘疮，故推行较为困难。直至 1925 年北京的中央防疫处制出牛痘苗，才能大量分发，普及了种痘。因中国有悠久的种人痘的历史，故对牛痘易于接受，普及也快。回顾从人痘到牛痘传出又传入的历史，正可堪为免疫学发展史上的一段佳话。

1980 年 5 月，第 23 届世界卫生大会正式宣布天花被完全消灭，天花病毒在自然界已不存在，只有美国和俄罗斯的实验室还保存着样本。全世界至今再未出现天花病例。天花这种唯一被消灭的传染病，正是人类医学光辉成就的典范！

鼠疫在中国的流行及预防

鼠疫是鼠疫杆菌引起的一种烈性传染病。它是一种典型的自然疫源性疾病。鼠疫杆菌广泛寄居于鼠及旱獭等野生啮齿动物体内，由带菌跳蚤叮咬人类引起鼠疫。病变累及淋巴组织为腺疫，侵及肺为肺鼠疫，侵及血液为败血症型鼠疫。临终病人因严重缺氧和呼吸困难造成皮肤出血坏死，皮肤呈紫黑色故有黑死病之称。鼠疫可在鼠间流行和人间流行。流行期间，人和鼠大量死亡，尸陈街巷，惨绝人寰。早在神圣罗马帝国执政的安东尼时期就曾发生过流行。之后又发生过三次世界性大流行。第一次在公元6世纪，源于查士丁尼统治的拜占庭帝国，从那里传到欧洲和非洲南部，共肆虐两个世纪之久，总死亡人数达1亿。第二次开始于14世纪初，疫源在中亚西亚的戈壁，蔓延到中国及整个欧洲，到18世纪初疫情才终止。有人估计，仅在1347—1350年间，欧洲就有2000万人死于鼠疫。第三次被认为疫源在中国云南省，很快传播到欧洲、非洲和美洲，全世界死亡人口达千万以上。在后两次流行期间，我国都是疫区。在宋末金元时代的那次大流行，我国医学家尚未将本病与鼠联系起来，称此病为"新病"、痒子症、核子瘟、大头瘟、疙瘩瘟、西瓜瘟等。据清代金武祥《粟香随笔》记载，在清末光绪庚寅年（1890）和甲午年（1894）在广东流行时，世人为此病命名为"鼠疫"。

据范行准先生的考证，我国的鼠疫最早可能是公元2世纪由印度传入。《金匮要略·百合狐惑阴阳毒病证治第三》中的"阴阳毒"，据清代杨璇的诠释："阴阳毒即大头瘟、虾蟆瘟、瓜瓤瘟之类。"仲景当时以升麻鳖甲汤加减治疗，以解毒活血为主。据元代施远端在所著《效方》中记载，在金天眷至皇统年间（1138—1142），有"时疫肬瘩肿毒病"即腺鼠疫，起自岭北，次于太原，后于燕蓟山野，颇罹此患，绵延不绝，互相传染，多致死亡。在金太和二年（1202），李东垣在河南济源为官时，山东一带有"大头天行"的瘟疫波及济源，此病也是腺鼠疫，当时的医生们"遍阅方书，无与对证者，出己见，妄下之，不效；复下之，比比至死。医不以为过，病家不为非"。（见明代宋濂等《元史》，中华书局，1972：1860）李东垣创普济消毒饮，治之多验。明代吴又可的《瘟疫论》中对"虾蟆瘟者，喉痹失音，项筋胀大者是也"。吴又可说这个病的流行情况是："崇祯辛巳十四年（1641），疫气流行，山东、浙省、南北两直，感者尤多，至五六月盖甚，或致阖门传染。"在崇祯十六、十七年（1643、1644），又在北京暴发，吴震方《花村谈经》说仅在崇祯十六年八月间，仅二三个月中，死亡达二十万人。其后江南震泽、吴江、乌程等地发此大疫，"民呕血缕即死"。清代乾隆年间，云南发生鼠疫，赵州官员师范撰《滇系》记载了疫情："时赵州有鼠怪，白日入人家，即伏地呕血死，人染其气，亦无不立殒者。"他的儿子师道南，依杜甫《兵车行》之文势，写《死鼠行》一诗，逼真而悲惨，诗曰：

> 东死鼠，西死鼠，人见死鼠如见虎。鼠死不几日，人死如圻堵。昼死人，莫问数，日色惨淡愁云护。三人行，未十步，忽死两横截路。夜死人，不敢哭，疫鬼吐气灯摇绿。须史风起灯忽无，人鬼尸棺暗同屋。乌啼不断，犬泣时闻。人含鬼色，鬼夺人神。白日逢人多是鬼，黄昏遇鬼反疑人。人死满地人烟倒，人骨渐被风吹老。田禾无人收，官租向谁考。我欲骑天龙，上天府，呼天公，乞天母，洒天浆，散天乳，酥透九原千丈土，地下人人都活归，黄泉化作回春雨。

据洪亮吉《北江诗话》记载：师道南作此诗后，不数日也死于鼠疫，死时未满 30 岁。《死鼠行》堪为中国鼠疫流行时的恐怖文学，文学性不在《十日谈》之下，且有人道主义思想。由此诗可知，当时已经知道此病的传染和鼠的关系，也知有鼠间流行的情况了。

清道光年间，我国又始有鼠疫流行。据 1895 年的《博医会报》，曾记载 1844 年的一次鼠疫流行，这也是最早记载使用"鼠疫"病名的文献。1850 年在广州又有流行。在 1894 年，从云南开始，之后传入贵州、广州、香港、福州、厦门等地，开始流行，死亡多达 10 万人，这次疫情又蔓延到印度、美国旧金山，也波及欧洲和非洲。10 年期间就传到 77 个港口和 60 多个国家。1910—1911 年，北方又有从俄罗斯传入的鼠疫在东北三省流传，造成 6 万余人的死亡。

我国的中西医学家在历次防治鼠疫中，都以其优异的成绩做出了贡献。清代开始已有鼠疫专著。1891 年吴学存的《鼠疫治法》刊行，其后，罗汝兰的《鼠疫汇编》、吴崇宣的《鼠疫约编》等著作相继发行。在使用中医药治疗方面，除李东垣的普济消毒饮治疗腺鼠疫外，清代王清任创的解毒活血汤也曾被用于治疗各种类型的鼠疫。在预防方面，我国先后甫出伍连德和全绍清这样的国际知名的卫生学家。为应对 1910 年东北三省发生的鼠疫，清廷设立了"京师防疫事务局"，并在山海关设立检验所，进行海口检疫。又在奉天（今沈阳）设"万国鼠疫研究会"，1911 年又在哈尔滨建立"鼠疫研究所"。伍连德（1879—1960），一系列防治措施，使这场震惊中外的瘟疫，在四个月就得到控制。清政府特例授予他陆军蓝翎军衔及医科进士。他被医学界称为"鼠疫斗士"。1920 年东北鼠疫再次流行，也在伍连德的领导下，很好得到扑灭和控制。另一位防治鼠疫的英杰全绍清（1884—1951），在 1910—1911 年东北鼠疫流行时，他也奔赴灾区和伍连德一同工作。1917 年绥远（今内蒙古自治区呼和浩特）、山西等地有鼠疫疫情，民国政府内务部指派他赴疫区主持防疫工作。他于 1918 年 2 月 12 日到达疫区，建立检疫总事务所，他亲任所长，在接管原地区防疫机关基础上，增设检诊部、细菌检查部、疫病院、疑似病院、消毒所、隔离所、济生院、留检所等一系列统筹的防疫治疗部门，在细菌学检查方面和消毒方法上都有所创新。他带领防疫人员，克服人员缺乏和经费不足等多方面困难，在三个多月的时间就成功地控制了疫情。他又设计了几种既经济实用又科学的疫尸处理方法，对无能力购置棺木者，采用火葬，以此开当地居民火葬的先河。

中国历代以来，朝廷或政府对瘟疫流行都极为重视，二十五史和地方志，对大疫流行都有专题记载。对鼠疫的预防，促进了我国疾病控制体系的建设。早在清同治六年（1873），清政府就在海关施行了海港检疫。民国十八年（1929）以后，又先后在上海、广州设立海港检疫管理处。鉴于民国六年（1917）绥远、山西两省死于鼠疫流行达 16000 余人，民国政府于民国八年（1919）成立中央防疫处，隶属于内务部，嗣后国民政府卫生部成立，遂改隶于卫生部。由中央防疫处主管全国卫生防疫事宜。对于传染病的预防，早在民国五年，内务部即颁布《传染病预防条例》，鼠疫被列入九种急性传染病之一。民国十七年（1928），又颁布了该条例的《施行细则》，明确规定鼠疫的消毒隔离日数为 7 日。中华人民共和国成立以后，即将"预防为主"定为我国卫生工作四大方针之一，1951 年和 1989 年先后公布了《传染病管理条例草案》《中华人民共和国传染病防治法》。这两个法规，都把鼠疫列为甲类头号的法定传染病。从五十年来的疫情记载看，我国没有发生鼠疫的大流行，这是预防成效的见证。

礼赞中国中医科学院建院六十周年

时维佳期，序年乙未，在际院人，值国运隆盛之黄钟，欢度一甲子周年之庆。

中医药是中国文化之瑰宝，源远流长，博大精深。是中国文化土壤蕴育之奇葩，直是绚丽花结丰硕之果，为生民之福祉，也是打开中华文化宝库的钥匙。诚如学者胡道静先生所说："中医学这一生命文化的胚胎，是中国整个传统文化社会历史推进的舵桨，是中国传统文化区别于世界文化的分水岭。"在近代虽遭逢舛待，总历劫不磨。为弘扬为发展，国家于1955年在京创建了中医研究院。1985年冠加中国，2005年改称中国中医科学院。以名举实，循名而督，以期累实也。

深许庭院，素称学府，非大楼之谓，也非看守宝库之灵台，其千秋大业，使命继承，唯务创新，"乘骐骥以驰骋兮，来吾导夫先路"。笃行六十年来，院人自豪自重者，有三宝秉持于世。此三宝是：医籍之典藏、厚重之学人和敬业进取之学风。

大凡学府，皆以图书馆为学术机构的心脏，又与专家、实验室共为三大支柱。中国中医科学院图书馆，以庋藏丰富，稽古容新，善本孤本，存护美备而称著。中华典籍，浩如烟海，举世罕匹。中国中医科学院图书馆为重镇之一。20世纪80年代出版的《中国古籍善本目录》中载有各类古籍57500多种。在2007年出版的《中国中医古籍总目》所记，中医药古籍达13455种，孤本4300多种。在中国中医科学院图书馆，古医药书籍馆藏10900多部，其中孤本、善本总数有6000余种之多，富瞻如许。有承之于皇室秘阁，有名人赠献，有求之于草泽，也有访之于传闻者。有镇馆之尊金陵版《本草纲目》，入选为2011年《世界记忆名录》；明刻善本《黄帝内经》12卷为稀世之珍；明刻彩绘孤本《补遗雷公炮制便览》是为传世之宝。这些医学宝藏，对于治学和研究工作，不仅在学术上辨章学术，考镜源流；在临床上，匠心案例，垂法方药；在科研上启发思路，展阔空间，而且肇创为中医文献学、医学、信息学的一方天地，富家底，有队伍，有使命。近年来编纂完成了《中国中医古籍总目》和再造善本《中医古籍孤本大全》的200种影书。又在资源保护利用和信息交流创新方面，把医药文化遗产提升到数字化网络化的层次上了。

中国中医科学院建院以降就以在院的学人为宝。历届领导如此，院人也如是。医籍藏典是宝，学人是宝中之至宝，更是实至名归。建院之初，由全国各地调来名医和摄古通今的学者以发其端。之后又培养了一大批"西学中"之士以竟其绪。尔后，就是以大学、研究生毕业和知学硕博，充满生机活力者开来学。在院大医，亲躬实践，施展鸿术，应手霍然，活人无算。学者们在各研究所，旧学商量，新知探奥，究研经典，明镜不疲。以振兴中医药为千秋斯文大业，寻寻觅觅，筚路蓝缕，探隐发微，是为中医药而生，与中医药而共。六十年来，数代学人，为中医药贡献厥伟！

敬业进取之院风，不只体现于业务人员，而是全院职工所共有。是建院时既已澄凝资质的宝贵遗产。中医药的博精催发了学人的志趣，研究和事业规范作实了学人唯勤唯慎，务精务善。这一敬业传统，学人入门即近朱习染，树老则斜阳不去。由作风而累淀成一种机制。是科学精神，学术氛围，也是文化氛围。沾灌各项工作，勃发无数科研成果。使得学脉周运，日新其业。

院庆之时，想到我辈学人之幸。一是入学中医之门；二是在中医药学府工作；三是能时逢六十周年之庆。幸甚之至。21世纪的今天，国家崛起，中医药振兴。我院应时大庆，我们以此欢乐和祝福。中医药是中医药人的本体，中医药是中医药人的人生旅途。《诗经·小雅·敬之》说："日就月将，学而缉熙于光明。"让我们走在中医药的大道上，日就月将缉熙于光明！

当代中医药目录学的新成果
——读《新中国六十年中医图书总目》有感

　　中医药学的魅力，在于它有数千年积累的丰富经验及它是以民族的原创思维所构建的理论体系。这使它在进入现代化社会以后，不仅没有像其他某些古代自然科学停滞湮没退出历史舞台，相反，中医药学以其强大的生命力传承不绝。

　　医学著作是中医药知识的载体，每种著作中都凝聚着学术的结晶。其数量足以令人"入则充栋，出则汗牛"，是一个伟大的宝库。古今的医籍，不仅有临床实践价值，有科学研究价值，同时也有文化价值，是民族文化遗产的一部分。整理、发掘与保护中医药医籍文献工作意义重大。其中，中医药书目的编纂，具有"弄清家底"，引领治学门径的作用。

　　清代学者王鸣盛在《十七史商榷》一书中指出："凡读书最初要者目录之学。"目录之书，不仅是窥其堂奥的"导引图"，寻找入门路径的"定向器"，也是研究人员辨章学术，考镜源流，核勘版本，寻查作者的重要工具书。姚明达先生在《中国目录学史》一书中说中医药文献"《七略》早已见收，且分为四种"。清代《四库全书总目提要》中列有"医家类"。历代以来，载有中医药书籍的目录著作甚多。作为独自成篇的中医文献目录，一般认为最早是南宋绍兴年间《秘书省续编到四库阙书目》中的《医经目录》，惜已佚亡。自宋代活版印刷术的发明和校正医书局的建立，医著出版宏富，传播广远，为适应检阅、考究的需要，中医文献目录专著也应运而生。现存最早的一部中医单行书目是明代殷仲春撰的《医藏目录》，此书虽收录不精，但仍不失为重要的工具书，仍有文献学价值。清代中叶以后，国外也开始有中医书目著作，其中如丹波元胤编《中国医籍考》，继后有黑田源次、冈西为人的《中国医学书目》，冈西为人的《宋以前医籍》等。清末至 1949 年以前，有清代曹禾著《医学读书志》，丁福保撰《历代医学书目》，丁福保、周云青主编的《医学四部录》《四部总录·医药篇》，曹炳章撰《历代医学书目考》《中国医学大成总目提要》，陈存仁的《皇汉医学总目》等。这些仅属于个人或几个人的学术作为，难免收录不全，有所亏漏。1949 年中华人民共和国成立以后，中医文献学家进行过三次编目工作。1960 年中国中医研究院与北京图书馆合作，编纂了我国第一部"中医图书联合目录"，第一次系统整理了现存古籍，并完成了目录学整理。1991年，薛清录又主编《全国中医联合目录》，以其30年来的古医籍新发现，进行了充实。2008年，薛清录再次主编了《中国中医古籍总目》。此书对1949年以前出版及未能梓刻现存于各图书馆的稿本13455种中医药书籍编目，收罗殆尽，堪称完备。

然而，对于中华人民共和国成立后60年间出版的中医图书，至今尚未有专门的书目问世。此60年间恰是中医书籍的出版事业受到重视，产出量大，名著行世，光辉梓门的年代，有现代中医药新作，有影印和点校古代医籍，还整理出版了古今的民族医药典籍，也有流失海外的中医药宝典回归出版。

礼失求诸野，宋代郑樵说："古之书籍有上代所无，而出于今民间者。"60年间曾出版不少古人鲜见经藏书家和医学家及其后辈典藏而奉献的医书。还出版很多考古而获的医书，如1972年甘肃武威县汉墓出土的木简木牍医书《治百病方》，在1975年经马继兴先生整理成《武威汉代医简》成书印行；1973年湖南长沙马王堆三号汉墓出土的竹简、木简医书和帛书。简书有《十问》《合阴阳方》《天下至道谈》，帛书有《足臂十一脉灸经》《阴阳十一脉灸经》（甲乙本）、《脉法》《阴阳脉死候》《五十二病方》《养生方》《杂疗方》《胎产书》《却谷食气》和《导引图》等。这批医书均经整理而出版。继简、帛以后的我国书籍形式是用纸写成的卷轴，即所谓"卷子本"。1900年甘肃敦煌石窟出土卷子中医书甚多，马继兴先生于1988年、1998年先后编撰了《敦煌古医籍考释》和《敦煌医药文献辑校》，包括文本、辑校和理论研究等内容。又有河北威县张为靖氏保存的题为陶弘景撰《辅行诀脏腑用药法式》抄本献给国家后，由王雪苔先生、钱超尘先生分别整理出版。更有流于海外收藏或已回归的古医籍，如《黄帝内经明堂类成》《小品方》《黄帝内经太素》《医心方》等一大批医书，均以影印、点校、文献研究等形式出版。1949年以后，又出版现代中医药著作2万余种，传达了当时中医药在临床、科研、教学、普及、管理等方面的信息。

是学术使命的呼唤，正值中医期待一部图书目录之际，有中国中医科学院的专家裴俭、何远景、段青等56名学者，经历5年的艰辛努力，终于使这部《新中国六十年中医图书总目》在建国60周年之际告竣刊行。

《新中国六十年中医图书总目》（1949—2008），收载60年间全国各地出版的古今中医书目37572条。内容纵贯古今，有流传至今的古代医籍，最多的是适应现代学人需求和展示现代中医药水平的新著。书中设立的民族医学类目，包括用汉语和少数民族语言文字著述的民族医药书籍，这是历代以来中医药书目的首举。

　　本书目是编者们在现代编辑思维引领下，运用现代方法和现代规范的成果。全书以《中国文献编目规则》为著录指导，著录项目包括正书名、其他书名信息、责任者朝代、国别、责任者、版次等 10 余项，以《医学专业分类表》为分类标准，增设类目多达 30 余类。书末附有作者与书名笔画索引和拼音索引，以便于查阅。其内容之宏富，收罗之完备，数据之翔实，结构之严谨，著录之明晰，使本著作灿熠生辉。既是当代中医目录学研究的新成果，也是新中国成立 60 年中医出版界的丰碑。此书与其前出版的《中国中医古籍总目》相匹列，二者一古一今，前后辉映，珠联璧合，构建了现代中医药文献大厦的台基。对于临床、教学、科研人员，它是泛舟书海的罗盘，也是一把打开中医药知识宝库的金钥匙！

读《金陵本〈本草纲目〉新校正》

在群星璀璨的中国医学史上，明代李时珍以《本草纲目》之"博"和汉代张仲景之"圣"、唐代孙思邈之"寿"并称三大名医。李时珍从35岁起，经3次改动，以27年之心力，于1578年，完成了这部被英国达尔文称为"中国古代百科全书"的世界名著。从18世纪到20世纪期间，《本草纲目》被全译或节译成英、法、德、俄、拉丁、日、韩等多种语言文字，再版100余次，在世界广泛流传，是中国宝贵的文化遗产，也成为西方许多领域学者的研究对象。是书也以其文献价值，于2010年3月，入选《世界记忆亚太地区名录》。

《本草纲目》初刻于1593年的金陵版，是迄今中外一切版本的祖本。此次入选，正是凭仗"金陵版"的文献学价值和对它的保护传承得以实现的。金陵版是国之重宝，举世罕匹。

《本草纲目》问世以来，在现存的70余种版本中有"一祖三系"之称，继"金陵版"之后，有夏良心、张思鼎刻于江西南昌的"江西本"，钱蔚起刻于杭州的"钱本"和张绍棠刻于南昌的"张本"等三大版本系统。由于历史条件和当时科学水平的限制，翻刻校勘不精，常有讹误和不确切之处。此三个系列本易见，唯独祖本难得。国内中国中医科学院和上海图书馆各藏一部，国外日本国立国会图书馆本、内阁文库、狩野文库、伊藤笃太郎四部藏本外，另有三部残本，美国国会图书馆亦有收藏。旧载德国柏林国立图书馆藏有一部，后毁于战火。

上海图书馆得以保存金陵版善本，体现了我国老一代科学家对文化遗产的重视和关怀。中国科学社于1915年10月25日在美国成立，是我国最早成立的自然科学团体，社员有蔡元培、竺可桢、茅以升、严济慈等人。该社十分重视我国图书馆事业的发展，于1929年1月在上海置地建立了中国科学社"明复图书馆"，于1931年元旦正式开放。蔡元培在开幕典礼致辞中说："此馆纪念胡明复先生，因为他是本社重要发起人，为本社牺牲极大，直至逝世日，尚勤于社务。故社第一伟大建筑物即以纪念明复先生。"1954年，中国科学社决定将"明复图书馆"捐献给国家；1956年2月，馆名改称"上海市科学技术图书馆"；1958年4月，并入上海图书馆。善本金陵版《本草纲目》即是当年"明复图书馆"的珍藏，此书被简称为

"上图本"；中国中医科学院图书馆藏本，是耿鉴庭先生 20 世纪 70 年代联系藏书家，征让后补足序文而成全帙者。此书被简称为"中图本"。"上图本"曾于 1998 年由上海科学技术出版社影印成 16 开本，特经线装成 10 册出版，为读者提供了阅读之便。

当年，李时珍在撰著《本草纲目》时，主要依据宋代唐慎微所著的《证类本草》（全称为《经史证类大观本草》）为蓝本，但他援用的是明代梓刻的版本，未曾见到宋代和元代的刻本；也没见到《证类本草》刊行 34 年后第 2 次修改校订的《政和本草》（全称为《政和新修经史证类备用本草》）等，以致《本草纲目》原书中就有一些错误，加之他在引用他书时经常习惯性地化裁原文，这也难免出现有失原意之处。如此看来金陵版《本草纲目》除断名标点之外，也需要予以校勘补正。

从 20 世纪 70 年代起，国内学者们对《本草纲目》一书，展开了从形式到内容具时代气息的整理。从 1977 年到 1999 年，文献学家刘衡如、刘山永父子，先后两次整理。第一次以"张本"为底本，第二次以"金陵版"为底本，参阅群书进行校注，以书证详细、标点准确、严谨精炼著称，其书称为"新校注本"，分别由人民卫生出版社和华夏出版社刊行。又有本草学家尚志钧先生同弟子任何，以"金陵版"为底本，积数十年之资料，空山独处，对金陵初本校勘歧义，注释疑难，以学蕴有素，品藻得当，索解独到见优，书在 2001 年，由安徽科学技术出版社出版，学术界称此书为"初校注"本。

对《本草纲目》最近最大规模的校勘工程，是由医史文献学家钱超尘先生领衔，温长路、赵怀舟、温武兵 4 位学者共同完成的《金陵本〈本草纲目〉新校正》本。学者们通过对金陵版《本草纲目》影印本的校注、勘误、补正、标点、索引等古文献整理工作，以 5 年多的时日、参阅古今文献 61 种，校勘了 270 余万字，注释 10821 条。书由上海科学技术出版社于 2008 年出版。

校勘之事，其不自言科学，但处处体现科学精神。这种精神就是考信求真，严谨务实，明辨博观，纠误证讹，力避无征，存疑补阙。"斫梓染丝，功在初化"，新校正工程之先，钱超尘教授就选定了以最早传人日本的"内阁文库本"和"上图本"的两个金陵本为底本。工作程序是先对两个底本互相校读，然后再以"江西本""钱本""张本"三个系列的优本为校本，逐字校读，以证传本之讹，唯务细密准确。校勘以识为先。参与者是医家、药家、文献学家合作，专才而博学之士。钱超尘先生是文字学家陆宗达的高足，以音韵与训诂之学称著，靠此学养，解决了许多文字上讹、夺、衍、倒的错误。当年胡适先生曾说："校勘学的任务是要改正这些传写的错误，恢复一个文件的本来面目，或使他和原本相差最微。校勘学的工作有三个主要成分，一是发现错误，二是改正，三是证明所改不误。"以此标准品量"新校正"，不仅合格称优，而且还以李时珍当年所未见的内容，补正了其书的许多含混之处，使注文在原本之真的基础上，有原义之真。

当年，李时珍著《本草纲目》后，未曾得见书的梓行就驾鹤西去。他死后3年，是书才在金陵刊刻面世。其子李建远曾将此书献给朝廷。但是，朝廷批了"书留览，礼部知道"7个字，就把宏篇巨构搁置一边。这些事，对于这位披榛采兰、开物成务的大医，可谓遗憾。如今，不仅巨帙远传海内外，成为世界的文化遗产，又有多位逊志时敏的医药家文献家们，为之校注校正，心冥契焉！大医在九泉下得知，定会喜悦开颜。缘心者不朽！

〔中国中医药报，2010-05-26〕

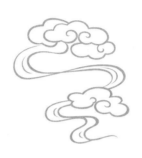

三

学蕴杂陈

杏林佳话论医德

《周易·系辞》说"天地之大德曰生"，创造了生命是天地之高功极德。生命至贵，护持生命是医学的天职。医学和医生以此受到人们的重视和尊敬，昔梁简文帝有《劝医文》曰：

> 天地之中，唯人最灵；人之所重，莫过于命。虽修短有数，年寿由天，然而寒暑反常，嗜欲无节，故奇寒盛暑，致毙不同，伐腑烂肠，摧年唯一。拯斯之要，实在良方。

诚哉斯言，性命至贵医也贵。但医家最贵之处是医德。医德是医学文化的光辉与终极真理，具有真理性与永恒性。

中医学自古推重医德，从秦越人扁鹊的随俗为变，至杏林橘井，都为医家带来了荣誉。汉代医生董奉，在庐山行医时，治病不取报酬，病人愈后，给他种杏树一棵作为纪念，后来他的住宅附近，蔚成杏林，直到现在，"庐山杏林"仍传为医界美谈。古代中医徒满出师以后，老师每送给学生一把雨伞，以令其出诊治病时风雨无阻，不误行医。旧时中药铺的招牌是在一串膏药下面挂条鱼，其寓意是像鱼一样，昼夜不闭眼睛，随时关照病人。

情操和言行举止也是医德修养的重要内容。古代很多医生，不顾个人得失，面对高官厚禄而视有若无，一心为民治病。《三国志》记载，外科名医华佗，医术高明，德高望重，沛相陈珪举他为孝廉，太尉黄琬荐他做官，他都不就。唐代被称为药王的孙思邈，一不要隋文帝封他的"国子博士"，二不受唐太宗授给的爵位，三不做唐太宗召他为"谏议大夫"。他们都甘愿受烈日风寒，在乡间为农民治病，以苦为乐。明代医药学家李时珍，虽然被举荐为"太医院判"，但他任职一年就托病辞职回乡为民治病，以"千里就药于门，立活不取值"，受到远近乡人的称赞。据《嘉兴府志》记载，明代医生严乐善在家行医时，一日，有人捧着金银财宝向他跪求进献，严大夫以为是急病相求，急忙接待。来人竟附耳密告，请他给开一张毒药方子。他一听此言勃然大怒，当即把进献的财宝丢弃一地，厉声喝斥，警告那人改邪归正，否则报官府治罪。高超的医术有赖于良好的医风。医德高尚的人，出于对病人的高度负责，每能慎疾慎医，以"如临深渊，如履薄冰"的严谨来操作治疗。当代医学科学家张孝骞教授，行医六十多年，以"戒慎恐惧"四字经常自勉，一丝不苟。当年，苏东坡先生就指出"学书纸废，学医人废"，意为学书法须废去很多纸张一样，医生的经验是以病人的鲜血为代价换得来的，告诫医生必须谨慎行医。

医德既有继承性又有时代性。在社会主义时代，其医德远比古代医家的"医乃仁术"更为进步，其实践内容也更为深刻。以国际共产主义战士白求恩为楷模，在我国医疗卫生战线中先进人物层出不穷。然而，我们也不能不看到，受不正之风的影响，当前在医务界中玩忽职守，败坏医风的事也不乏其人。有的医务人员，不讲责任，置病人的利益而不顾；在医疗中看人下药，滥开诊断书和贵重药，用以拉关系，搞交易，收"红包"，争名于朝，争利于市；诊病时漫不经心，做手术则粗枝大叶，拿病人"练手"、做试验；不与同志协作反而诋毁他人以抬高自己，逢医疗事故则文过饰非并嫁祸他人。以上种种都是不道德的，与建设精神文明相悖的，应该引起医务界的重视。由此我想，不论社会如何发展，"救死扶伤，病人至上"，永远是医院和医生的医德标格。

〔黑龙江日报，1983-09-14〕

治多达妙谈"经验"

据明代沈德符的笔记小说《万历野获篇卷二》记述："京师向有谚语云：翰林院的文章，光禄寺的茶汤，武库司的刀枪，太医院的药方。"把御医开的处方谚入平庸之列。此谚虽有夸张，但并非全无道理。《荀子·法行篇》说："良医之门多病人。"御医们可堪是良医，但其患者群体都是养尊处优的皇室高贵之人，多易患"富贵病"，急切危重证的历练较少。加之惧怕引来杀头灭门之灾，虽接受过高端教育，又多有家传世泽，更有满腹岐黄书，临证也未必处处有桴鼓之应。吴敬梓在《儒林外史》中也说"熟读王叔和，不如临证多。"在临床辨证论治操作中，多临证是最重要的。汉代王充在《论衡》中说"事莫明于有效，论莫明于有证。"临床以疗效第一。清代皇室经常让各省的督抚们推荐经验丰富有专长的地方名医为皇室诊脉，看中的是因经验而蕴生的疗效。

经验者，多次经历和验证者也，即实践过程。《左传·定公十三年》"三折肱，知为良医。"是正骨重视实践经验的最早记载。经验包括感性经验和理性经验。实践中通过自己的操作，由感官接触过的客观事物所得到的从来源到内容层面的客观认识，是感性经验。而理性经验是指对客观事实反复检验、思考，使过程有序化深入了的认识经历。经验再经实验等认证就升华为理论了。所以一般情况下理论落后于实践，而且理论也概括不了全部经验。因此理论与经验无高下之分。可见，经验，特别是理性经验是"练"出来的，多次砥砺比较才能出经验。宋代大学者苏东坡说"学书（法）纸费，学医人费"。医生给病人诊治，经常要用到前一次或多次接触过的同类患者的治疗经验，心中会越来越有把握。在临证时，经验使诊断或辨证越来越接近规范，经验使治疗方剂及药物最适合病情而提高疗效。例如北京广安门医院蒲辅周老先生，行医70余年，具有丰富的临床经验。1957年北京地区发生流行性乙型脑炎，中、西医治疗不甚获效之时，蒲老因地、因时、因人之异治疗99例全部获效，无一例死亡，获得卫生部的嘉奖。又如江苏南通国医大师朱良春老先生从医70余年，在使用虫类药物搜风、祛邪以治疗难治之痹证、多种自身免疫性疾病等方面具有独特的经验和疗效，以切脉、治急症和善用虫类药物被称为"三绝"。老中医们在多年实践中获得的宝贵经验是我们中医药学难得的财富，值得挖掘、传承、总结、研究。还有，在外科手术中，医生的经验，使技术手法更娴熟，成功概率更高，例如北京天坛医院脑外科泰斗王忠诚院士，做过脑外科手术1万多例；上海第二军医大学的吴孟超院士的肝胆外科手术居世界同行首位。他们丰富的临床经验是中国医学的骄傲。

说到"疗效"与"经验"，还得谈一下科学。笔者认为医学由五部分组成。一是科学知识，其中生命科学中的医学科学最为首要。二是技术，现代医疗技术水平发展到工程技术，层次越来越高，设备、工具、材料越来越进步。三就是经验。四是人文科学，包括医德医风，也包括患者对医护的理解和尊重。五是医事管理，包括一系列的管理法令、制度及其机构，等等。这五方面都与医疗有直接关系。五方面的水平高，整体的医疗水平就高。《汉书·艺文志》：方技"盖论病以及国，原诊以知政。"医学是国家文明的一个窗口，诚如斯言。

心正药自珍

书法家尝言"心正则笔正"，中医师临证处方也有这类问题。唐代诗人苏拯在《医心》诗中道：

古人医在心，心正药自珍。

今人医在手，手滥药不神。

一个医生所开的处方，是他的学识、经验、品格，乃至处方时心境等方面的综合体现，正如一首诗的风格除艺术表现手法、境界外还有作者性格在内一样。处方之有效与否，首先在于辨证，而辨证是否悉合病情，又取决于理论素养。精心辨证之后，进而立法、选方和议药，药物对人体的作用，便产生了疗效。在医生的学识素养、实践经验都具有一定水平的情况下，医生处方时的心境也很重要。医生心境安详，则思考缜密，甚至蕴发出"医者意也"的灵气，殊有疗效。

处方既能反映病人的病情，也能展示医生的性格。自信心不强的医生多是广原搏兔，总想多开上几味药；处事小心翼翼的医生，处方多顾此顾彼，不偏不倚，攻补皆用，方虽略有法度，不现大错，但也难有捷效。医生的处方是要对病人负责的，既要如孙思邈所说的"胆欲大心欲小，智欲圆行欲方"，又要敢用奇招重药，大胆使用偏性很大甚至有一定毒性的药，"借药物一性之偏以调吾身之盛衰"（唐容川），主攻病所，以峻药收工。处方的艺术除选药合宜和有序组织之外，还表现在药物的剂量上。同用一方，因药量之异而疗效有别。有时医生心绪烦乱，往往对药量疏于斟酌，甚至在一方之中，各味药全是一个剂量，说明医家之急躁。我曾见到一位医生，平素处方效果一向都好，那一年评定正主任医师没有通过，他的处方突然失去了灵气，连药房的司药人员都感觉到他的疗效大不如前。待到一段时间他情绪安定了，他的处方又焕发灵气了。反之，如医生处方时心境奇佳，则在临证思维中焕发创新，突破常规，出奇制胜，是所谓"思之思之，鬼神助之"，如《素问·八正神明论》所说：

请言神，神乎神，耳不闻，目明心开而志先，慧然独悟，口弗能言，俱视独见适若昏，昭然独明，若风吹云，故曰神。

可谓医家心定，有如神助，患家福至。愿医生们都以最佳心态为病人诊病处方。

〔中国中医药报，2003-03-24〕

诗赋文化与中医药学

学习中医的人，大凡都要背诵一点歌诀之类的东西以为功底，或《药性赋》或《汤头歌》，或《心法要诀》之类；常见者有四言、五言、六言或七言诗句。古代医家教学，往往以医学歌赋为教材，课徒启蒙，堪称为"童子功"。

诗言志，而科学本身就是理智的诗。诗词歌赋在中医学中，不仅仅用于阐述医理，而且成为一种实用的文体。它文句简练，语韵有律，便于保存长时间的记忆。诗词歌赋在中医教育中，兼有熏陶文学、传授医理和学术普及的三重功能。

中医医学以歌赋论医由来已久，《黄帝内经》中的一些四言韵语，可谓为后世医药歌诀的滥觞。魏晋以后，《黄帝内经》《神农本草经》《伤寒论》《脉经》《甲乙经》等诸多经典著作殊受重视，医经由此成了公认的规范，于是便有人以歌诀来发微医著。例如六朝人高阳生著《王叔和脉诀》，是书虽然医文皆粗，但因于运用了歌诀的形式，得以补苴罅（xià）漏，长荣不衰。唐宋之间，孺子们把歌括和蒙学结合，《三字经》《百家姓》为田夫牧子所广诵，由是更促医家运用歌赋的情趣，不仅在论医言理和汤头赋药用之，甚至也用于著述医学史书，例如宋代嘉定十三年（1220），周守忠用四言诗写《历代名医蒙求》，其书二句一行，下注出处，征引繁博，是一部既便于学诵，又长于考索的医学史书。

在祖国医籍的文献宝库中，歌赋占有相当的比例，并流传至今。著名的如元代王翼的《伤寒歌诀》，明代龚廷贤的《药性歌诀四百味》，明代李时珍的《濒湖脉学》，清代汪昂的《汤头歌诀》，清代吴谦《医宗金鉴》中的各科《心法要诀》，清代陈修园的《医学三字经)，此外还有金元针灸家们的各种针灸歌赋和药物的"十八反""十九畏""妊娠禁忌"，等等，俱臻上乘。

医学歌赋，有称歌者，有言赋者，有名诀者，以其推十合一之功，熔医理于诗歌一炉，使中医学增添了艺术的花朵，成为中医的一种文体，也是中医教育的一大特色。其精炼的易记性，即便在医学发达的当代，也是学生们乐意接受的一种方式。歌诀作为中医的科普文章，也是"科普不普"的，何况每首歌诀，都起到浓缩知识，指引重点，提要钩玄，启迪思维的作用，以其雅俗共赏的特性，令人常读常新，不离肘后。

以歌赋授学，对于中医学人来说，又有一石二鸟之妙。常言道，"熟读唐诗三百首，不会作诗也成吟"；中医诸子，由于熟读歌诀，也每多开口成吟，语中有韵，反映在医案医话中，也多四六成章，五言为句，使医家增添了文气，也铸就为中医文献的一大特色。

诗歌对于医者有博文强记的功效，而对于病人或养生家，经常咏诗，还可以通过增强意念，利用意识控制和想象，来增强"御敌"的能力，从而达到祛病健身的目的。宋代文学家陆游曾教人咏诗治病。他在一首《药诗》中说道：

几扶一老候溪边，来告头风欠未瘥。

不用更求芎芷药，吾诗读罢自醒然。

陆游说吟诗可以治头风。还有练气功养生者，也往往把练功要领编成口诀，在练功时默念。例如明代养生家冷谦，在所著《修龄要旨》中有十六字诀曰：

一吸便提，气气归脐，

一提便咽，水火相见。

其中包含了腹式深呼吸、提肛和吞津三要旨，几百年来成为长寿秘诀。

〔中国医药报，1996-08-20〕

医者意也

意，意象也，心中营构之象。《灵枢·本神》："心有所忆谓之意。"思忆也。"医者意也"是古代医家对意象思维的概括。"意"是科学的思维方式和意象表达。中国古代科学、艺术的精华在于一个"意"字。古人把医疗活动看作是医生智慧的思维功夫。医生在临证时，当病人的病证无规范可循，或虽有规范其病情又不尽适合，在此情况下就要发挥医生的悟性，在体察精奥，覃思熟虑之后，突破思维定势，"由意达物"，打破常规，以理法的创新和方药的活用出奇制胜，获得疗效。

中国古代哲学特别是《周易》和《老子》等著作都讲"象"和"意象"。《周易》以"象"为最基本观念。《系辞》说："《易》也者象也。""象"包括"见乃谓之象"的意念、虚拟的想象和印象称为意象。如设卦观象、得失之象、忧虞之象、进退之象、昼夜之象皆为意象。《老子》也讲意象："人希见生象也，而案其图以想其生，故诸人之所以意想者，皆谓之象。"《庄子·天道》把意象提升为"意"，以意为超越法度，说："语之所贵者，意也。"至西汉经学勃兴，学者们处处言《易》，以象数义理阐今疏古，在推卦中，由卦爻之现象而意象，再推论人事，是当时的习惯思维。由是而学者们在思维活动中重视"意"或"悟"。《内经》多出言"意"或"悟"。如《灵枢·九针十二原》讲："以意和之。"《灵枢·病本》言："以意调之。"把医家擅用"意"或"悟"的效应称为"神"，如《素问·八正神明伦》说："请言神，神乎神，耳不闻，目明心开而志先，慧然独悟，口弗能言，俱视独见适若昏，昭然独明，若风吹云，故曰神。"《后汉书·郭玉传》记述郭玉应对汉和帝询问时说："医之为言意也，腠理至微，随针用巧，针至之间，毫芒即乖，神存于心手之际，可得解而不得言也。"后世由此语概括出"医者意也"，也遂演成为医家的名言策语了。

东汉医学家张仲景在所著《伤寒杂病论》中开启了辨证论治的先河，应是对医者意也的突破，但是，因"江南诸师秘仲景方而不传"，以及受魏晋玄学等影响，辨证论治理论并没得到普及和发展，从魏晋南北朝到宋代初年，"医者意也"一直被医家奉为格高思远的习闻名论。魏晋玄学以《周易》《老子》《庄子》为三玄，学者王弼治《易》，尽扫象数，独扬义理，畅言"得意忘形""得意忘象"，"言意""得意"之声大噪，玄学家以"得意"而"越名任心""任内心"，处世立说也"一任其意兴之所至而无所屈"，"得意"已成为时人共同推颂的思维方式，一时的医书典籍，多以意言医因缘时会。如题名晋代程本的《子华子》言："医者理也，理者意也。"魏晋时伪托战国列御寇的《列子》也言："医者理也，理者意也。"（引自《续医说·吴恩序》）南朝陈延之《小品方》也论道："亦云医者意也。便宫中相传用药，不审本草药性，仍决意所欲以加增之，不言医者意也为多意之人，意通物理，以意医物，使恶成善，勿必是治病者也。"其时陶弘景也最喜欢说："医者意也。"他甚至认为最得医之意者是张仲景，他说："仲景用药，善以意消息。"对此唐代医家王焘在《外台秘要》中评述道："陶隐居云：'医者意也。'古之所谓良医，盖以意量而得其节，是知疗病者，皆意出当时，不可以旧方医疗。"在隋代思想家王通所著的《文中子》一书中也说道："医者意也，药者瀹（yuè）也。"是说医通其意，而用药之道在于疏通。唐初名医许胤宗也曾说过："医者意也，在人思虑。又脉候幽微，苦其难别，意之所解，口莫能宣。"（《旧唐书·列传，第一百四十一》）从以上列举的医家们都畅言"医者意也"，并视之为金律，可见那个时代的医家风貌，乃是重视医生个人的作用，重视发挥医生的主观能动性和悟性，借此为诊治的创新以求得奇效。

以"医者意也"为主流的医学，是经验医学的特征之一。它把临床过程和疗效寄望于医生的"意"，诚然是重视创新，但医家的"意"有随意性的偏颇又难以实证。诸如一叶知秋，秋季外感在处方中加梧桐叶之类，颇有随意性，而且仅靠技巧，靠一时的灵性解决不了重大的难治之病。宋代苏轼曾在《东坡杂记》中对"医者以意用药"提出驳诘，指出对这位因乘船遇风凉而患病的病人，在丹砂、茯神诸药中，加舵工多年手汗所渍处的舵牙割为末做药引，或在止汗剂麻黄根节药中，配上古竹扇为末服之（因竹扇能扇风怯汗）的"以意用药"堪为笑料。和"医者意也"相比较，对诊治规律的把握和规范的运用更为重要。清代医学家徐灵胎在《医学源流论》中评价宋以后医学时指出："唐以前之医学所重者术而已虽亦言理，理实非其所重也；宋以后医学乃以为术不足持，而必精求其理，此自宋以后医家之长。"自宋代理学家程颐、朱熹提出连接主体和客体而认识事物的"格物致知"的旗帜以后，医家重视对病机和治疗理论的探讨。朱熹把认识过程分为"格物穷理"和"格物致知"两个阶段，主张先穷尽事物之理，然后才能获得规律性的认识。受其影响，金代刘完素和张元素都把探索病机作为诊治的重点，元代朱丹溪把医学活动视为格物致知的实践之一，他在所著《格致余论·序》中称道："古人以医为吾儒格物致知一事，故其篇曰《格物余论》。"这就突破了仅靠悟性思维的"医者意也"的认识层次，把诊治提升到理性思维的认识层次上，由是而发生临证意识的更迭，重视理性的规制，使辨证论治的思绪舒畅洞达。明代张介宾在《景岳全书·传忠录》中提出了"诊病施治"一语，清代周之干在《慎斋遗书》中又称之为"辨证施治"，而章虚谷在《医门棒喝》中则概之为"辨证论治"。此后，"辨证论治"一词广为习用，妙语同臻。如果说"医者意也"是经验医学特点的展示，那么"辨证论治"则是理论医学的标志。但是，中医学理论体系和临床思维是积累演进的，"辨证论治"非但不排斥"医者意也"，在临证时，反而更需要运用"医者意也"来解决某些个体化治疗的难题，在每一具体病人的诊治过程中，都能展示辨证论治的艺术。

从知识的性质来说，当代英国学者迈克尔·伯尔尼将知识分为客观知识和意会知识。前者看得见、摸得着、有客观性，可以用指标判断。后者则是需要以悟性领会的知识，需要在主体的理解过程中，才能把不连贯的局部的或表现为模糊的所见理解为整体和要害，这种知识具有不可言传性，通常很难用定量指标而只能用境界表达。这种知识比前者更具有实在性和居主导地位。中医学中有很多内容正是这种意会知识。看来，中医讲"医者意也"乃是其知识本性所决定的。

〔南京中医药大学学报（社会科学版），2003（4）：191〕

天佑苍生创歧黄
——中医的养生之道

健康长寿是人类的祈望。早在《尚书·洪范》中，就曾有"五福"之论："一曰寿，二曰富，三曰康宁，四曰攸好德，五曰考终命。"五福中，寿、康宁、考终命三福都与健康长寿有关。寿数如何？《素问·上古天真论》曰："故能神与形俱，而尽终其天年，度百岁乃去。"《左传》说："上寿百二十年，中寿百岁，下寿八十。"唐代医学理论家王冰据《左传》之论，解释"度百岁"为"谓至一百二十岁也"。他又据五运六气理论，在《玄珠密语·序》中进一步论述道："人能顺天之五行六气者，可尽天年一百二十岁矣。"说人的天年应该是两个六十年运气周期。《内经》有关论篇，皆以"中寿"论及人的天年，如《灵枢·天年》说"故中寿而尽也"，《灵枢·五色》说"寿必中百岁"，也以中寿百岁通称天年。

启蕴于东方文化的中医药学，把健康长寿作为研究目标，以其独特的生命哲学和实践，形成了理论体系，从古至今，一直为人类的养生保健做出重大贡献。中医之医术，包括养生术、诊病术、治疗术。唐代王冰在次注《素问》时，把《上古天真论》《四气调神大论》《生气通天论》等养生论篇列在八十一篇之首，可见对养生的重视。

中华民族素有尊生贵时的传统，医药界和士人，以及儒家、道家乃至释家等，多探讨养生保健之道，对于如何通过养生达到长寿目标的总要领时，各家皆有独到的见解，可称此为寿命学说，运动是生命的总特征，从其运动方式而论，主要有四种说法。

一是"养身莫善于习动"的主运动说。早在《周易·乾·象传》即说："天行健，君子以自强不息。"运行健动为天之道，人循此而自强不息。《吕氏春秋》也说"流水不腐"，古人一直以运动为生命的基本特征。对此，清初四先生之一的颜元，在《言行录》中概括道："养身莫善于习动，夙兴夜寐，振起精神，寻事去做。"运动可以促进新陈代谢，增强体能保持耐力，消除神经系统紧张，使脑下垂体释放5-羟色胺，提高睡眠质量，运动还有预防癌症和心血管疾病的作用。

二是生命在于静养。道家的老子、庄子，都主张"清静无为"，《淮南子·原道训》说："静而日充以壮，躁而日耗者以老。"《内经》也注重清静，《素问·痹论》说："静则神藏，躁则消亡。"《素问·生气通天论》

认为清静有抗衰防老，拒邪入侵的作用："清静则肉腠闭拒，虽有大风苛毒，弗之能害。"南北朝时代陶弘景在《养性延命录·教诫篇》中总结道："静者寿，躁者夭。"静也并非绝对地静，可以外静而内动。古人认识到寿命有定数，应该减少耗损，两汉之际的桓谭，在所著《新论》中提出"人生如燃烛"，明代郑瑄也在《昨非庵日纂·颐真》中说："知节者能久，善藏者有余。"这也是对静养的另一种解释。在静养和减少消耗中，特别强调精气内守，保养肾精。

三是重节奏，贵和谐。中医养生治病都讲求天人之和谐，人要与一年四季，一日晨昏的节奏同步，要阴阳刚柔及弛张的状态和谐。《内经》对动静关系，总的概括是"能动能静，解以长生"，这样可以达到顺天避邪。明代祝允明主张养生之"养"与"用"也要和谐，他在《读书笔记》中说："过养则病。"如果此节奏与和谐关系的偏颇，就发生阴阳偏盛偏衰，生化大病。

四是生命在于激荡。《周易·大壮·象》谓："大壮，大者壮也。刚以动，故壮。大壮利贞。"第三十四卦大壮卦的卦象是乾下震上，在乾天之上有震卦激荡。这样"刚以动故壮"。《易传·系辞》也讲："鼓之舞之以尽神。"这又与生命在于静养观念不同，认为"静极生动"的振荡更有气势，更具生命力而体现生命的价值。古人如李白就强调惊险和气势。他"五岳寻仙不辞远，一生好入名山游"，或讲"黄河西来决昆仑，咆哮万里出龙门"。当代有人通过气功实验支持这一说法，宇航员完成航天飞行后，也有焕发生命力的感受。

以上四种学说都有实践性，应该根据年龄和体质之异配合为用，各家理论资源都曾被中医学吸收援用，这也显示中医生命哲学理论的丰富性。据此，中医养生保健也有称为中国养生保健者。

中医学理论体系的特色，可概括为以下五点：

第一，就人体观而论，中医学所持的是生生论的人体观，或者说是生生论的整体观。这一点与西方医学讲构成论的整体观大相径庭。生生论认为生命是连续不断壮大的过程，是由不可分割的元气不断发展。《周易·系辞》说"天地之大德曰生"，人体具有天地之大德，人体的一个小部分不仅具有完整性，而且有大宇宙之信息。《素问·天元纪大论》说："天地之大纪，人神之通应也。"中医还强调人体系统的不可分割性，《灵枢·营卫生会》说："故人生有两死而无两生。"人体是一个系统的不可分割的整体，它不仅与天地之大宇宙有"通应"的关系，而且人体的各局部也有整体的信息，例如《灵枢·五色》指出一个面部有全身五脏六腑的信息。中医用这个理论进行四诊和治疗。

第二，重视人体的时间结构。生命以空间和时间的方式存在。中医学重视人体的时间结构，相比之下，西医学着重人体空间结构即从解剖学入手研究人体有很大的不同。中医学在发轫之初，也是从形体和解剖入手研究人体。但是受传统的形神观念和先秦贵时观念的影响，中医学着重以时间审视分析健康和疾病。中医的五脏是脏气法时的五脏，而非血肉的五脏；人体健康情况，在一年里有生、长、化、收、藏之别；在一日里，也宛如一年有四时之别；即便是脉，在一年里也有弦、勾、毛、石之应。还注意到年节奏、月节奏与疾病的关系，并把这些知识用于养生治病，如春夏养阳，秋冬养阴等。

第三，采用模型化的方法研究人体。将理论模型化，是中医学理论体系的特征。西方医学也运用模型，但未尝模型化。这也是古代中国传统科学的共同特征，这与西方科学从结构入手用公理化方法绝然不同。中医讲藏象，运用象思维和五行结合概括了五种藏象，是人体五种功能方式的模型，象也包括现象、意象、法象。在解剖原型基础上，又有思维、推理和虚拟等因素。与此相同的，经络也是按藏象构建方式的天人合一的信息模型。这些模型又包括与自然联系的因素，以及与阴阳五行相结合。比较而言，西方科学及西医学的公理化，则从结构出发，解释生理和病理，用以论述健康和疾病。

第四，辨证论治。辨证论治是中医的临床操作体系。乃是从人体状态和疾病的不确定性出发来思考疾病和治疗。《内经》中两次提到"神转不回，回则不转"。认为人体在不同时间内状态不同，在疾病的情况下，就更要考虑因时、因地、因人之异和状态的不可重复性。中医把不同时阈内的病理性功能态称为证候。在临床操作时，针对证候而施治。几个病人虽然所患疾病相同，但是因人、因时、因地之异，所表现的证候不同，治法和用药都有所不同。中医学称此为辨证论治。中医学的辨证论治，其理论的形成，与受《周易》的变易思想，强调时间观念和长于运用辩证逻辑有关。因中医学着眼于疾病的不确定性，故而在整理临床资料时，重视不可重复性的个案，这一点和西医学以辨病治疗为主，较多进行群案分析不同。这也表现了中医、西医医生们的思维方式的不同。

第五，从知识属性而言，中医学以重体验的意会知识（taci knowledge）为主导。这一点与包括西医学的西方科学以客观知识（explicit knowledge）为主根本不同。意会知识和清晰的客观知识不同，它可以从不连贯的局部的或模糊的所见，就能够理解为完整的整体和要害所在。其理解主要靠悟性，又有不可言传性。《素问·八正神明论》所谓"慧然独悟，口弗能言"。中国武术、绘画等也都有此特性。英国哲学家迈克尔·伯尔尼在所著《个人知识：迈向后批评哲学》一书中，称意会知识比客观的科学知识，更具有实在性居于主导地位。了解中医学意会知识的属性，使我们认识到，古代医家一再强调，"医者意也"的道理，故而中医师在指导病人，在养生保健的训练时，关键是练功者在实践中去领会，以达到"意会则明"。

WTO 调查，影响寿命的因素，习惯占 60%，遗传占 15%，社会因素占 10%，医疗占 8%，气候占 7%。中国古代的先哲们认为，养生可以"宝其生，救其死"，宋代程颐在《河南程氏遗书》指出"人寿可以力移"，可以争夺自然之造化。清代梁章钜在《退庵随笔》中说"命数延促，存乎己"，指出养生应该是个人的主动行为，通过生活调养，提高生存质量和寿命，其目标和要领有以下五端：

其一，宝命全形，追求境界。中医养生保健是在中国生命哲学指导下的实践。首先强调"神形全备"，如《庄子·养生主》所云："可以保身，可以全生，可以养亲，可以尽年。"这个目标也称"宝命全形"。《素问·上古天真论》概括养生的总要领是："其知道者，法于阴阳，和于术数，食饮有节，起居有常，不妄作劳，故能以形与神俱。"以意会知识为主的学术，讲究境界，而非客观知识要求指标。在诸多古典名著中，提出了养生可达到真人、圣人、至人、贤人等境界。《庄子·大师宗》说真人是有真知的全真之人，能做到天人合一。《老子》《周易·乾·文言》及《庄子·逍遥游》《庄子·德充符》说圣人是追求天人合一通晓万物的人。《庄子·逍遥游》和《庄子·德充符》称达到忘我境界道德完善者为至人。《庄子·德充符》说贤人德才并美，品德尚佳者为贤人，"久与贤人处则无过"。据此，道德修养也列为养生境界之一。总的说，以天人合一，即物我两忘，人融入大自然，作为生命的最高境界。

其二，防治养一体，修身养性同功。同一种养生保健手段，既可用于治病、养生，也可施用为预防。在运用诸种操作手段之时，还强调要注重性格品德修养，包括培养良好的习惯。儒家重视修身的养生价值。讲究"慈、节、和、顺、静"五字。《论语·雍也》谓："知（智）者乐，仁者寿。"道家注重养性保精，一再告人以节欲。

其三，顾护正气，强筋健体，讲究套路。人体正气包括生机（生长力）、抵抗力（免疫功能）、体力、性能力和耐痛苦能力等。它源于先天，增益于后天。在施用养生保健手段时，首先，考虑护持正气，中医创造的一些练功方法，还有补益后天滋育先天之功，发挥"正气存内，邪不可干"的作用。唐代王士源在《亢仓子·用道》指出"导筋骨则形全"，重视锻炼筋骨。中国武术和导引等，重视阴跷脉、冲脉和督脉，以三脉为造化，确有强筋健骨的作用。系统思维是中国传统思维中的卓越内容之一，中医在治病时运用套路，能解决很多疑难病的治疗。在养生时，把个个零散招式有机组合起来，形成套路，于是形成各种功法。以系统性为套路的各种功法，不仅能提高练功效益，而且使练功具有艺术性。

其四，寓养于乐，与传统文化相通。中国养生手段和书法、绘画、舞蹈、音乐、古琴、奕棋、歌咏、诗词、戏剧、园林，乃至居住环境、桌椅卧床样式等传统文化，具有相通性，它们又有共同的要领和规律，例如都有精气神之说，都以守神为上，又都要求遵循规律，讲究"顺天避邪"等。这些传统的内容也都是养生手段，于是养生成为有娱乐和趣味的实践，可谓寓养于乐。

其五，门类丰富，各臻其妙，简捷适用。中国养生术门类丰富可珍，有普适性的养生术如导引、太极拳等，也有适合不同年龄性别和不同条件、不同要求的养生保健功法。大体分七大类，即：①导引；②气功；③推拿按摩；④食养食疗；⑤药养治病；⑥房中养生；⑦驻颜术。每种养生门类中又有多种功法。有的功法如导引，可以训练固齿、视力、听力、增加唾液分泌；又具有镇静催眠的功效，属于在生命科学的一种创造发明。各种养生保健功法中，以简捷者最具适用性。如陶弘景在《养性延命录》中记述的"六字诀"，以吹、嘘、呵、呼、嘻、呬六字，分别训练肾、肝、心、脾、三焦、肺六脏。又明代冷谦在《修龄要指》引用的《李真人长生十六字诀》："一提便吸，吸吸归脐，一吸便咽，水火相见。"仅十六字，却能起到全身锻炼的作用并开小周天之先河，正是道妙至简至易。综上所论，我国的中医养生保健技术，是中华民族的伟大发明，数千年的实践证明，它不愧被称为是造福苍生的一大瑰宝。

从《黄庭经》看道家养生

《黄庭经》是古代传世经典，以七言诗体形式呈现，讲的是修练与养生之术。它作为文化的经典，被历代文人喜爱与推崇：

晋"书圣"王羲之楷书黄庭帖，留下了"换鹅"的美传。

诗仙李白"山阴道士如相见，应写黄庭换白鹅"的千古绝唱。

宋代欧阳修在删正黄庭经序中言："世传黄庭经者，魏晋间道士养生之书也。"示然了魏晋名家以养生为出世的崇高趋向与用度。

宋代苏轼和陆游都赞颂：

苏轼在"提留仙都观"："飞符御气朝百灵，悟道不复诵黄庭。"

陆游诗曰："白头始悟颐生妙，尽在黄庭两卷中。"

据考证，早在汉武帝时代，就有《黄庭内景经》在道家中流传。后来，道家逐渐发展为五斗米教、天师道和黄老道（道教）等教派，都尊奉《黄庭经》。西晋时代，女道士魏华存以注疏此经，自创门户，成为天师道的祭酒，并发为道教之上清派，道徒奉她为魏夫人。

魏夫人《黄庭经》未及老子《道德经》的深奥淡然，不及《庄子》的逍遥洒脱，局限于人身小舞台，创内景存思法，丹田论示以此为人力可达之养生论。

《黄庭经》是融哲学，医学、修炼和艺术为一体的著述，很难对各部分给以划分和分析，这是中国古代科学（或学术）的重要特点之一。有其原创性，自己的核心价值观、精群性和自发展的永恒性。2000 年来有很多名家的注本流传，更难有共识的见解。

本书是舒萌达医生对《黄庭经》的译文。并以中英文对照刊行，以促进中西方文化交流，可谓用心良苦。

《黄庭经》以天人合一为主旨，讲三部丹田八景二十四神，以五行之黄土为其他四行为庭即边际，天地人各有五行均归于一。一是道家，道教之道，称"三五归一"。丹田理论成为东晋许逊创气功的机点，也被歌唱家发声时运用，在养生方面《黄庭经》提出了"以自然之道养自然之身"，内景不但展示人体的小宇宙与大宇宙的天人合一，也有独特的方法论价值，称为"内景反观"。在明代道教之全真教，创《内景图》流行于世。在运用于医学实践过程中，有些得到了证实，有些仍处于神秘化状态。

爱因斯坦说，神秘性是世界上美好的事物，值得重视。

20世纪90年代以来，学者们和养生家们很重视对《黄庭经》的研究。此《黄庭经（英文版）》的出版足见舒萌达医生中医文化的深厚功底和英文的造诣。该书的发行必能推动中西文化交流，并得到广大读者的赏识。

〔**注**〕《黄庭经（英文版）》作者舒萌达（Mengda Shu）毕业于北京中国中医科学院研究生院。师从谢海洲、赵金铎、路志正等国医大师。在美行医近30年，治疗病人从美国联邦参议员、内阁部长、驻外大使到普通百姓；医病授道，深受好评。曾被当地媒体"The Washingtonian"誉为本地最佳中医师之一。

1997年起任教于乔治华盛顿大学医学院综合医疗中心，近年来致力于中医文化的东西方交流，著作有"东方医生手册"。

造化生机颐天年
——太极拳与气化

　　太极拳以其天人合一的养生思想和气化运动成为中国养生文化的一尊瑰宝。以此被称为"大造化拳"。造化，即自然界的创造化育；大者性命之广大，生生不息。宋代周敦颐的《太极图说》言造化之大，莫过于太极。太极生两仪，两仪生四象，继以生机不绝，创造世界。而造化之精细，莫过于人。太极拳通过拳式动作使人与天地融为一体，以人体气机的升降出入与自然相谐，得自然界的能量和信息，使人体元气运行有序，增强体能，达到养生保健的目标。

　　我总结了近年拳家之口传和学者们的论文，归纳为 32 字的要诀，即"抱元守一，周身一家，抻直为一，变直为圆，圆活绵连，内外相合，放松通空，空无所有"。

　　中医学以元气为生命之本，是生命力，元气在体内循行又布遍全身。元气在营卫为营卫之气；在脏腑为脏腑之气，如肝气、心气、肺气、脾气、肾气等；在胸中为宗气；在经络者为经气。元气一气多名，这是人体的气一元论。元气在体内不停地循环运动的方式也有多种，卫气在体内昼行于阳，夜入于阴；营气之血在血管内循行；经气在经络中循环，等等。抱元是以顾护元气培植元气的宗旨。这里守一的"一"，即是"道在于一"，以一为本源的一，也是天人合一的一。太极拳练习的时候，就是要在抱元守一的宗旨下，进行周身一体的运动。

　　"抻直为一，变直为圆"是讲打拳时的形体要领。这里的"一"是让脊柱抻直。中国武术家讲究"脊柱就是一条大龙"，脊柱抻直方有劲力，而有所神变。这与西方健身健美强调符合所谓生理性弯曲决然不同，生理性弯曲以颈弯向后，胸弯向前，腹弯向后，腰弯向前。事实上这种所谓的"生理性弯曲"令人站久劳累脊柱，运动久便会发生腰间盘脱出等病证。而当脊柱"抻直为一"时，人体呈一条竖立的轴，持重能力强，不易劳损，又最灵活。打拳时上身抻直，左右两臂、左右两掌指之间，乃至手足之间、肘膝之间、肩胯之间都在做圆周运动，如太极图式的旋转。以此说太极拳的要领是贵圆。因为只有圆，气才能不滞的循环，施气化升降出入之功。太极拳以极致的圆周运动，以动作的绵连，呼吸的绵连和意的绵连做圆的动作，又把多个动作连缀起来在直线轨迹组成套路，实现圆空法生。在做动作之时还要以意念造型，设想自己身体就是一个圆球，在球心中点上保持左右上下的平衡，以此把外部身形和内力结合起来，以腰脊引领内外相合，"由内打外"。这一点和"由外打内"的八卦掌不同。

太极拳重视方位，起式时背北朝南，行进时由西向东，运行路线和《灵枢·九宫八风》的北斗七星一致，从摇光星的地面虚拟点，完成套路时，移到天权星的地面虚拟点，也即朝着北极星方向运动，收式仍背北朝南。其意是完成一套拳时，人的气化和天地气化一致，可接通宇宙生命自然之力而吸收之，对这种天人合一的思想，拳家称其为"拳道即天道，天道即人道"。

太极拳强调放松包括"松静""松沉""轻松""松柔"。以心意结合呼吸叫做"意静气敛"，在此基础上使肌肉放松，从而形成活泼无滞的柔软，由柔软变化万端。长期练习可以周身轻灵，以柔生刚。太极拳发挥意念的主导作用，只意念着松散和通空，无其他杂念，也不想随意呼吸，进入"无"的状态，可谓"空无所有"，一旦获得空无感，就达到天人一体，此时他具有天人合一的整体效应，大自然成为他的根基，在做推手的时候，你用多大力气也推不动他。我曾见到过一位达到此种境界的练习者，确实推不动。

清人戴震在《孟子字义疏证》中说："气化流行，生生不息，故谓之道。"这个"道"就是太极之理。陈氏太极拳的传人陈鑫在《陈式太极拳图说·自序》中以此说道："理根太极，故名太极拳。"太极拳以既可技击又可养生成为我国传统健身法的代表，如果要用简洁的文字概括其原理的话，那就是"天人合一，贵圆气化"八个字。

谈谈中医驻颜术

驻颜术指的是一系列保持颜面肌肤光洁润泽的方法，主要是运用术养、药养及食养等手段，以求青春永驻，容光焕发，延缓衰老，甚至返老童颜。驻颜术的目标不仅是健美和养生，还是一种高境界的、精神文明的文化活动。通过习惯性的养颜操作和美容化妆，能潜移默化地培养人们的高尚情操并振奋精神。

驻颜术的发展史就是人性追求真善美的过程，在与环境相互激荡之下蕴发智慧的结晶。对美的向往和追求，是人类的天性，正如俗话所说，"爱美之心，人皆有之"。人类早在原始部落时代，就很重视仪表姿容。一般认为，中国妇女化妆的习惯在夏商时代即已兴起。铅粉是古代妇女化妆的基本材料，晋代崔豹的《古今注》指出，三代以铅为粉。在河南安阳殷墟出土的生活用具中，除了铜镜、梳子等物以外，还出现了一套研磨朱砂使用的玉石碾、杵以及调色盘似的物品，上面都粘着朱砂，足以证明中国妇女化妆在商代已经达到工艺生产的程度了。商周时期，化妆为宫廷妇女的习惯，到春秋战国之际，在平民妇女中逐渐流行起来。春秋以后，导引和按摩之术大行于世。

导引又称道引，即"导气令和，引体信柔"之谓，以其身体各部位的活动和自我按摩，配合有节奏的呼吸，以宣动营卫之功养身健体。在1974年长沙马王堆汉墓中，出土了战国时代的《导引图》，为我国现存最早的导引图。导引在《庄子》一书中又称道引。最早用于医疗，见诸《素问·奇病论》和《灵枢·官能》，以后在全身运动的基础上，发展起浴面、慰目、转睛、叩击鼓漱和击探天鼓等锻炼五官、养护面容的功法。

按摩见于《灵枢·九针》，系用于治疗"筋脉不通，病生于不仁"等累及形体的疾病。《汉书·艺文志》记载，当时有十卷本的《按摩》专著。魏晋南北朝以后，按摩术逐渐用于养生和美容。在陶弘景的《真诰·大洞真经精景按摩篇》中，就具体讲述了面目按摩的手法。目前，按摩驻颜最常用的有干浴面、干浴眼睑和干梳头等方法。干浴面是以两手掌相搓至热，然后摩擦面部；可以改善面部血流运行，减少皱纹，使面部红润光洁。干浴眼睑是两手掌相搓至热后，分别以食指和中指由眼间鼻梁正中处，向左右分开，抹上、下眼皮各20次，可预防眼睑下垂。干梳头是十指张开如梳子状，由前向后，再由太阳穴向两侧至后方，干梳20次，用手指轻轻拍打头皮而结束，此法可预防头发早脱、早白。导引和按摩以其便于掌握和有实效，成为术养驻颜的主要手段。

在驻颜术中，化妆美容术多用于妇女。以粉饰面、使用唇膏和画眉等化妆术很早就有记载。《楚辞》提到"粉白黛黑施芳泽"，《战国策》言及"郑国之女，粉白黛黑"。《淮南子》记载"粉不厌白"，说化妆的粉越白越美，以白粉涂抹在肌肤上使之洁白柔嫩，凸显美感，称之为"白妆"。

《古今注》记载胭脂是从植物中提取的，起源于商纣王时，最初称为"燕支"："燕支，叶似蓟，花似蒲公，出西方，土人以染，名为燕支。中国人谓之红蓝，以染粉为面色，为燕支粉。"这里的"西方"，指的是西北地区甘肃省祁连山脉焉支山下，此处盛产胭脂的原料红蓝草，取其红汁可制成妆面颜料即是燕支。在南北朝时，又将燕支加入牛髓或猪脂之类，使其从粉状变成脂膏，润滑而方便涂抹，"燕支"也被叫做"胭脂"，南北朝时代，妇女流行额部涂黄，可能与崇佛风气模仿佛像涂金有关。除涂染外，还有把剪成花形的黄色片子贴于额上的，这种片子为"花黄"，如《木兰辞》所说的"对镜贴花黄"。

点唇也起源于先秦，至汉代已经蔚成习俗。刘熙《释名》说："唇脂，以丹作之。"丹是朱砂，具有强烈的色彩效果，因其不具黏性，容易被口沫溶化，故而在其中加入适量的动物脂膏，既可防水又可增加彩色的光泽，还有防裂润唇的功效。汉代的唇膏实物，在长沙、扬州等地发现的汉墓中都可以看到。虽然已经在地下埋藏了2000多年，盛在妆奁中，色泽仍然鲜艳。

《诗经》《楚辞》都记有"蛾眉"，指将眉毛画得像蚕蛾一样纤细。《楚辞》《战国策》《韩非子》等古籍都有"粉白黛黑"的记载。黛字的本意是指画眉，后来作为黛的材料包括矿物与植物。矿物如石墨的石黛，植物如青黛，也叫靛花、青蛤粉、色青黑。据《释名》的解释，"黛"就是"代"的意思。因为秦汉时代黛在原来眉毛的位置画出想画的眉形。魏晋以后已经开始用烟墨为画眉材料，到唐代制墨技术有了很大的发展，用墨画眉盛行起来。唐以后流行的眉式也不断变化和丰富，先后有十五六种，汉代时除以长眉为主外，还有八字眉、远山眉、愁眉、阔眉等，唐玄宗以后有粗眉、短阔眉、鸳鸯眉、小山眉、三峰眉、垂珠眉、月棱眉、分梢眉、涵烟眉、沸去眉、倒晕眉、柳叶眉，等等。

戴耳环也有装饰和保健功效。俗话说"千好看，万好看，不戴耳环不好看"。穿耳洞、戴耳饰原本是西南少数民族习俗，其用意不在装饰，是借此提醒女性要时时注意自己的言行举止，后来汉人开始仿效。唐代妇女在社会意识开放之时并不流行戴耳饰，反倒是在社会风尚保守、礼教束缚很强的宋代，妇女穿耳洞戴耳饰的习俗才大兴其道。这样却"歪打正着"，因为耳部穴位丰富，在耳垂穿洞的部位，正是主治眼部和有益健康的穴位，戴上耳环就会经常刺激该处，有明目和强身之功效，以致有"戴个耳环，砸个药坛"的说法。

古人重视护发，历代诗人对"早生华发"最为敏感，古代很早就开始发的保健。中医认为发为血余，为肾所主。在《诸病源候论》以后的历代医著中，对发黄、发白、落发、秃顶的证候及治方甚为丰富，以补气养血、滋肾调肝和封填骨髓为主，常用药物如何首乌、熟地黄、桑椹、黑芝麻、核桃等。古代润发油叫做"香泽"，《释名》中称："香泽者，人发恒枯悴，以此濡泽之也。"在汉代时，香泽已普遍使用，在汉《乐府》中便有"八月香油好煎泽"的诗句，北魏贾思勰的《齐民要术》中就详细记载香泽的制法。

早在《神农本草经》中，就记载蜂蜜能健美、保颜、增寿。现代药理研究亦证实，蜂蜜中含有 47 种微量元素，其中不少成分能使皮肤保持活力。所以每日饮一碗蜂蜜水，是简便易行的驻颜耐老处方。清代赵学敏在《本草纲目拾遗》中指出，酸奶有返老还童之功，每日饮 1 杯酸奶对养颜有益而易行。古代也用药酒驻颜，例如《开宝本草》中的首乌酒，《本草纲目》中的枸杞酒等，都可酌情选用。

《内经》讲心"其华在面"，意思是人的面容与人的心理状态有关，人们常说"面由心生"，心与五气、五色、五音等相关。生活中，谦和、善良、快乐、恬静、大度、济困的品格以及音乐等，可以使人颜容舒展、健康长寿。

从以上的介绍使我们认识到，驻颜既是对健康的追求，也是一种文化现象，尤其是美容化妆，不仅表现外在的形象美，而且又在表现外部容貌美的同时塑造自我。平时要注意摒弃掉对人身体健康有害的一些习惯，如吸烟、酗酒、睡眠不足或晚睡，以及爱吃甜食，等等。在表现个性过程中焕发青春活力，增强信心，延年益寿。

通神明之道
——话说中医气化理论与组方

中医学的气化理论，是以气的运动和变化来阐释自然万物生成和演化的理论。其核心思想和意义如《素问·气交变大论》所言："善言气者，必彰于物；善言应者，同天地之化；善言化言变者，通神明之理。"认为人与万物都是以气为本，生命就是一个气化过程，气化的运动形式是升降、出入、开合、聚散，两个生命体之间有感应的关系。这种理论用于临床开方用药，往往能得到很好的疗效。

气化论还认为，人五脏的功能，各脏都有一定的时间节奏，称为"脏气法时"，如果顺时养生可增强生机，顺时用药，可增强药效。《墨子·贵义》说"药然草之本"，药性是有生命特性的本草，具有四气五味和升降出入、开合聚散，药物和人之间，以其"性"的彼此感应发生各种作用。药物组合成方剂，各药物间彼此感应产生各种效应，有共同疗效而叠加者，有凸显主药之效者，有取得新的药效呈涌现效应者，也有互相牵制而无治疗效用者。还有因于某一两味药物的作用，发挥了引经报使的作用，使药物能直达病处。利用气化理论组方，可使方剂有神奇效果。最典型的方剂如五苓散、补中益气汤和升降散。气化论者称之为"气化三方"，现概介如下。

一、五苓散

五苓散出于张仲景的《伤寒论》和《金匮要略》，用于治疗外感热病过程中水电解质紊乱、水肿、痰饮，以及耳迷路积水引起的眩晕等病证。方以白术、茯苓补气健脾利水为君，佐以泽泻、猪苓淡渗利湿通调水道，以桂枝既通经解肌又温阳化饮，共以《素问·至真要大论》所说的"君二臣三，奇之制也"。"诸湿肿满，皆属于脾"，方以补益脾土，在健脾行气的气化作用下，施展其化湿利水之功。气行水道通，水道通小便利、水饮消、眩晕止。此气化之功，茯苓上行入肺，清水之上源，而后下降利水，猪苓也能升能降并分消水热。《资生经》以五苓散之气化而通大便。元代曾世荣在《活幼口议》以五苓散治小儿惊风。更早唐代孙思邈以提升中气分利清浊之功，使一病人白发转黑，皆气化升降之功的妙用。

二、补中益气汤

补中益气汤是李东垣《脾胃论》的名方。方名称"补中益气"四字正是对东垣学术思想及《脾胃论》全书的精辟概括。《素问·天元纪大论》言"肇基化元",指出人和宇宙都肇基于元气。唐代王冰在注《素问·六微旨大论》中就明确指出人和宇宙是小器宇与大器宇,即小宇宙与大宇宙间的关系,都遵从升降出入的气化关系。五脏中脾属土,居中位主四方以溉四脏。李东垣认为脾胃是元气的根本。人生命气机的升降依赖于脾之升发这个枢纽。而脾气的生机,是在少阳春升之气胆气的资生下实现的("十一脏皆取决于胆")。因于这种理念,李东垣设计了脾胃气虚、中气不足的补中益气汤。李东垣说补中益气汤的大旨是"补其中,升其阳",在黄芪、炙甘草、人参、当归身、橘皮、升麻、柴胡、白术八味药中,以黄芪补气升阳为君,补气升阳。以人参、炙甘草、白术补气健脾为臣,助黄芪之力。佐以橘皮、当归行气和胃、养血和血。升麻、柴胡为使,升阳举陷,升降有序、气机畅达。李东垣在补中益气汤组织方剂的思路和技巧上有两大创意:一是"益气"乃是《周易·益卦·彖传》中"益动而巽"的原旨,第四十二卦"益"乃是下震上巽,有下震之动,而后有上巽之顺。这个震之动是"人感之生足少阳甲胆也",以少阳升发之气实现补中益气。二是以升麻柴胡为对药,提升了少阳春升之气,实现"天地合气,万物自生"。补中益气汤用于治疗脾胃气虚、虚弱证、虚人外感、中气不足、中气下陷(如胃下垂、肛门脱垂、子宫脱垂、重症肌无力)等病证。当年李东垣用此方治眼病名闻于世,现在眼科多用此方治疗眼底出血。

三、升降散

升降散是清代瘟疫学家杨栗山创制的,是最能体现气化论功效的典型方剂了。方仅用大黄、姜黄、僵蚕、蝉蜕四味药物。大黄清下泄热,姜黄入里解郁,僵蚕达表散结,蝉蜕清上散风,四药通达上下内外。服药时,可以少许黄酒为药引以助药力。此方以升降发散之功,通治热病及瘟疫,被誉为瘟疫第一方。

珠玉一篇是生涯
——中医论文与阅读经典

中医学理论研究的成果凝聚于论文。从其论述和取材来看大致有三种。第一种是直接阅读经典古籍，有所阐发补正。第二种是读些原文又佐以序跋之类，抉发为议论。第三种是检遍期刊论文，综述其要而构建论文者。直接阅读典籍者钜艰费时，成文甚慢。读些篇章与序跋者，可从序跋中吸收一些观点加深对篇章的理解，也有助于提高文笔素养。以参阅期刊论文为主者，可把握最新动态行情，论文产出最为捷速，但往往又冲淡了自己的见解。能够把上述三种方法结合而用就最好了。惜乎在所见期刊论文中前者少后者多。

对于研究中医这样的传统学术，关键在于把握经典。所谓经典，即创意造言，遗文垂训，古今悬隔，经之所致者道也。清代梁章钜说："读书须有根。"金埴也说："不明经则无本。"经典就是中医理论之根本。尽管中医的经典著作不等于中医基础理论，但它的意义非凡。中医的经典，例如《黄帝内经》，它奠基于先秦，那是人类文化的轴心时代，时人以其睿智开东西方文化的先河，以其经典著作表现了人类的理念、民族性格和思维方式。就是这些经典决定了后世发展的走向。中医经典具有理论渊源的价值和框架意义。弥久不变和与时俱新是经典的两大品格。经典对于学习新的知识也非常重要，正如钱穆先生所说："愈是新的改进，却愈要旧的知识。过去和现在，绝不能判然划分。"读经典原著是中国古代治学的传统，也是现实的需要。宋人李淑曾说"读经如尝太羹"，经典以其高品味充润学人。在中医学的传世医籍中，经典著作档次最高，把握经典有执牛耳之功。对于这一点，现代科学也无二致，物理学家麦克斯韦也很重视读原著，他说："学习任何课题，阅读有关课题的原始论著总是大有好处的，因为科学总是当它处于新生状态时得到完全的消化的。"在中医学理论体系中，经典就是一棵树的干，各家学说是其分枝，中医理论的发展有如树的成长一样，先有干后有枝，成树状分枝发育发展，是中医学理论体系的自身发展规律之一。以此说，把握了中医经典，就是把握了中医学的树干。

如何阅读经典？一般从三方面考虑：其一，是要参阅历代的注疏和文字工具书来读，因为古今移迁，文义有变，加之古代著作不讲其所论的来

三 学蕴杂陈

源和方法，读诠注才能索解，何况有些注文是注家的新见解、新发明，也有一定的经典意义。以此说，读注是学习和利用注家们的研究成果，是走捷径。其二，当以理性的思考及理论提升的意识阅读经典。深思才能心知其意。这也包括对不同注家所论的相互比较，更须把握章句的要领和经典的内在一贯性。带着提升的意识阅读经典，才有可能引发对经典的新见解和开拓。其三，依据实践来判断或解读经典最为重要。清代张学诚说："非识无以断其义。"大柴胡汤中有无大黄的问题，应该通过临床来定谳（yān），从文字和版本考证都得服从实践。所谓的"读无字处"是有前提范围的，不通处不可乱猜。特别是对那些注家各说齐陈的经文，犹当如此，该存疑处便存疑。近年出土一批古医籍和经典多有联系，破解了很多经典的存疑，一方面使人钦佩古代注家的智慧和功力，但也有很多否定。当年梁简文帝说："脏腑若能语，医师面如土；山川若能语，葬师面如土。"可以今克隆一句："宗师若能语，注家面如土。"写到这里，使我想到，当年历史学家陈垣先生，曾为治史的学生开设《史源学实习》课程，为使学生学好用好经典，他通过"读《廿二史札记》所得的教训"，让学生从六个方面举例说明之，我把它称为"读用经典六要"，现援引如下："一读书不统观首尾，不可妄下批评。二读史不知人论世，不能妄相比较。三读书不点句分段，则上下文易混。四读书不细心寻绎，则甲乙事易混。五引书不论朝代，则每因果倒置。六引书不注卷数，则证据嫌浮泛。"这六条是方法也是学风。可以想象，要想回答这六个问题，就得查阅资料，翻目录，独立思考，追根溯源，分析考证。可见，阅读经典是一项既艰苦又严谨的事呢。

案头书宜少 心头书要多
——谈医生的背功

宋代思想家朱熹说："不记则思不起。"历代学者都以记诵为治学的基本功，以记诵为"学问之舟车"。个人的记诵，还曾对保存文化典籍、承传学术发展起过积极作用。秦始皇之焚书，项羽咸阳之炬，把诸多的藏于民间和宫廷的典籍化为灰烬。西汉初年传经，《诗经》因其可配乐唱诵而流传，《尚书》凭伏生的记忆再现于书面文字。东汉文学家蔡邕被害以后，文稿散失，其女蔡文姬因自幼随父习读，以凿凿的背诵再现了乃父的400余篇文章，正是天不丧斯文。

历代以来，很多名家因长于背诵而传为佳话。《唐语林》记载虞世南能背诵《烈女传》。《宋史》传述苏东坡以抄背《汉书》为"日功"，抄三遍后竟能背诵。近代学人中也不乏健于背诵的大家。1924年陈宝琛与郑孝胥在天津赌背十三经，有胡嗣源在旁为之公证，二人果然不分伯仲。章太炎及弟子黄侃皆能背诵《说文》，黄侃还背诵《尔雅》，在武汉讲课时，每个文字、名物都直指其卷页。史学大师陈寅恪自幼对《新唐书》《旧唐书》过目不忘，还能记住某传某句的出处，还背读了无数的诗文，连"史家三通"（《通典》《通志》《文献通考》）的序文也能背出。傅斯年4岁时开始背《论语》，后又背读"四书"，9岁能背"十三经"。南社诗人柳亚子，8岁起读《杜甫诗集》，每夜背诵一首，12岁背读完毕。哲学家马一浮能全背《唐诗三百首》。作家茅盾能背诵《红楼梦》。曾任宣传部长的陆定一能背诵《古文观止》。工程家茅以升把博闻强记列为治学要诀之首，他的治学16字诀是："博闻强记，多思多问，取法乎上，持之以恒。"可见，博闻强记是治学的根基。

背诵是医生的基本功之一。临床工作要求医生应该准确记牢一些疾病定义、诊治常规、正常值乃至方剂组成、药量等。很多名医的背功令人赞叹，重庆吴棹仙能背《内经》《难经》及《伤寒论》，《伤寒论》背的是宋代治平本，除397条外，林亿的序和孙奇的注文都能背诵。全背《伤寒论》的还有成都中医学院的邓绍先和北京中医学院的陈慎吾。陈慎吾喜欢京剧，便把《伤寒论》的条文配上京剧曲牌，每日吟唱数条以温故知新。为了便于记诵，古代医家就把应该记忆的内容编成诗赋歌诀，诸如各种《脉诀》《汤头歌》《药性赋》《心法要诀》等用以诵读。如医谚所说："熟读汤头三百首，不会开方也会开。"在强记中体验感悟，待用于临床，又通过这些基本记忆为知识网络的主体构架，来吸附新的知识。

近年来教育界、文艺界、体育界等都倡导"从娃娃抓起"，中医界也起哑应之，有的高校办起了少年班。但少年班也有个学什么、如何学的问题。北京名医米友文，是北宋四大书法家之一米芾的第 26 代世孙，他教育孩子没识字以前先背医书，以后再背文化经典，背书、书法、武术、京剧一齐练，都要一口气提到丹田，其子米南阳虽然没有从医，但已是著名的书法家，书法界有"启功的杆儿，溥杰的尖儿，舒同的圈儿，南阳的弯儿"的说法。由此想到，所谓中医的"童子功"，其实就是背功。一个中医能多背诵一些经典名句，在临床将受益无穷。

〔中国中医药报，2003-01-27〕

请君细品方后注

在《金匮要略·中风历节病脉证并治》附方《古今录验》续命汤之下，有几行解说煎法、服法的方后注，注文中最后的 15 个字最关乎机要而耐读："并治但伏不得卧，咳逆上气，面目浮肿。"此语是宋代整理《金匮要略》的医家在选录附方时所注。这 15 个字太重要了，是说此续命汤除治中风外，还有一个重要的应用，就是治咳逆上气的慢性支气管炎以及肺源性心脏病合并感染之类。此方组方合理又最为有效，是麻杏石甘汤合佛手散加人参。它在治咳喘方面的应用远远超过用于中风。由此可知，阅读古医籍时，像方后注这样的附言简语，一定不要放过，是有大用途的。

治慢性支气管炎还有一个很有效的方子，我称之为保元生脉麻附汤。是东垣保元汤（肉桂、炙甘草、人参、黄芪）、生脉散（人参、麦冬、五味子）与仲景麻黄附子细辛汤的合方。此方有麻黄、细辛等治咳喘之品，又以五味子对其牵制，一散一收。

值得注意的是，仲景治咳喘的几个方剂中，都有细辛、干姜、五味子三味，说明这三味合用是治咳喘的核心骨干。这是陈修园发现的，他将此见解也写进了《医学三字经·咳嗽》"姜辛味，一齐烹"句下的注文之中了。这段注文也同样重要。不过，在保元生脉麻附汤中，没有用干姜，而用的是比干姜药力更重一些的附子。此方集中了仲景与东垣二人的智慧，更适合老年人用。此外，临床上治疗慢性支气管炎，用《古今录验》的续命汤、保元生脉麻附汤两个方剂就足以胜任了。

治皮肤病六字诀

古代皮肤病属外科。是依唯象的原则，皮表属外，其病归外科。中医对皮肤病的治法可概括为六个字，即"治风、除湿、活血"。

病初起，突然发生者，有"风善行速变"的特点，常见病如湿疹初起、疱疹、痒疹及过敏性皮疹、皮炎之类，从风论治。代表方为《医宗金鉴》消风散，祛风药有麻黄、荆芥、防风、柴胡、刺蒺藜、蝉蜕、白僵蚕等。如病属亚急性或慢性，具有湿性缠绵、湿性污浊的特点，从湿论治。常见病如亚急性或慢性湿疹、疱疹样皮炎、脂溢性皮炎、接触性皮炎、脓疱疮、阴囊湿疹等。代表方为《医宗金鉴》清脾除湿饮。常用祛湿药有瓜蒌、土茯苓、白鲜皮、苦参、败酱草等，瓜蒌和败酱草用量宜大，如瓜蒌治带状疱疹时可用 15～30 g。而病程长，疹的颜色红暗，有斑疹，病变有角化，有疼痛者，应该活血为治。如牛皮癣、角化性皮肤病、慢性顽固瘙痒性皮肤病、紫癜、丹毒、漆性皮炎等。代表方用《外科证治》养血润肤饮。常用的活血药有紫草、茜草、牡丹皮、桃仁、红花、当归等。一般在治风、治湿的方剂中，也常加入两三味理血药，可提高疗效，取"治风先治血""治湿须行血"之意。

南京中医药大学徐履和教授，特别推崇清代外科温病学派高锦庭《疡科心得集》。他提出"风性上行，湿性下趋，气火俱发于中"的理论。许履和据此将皮肤病之病机概括为"上风下湿中气火"。在这种认识基础上，治法可补充"祛风除湿兼活血"，两句话合起来共 14 个字："上风下湿中气火，祛风除湿兼活血。"

除以上 3 个方剂之外，还有 2 个方剂值得重视。一个是防风通圣散，以其汗下清利四法俱全而有治皮肤病的普适性，有血分病象者，再加两三味活血药即可。另一个方剂是小柴胡汤，其适应证是"休作有时"的皮肤病。有人以小柴胡汤打底，以银柴胡易柴胡，加当归、紫草、五味子、乌梅，称过敏煎，治疗过敏性皮肤病很有效。

食医食药趣谈

饮食是我国的古老文化之一。周代人就很注重饮食卫生，《周礼》记载食医的职责是："掌和王之六食、六饮、六膳、百酱、八珍之齐。"按天人合一观念，四季饮食饭菜搭配和调味品各有不同："凡食齐视春时，羹齐视夏时，酱齐视秋时，饮齐视冬时。凡和，春多酸，夏多苦，秋多辛，冬多咸，调以滑甘。凡会膳食之宜，羊宜黍，豕宜稷，犬宜粱，雁宜麦，鱼宜菰。"古代讲究食药同源，进食也很注重饮食的搭配，把饮食也发展为一种疗法，其食疗、药膳流传到现在。并主张谷、果、菜、畜类等混合而用，使营养成分通过搭配互补，相对平衡。《素问·脏气法时论》就指出："五谷为养，五果为助，五畜为益，五菜为充。"又认为饮食有度方为健身之道。孔子说："君子食无求饱。"墨子也指出暴饮暴食、膏粱厚味之害："古者圣王制为饮食之法曰：足以充虚继气，强股肱，耳目聪明，则止。不极五味之调，芳香之和，不致远国珍怪异物。"《吕氏春秋·尽数》则明确地指出："食能以时，身必无灾。凡食之道，无饥无饱，是之谓五脏之葆。"又遵《素问》"气味和而服之，以补精气"的理论，发展起药膳，开发了饮食的治疗功能。

我国历史悠久，因习俗和纪念历史事件、人物等约定某日为节日，各节日多有特异的饮食习惯，致使饮食和庆祝、纪念活动互相推动，增加了节日气氛，这也发展为独特的节日饮食文化，并传播到东亚各国。例如春节除夕守岁以饺子为代表性食物，但因地域不同守岁饮食也不一。丁福保编的《全汉三国晋南北朝诗》里有梁代徐君茜一首《共内人夜坐守岁》：

> 欢多情未极，赏至莫停杯。酒中喜桃子，粽里觅杨梅。
> 帘开风入帐，烛尽炭成灰。勿疑鬓钗重，为待晓光摧。

诗里描写他们夫妻守岁吃粽子，现在浙江温州仍然除夕吃粽子。初一各地之吃俗大异，北方以饺子为主食，西北地区有许多地方吃擀皮，而关中和河南一带则饺子与面条同煮，叫"金丝穿元宝""银线吊葫芦"，河南西部初一要饺子与粉皮同煮。南方普遍吃元宵、年糕和面条。元宵煮曰"汤元"，炸曰"油堆"。元宵节则各地都吃元宵。二月二称为龙抬头，各地叫法不同，有中和节、春龙节、龙头节、青龙节等名目，系古代祭龙神沿袭而来。各地也吃法不一，有吃春饼者，有吃枣糕者，也有吃蚕豆者，东北则吃猪头。清明前一日为寒食节，系纪念春秋晋国介子推与老母隐居，晋文公为找到他令军士放火烧山，以促使孝子介子推背老母出来，火烧三天三夜后发现介子推母子被火烧死，为纪念他们，这一日不举火而"禁烟"，《邺中记·附录》记载："寒食三日，作醴酪，又煮粳米及麦为酪，捣杏仁煮作粥。"端午节吃粽子和中秋节吃月饼是南北一致的饮食习俗，不过粽子和月饼的种类可谓异彩纷呈。冬至是入冬的标志，古人认为气始于冬至，周而复始，但冬至以后阳气始升，是"天地混沌"中的一个重要日子，吃馄饨以祈祥，清末的《帝京岁时纪胜》说："民间不为节，唯食馄饨而已。"

〔中国医药报，1996-09-26〕

二月茵陈三月蒿

古代，先民有一种"天地间物，真不天地间用"的观念，认为治病的药物也应索求于大自然。中医药的起源和发展，与古人寻找食物，辨识毒性有密切关系。在劳动和生活中，常常发现某些药物的功效和性能。南北朝时代的医学家陶弘景在《本草经集注》中就指出，药物的发现有"单行经用者或田舍试验之法"，如"藕皮散血起自疮人，牵牛逐水近出野老"。茵陈蒿治疗黄疸的作用，就是在民间饥荒之年用以充饥之时见有黄疸病人治愈后，医家发现了这一功效后即以推广开发的。

传说古代中州某名医给一殷陈氏老妇治黄疸病，老妇人因有医生断言一定能治愈而精神开朗，但时逢春荒之际不仅无钱买药，在无米下炊之际也只能采马先蒿充饥。后来医生随访老妇人时，发现她的黄疸病霍然躅释，询问得知，老妇人未曾服其他药物，只是经常用马先蒿代食物，医家以此了解到马先蒿的药用功效。因为此药起于殷陈氏老妇人，便以殷陈命名，后又用其谐音而称茵陈蒿。

其实茵陈在《神农本草经》中就有记述："茵陈味苦平，主风湿寒，邪气热结黄疸，久服轻身益气耐老，生丘陵阪岸上。"此药《广雅》《太平御览》均称作"因陈"，并注称俗名为"马先"，即是马先蒿，又称马新蒿。陶弘景引用《仙经》记述，云为"白蒿"，又称马新蒿为白蒿之类。唐代药物学家陈藏器考据其名的来源时说："茵陈经冬不死，因旧苗而生，故名茵陈，后加蒿字也。"

茵陈虽是"天之于民厚矣"的天赐良药，但植物药的应用，有"用药有宜陈久者，有宜精新者"（吴仪洛《本草从新·总义》）。俗话说："二月茵陈三月蒿，四月五月当柴烧。"应时采药才能保证药物质量。茵陈药用以初苗幼苗为佳，但因各地气候不同，茵陈生长时期略有差异，如《陕甘宁盆地植物志》作"正月茵陈二月蒿"，《江西中药》为"三月茵陈四月蒿"，而《植物名实图考》则称"四月茵陈五月蒿"。这些谚语反映了地方老药农的各自经验，均有实践价值。

当代实验研究指出，茵陈的药效成分挥发油、香豆素，特别是绿原酸主要在幼苗中，故以鲜品药用价值为高，如果过了采集期，则老枯不堪用，值得注意。

〔中国医药报，1996-12-03〕

牛黄在新生儿及小儿胎毒之应用

牛黄，又称丑宝（牛在十二生肖排序为丑），是中医学乃至印度传统医学常用的珍贵药。印度佛教的《金光明经》称其为瞿卢折娜，以喻其功效如瞿卢折娜佛。牛黄以其清热解毒、镇惊消肿、强心利胆等显著的药理作用而称"宝"，古代入药者有4种，即牛神黄、角中黄、心黄与肝胆黄。牛神黄是从牛口中吐出者，角中黄、心黄与肝胆黄分别是取自牛角、牛心室、牛心房和牛的肝胆中者。前三种在古代文献中也鲜有记载，已被忘却，即便是肝胆黄，也非常稀有，故牛黄属于珍贵药材。诚如《神农本草经》所说："牛黄乃百草之精华，为世之神物，诸药莫及。"

牛黄是中医儿科的"第一要药"。中医最早的一部药书《神农本草经》说："牛黄疗小儿百病，诸痫热，口不开。"在最早的一部产科专著《产经》中依此将牛黄列为小儿三日以后的常规保健。《产经》说："小儿出生三日，可与朱蜜方，令儿镇精神魂魄。朱蜜已竟，即可与牛黄，牛黄益肝胆，除热定惊，辟恶气也。"《产经》已失传，但此论保留在南北朝时代陈延之的《小品方》和成书于公元984年的日本丹波康赖氏的《医心方》之中。

牛黄治小儿百病，对于小儿胎毒，非牛黄不可。胎毒是小儿出生后，因先天因素而发生之毒热症。属于《素问·奇病论》之"胎病"。胎毒包括胎热、胎风、胎胀、胎毒发丹、胎毒疮疡等（谢观. 中国医学大辞典. 1921）。明代医学家李时珍所著《本草纲目》牛黄附方项下，转引了几首用牛黄治毒的方剂。其中有南北朝姚僧垣《和众方》，用于新生儿初生三日去惊邪、辟恶气方，即"以牛黄一豆许，以赤蜜如酸枣许，研匀，绵蘸令儿吮之，一日令尽"。又引宋代《太平圣惠方》治生后七日胎风口噤者，其法是："牛黄为末，以淡竹沥化之，灌之。"又引宋代儿科名家钱乙《钱氏小儿方》治初生胎热和胎黄者："以真牛黄一豆大，入蜜调膏，乳汁化开，时时滴儿口中。"在清代儿科学家谈金章的儿科名著《诚书》中，用牛黄治因胎毒不进乳者，在牛黄法项下说："朱砂与牛黄，不独益肝胆，除热，定精神，截惊，并去病。以一豆许和乳汁，灌之。"此外，该书还记载了"七日内面上赤点如麻子，怀胎受毒"，也系用牛黄治疗。又因牛黄贵重难得，在陕西民间常用黄连甘草煎剂代替，方法是二药各5 g左右，煎成50 mL水剂，每次喂一勺，每日3~4次，也有效。

〔家庭中医药，2007（10）〕

古代笔记小说中的医方

古代学人，在学有专攻的同时，常常留心医术，把遇见的临证要案或听说的奇效良方记述下来，以备自用，或写进笔记著作或小说之中。文士的擅文兼医，是儒医相通的一方面。儒家倡言"为人子者不可不知医"，学医疗亲以尽孝道，兼用于自家养生保健。又以医道为"拯黎元于仁寿，济羸劣以获安"的仁术，应在著作中传播，遗泽长流。有者甚至阐述医理深知其要，如吴承恩在《西游记》中曾论及"药不执方，合宜而用"，可堪为医家箴言。仅从所出版的从唐至清代的800余种笔记作品中，就有300余种记有药方，这也是中医学宝库中的财富，至于是否经意或有超然的价值，应以实践的尺度具体分析才是。

古代学者们重视体验，特别是自家亲临就医的感受和有效的良方，常书入札记。例如宋代陆游在《老学庵笔记》中，记载了族人常年服菟丝子，后患大疽，经用大剂金银花治疗得愈，并指出此系菟丝子过饵致病。又如宋人周密在《老雅堂杂钞》中记载了治久咳老痰的玉屑丸，方用天南星、半夏各二两，白矾飞过一两为末，加二砂子二两（二砂子又称来复砂，系硫黄、硝石等量）同和如梧子大，每服五六十丸，姜汤下。此方治慢性气管炎、肺气肿有效，甚至可蠲除病根。但后世搜集验方的人，因于方内有硫黄、硝石虑其有十八反之忌而不敢搜入方书。其实硫黄、硝石如不按黄色炸药的比例共研，加之有天南星、半夏、白矾的配伍和姜汤送下，既不能爆炸，对人体也无毒无害。

中医复方常有"意外"效应，有些方剂看起来君臣佐使条理明确，又方证相合，但服后疗效不显，有的方剂，看起来其中药味组织无序，即"不讲理"的方剂，反而疗效卓著。有效即应有理，看来传统的配伍理论落后于实践，应进一步深入探索，冀求创新。

在清代学者李斗的笔记著作《扬州画舫录》中，曾有医堂、药肆、医学和医方、医案等记述，卷十二《桥东录》载有四位扬州名医的医案，其中伤寒派医生李钧的内热外寒案最为精要。记述如下："李钧，字振声，精仲景法。方伯族人患伤寒，见阳明证，时医治以寒剂，延月余，殆甚，方伯延钧诊之。曰：此寒证也，宜温中。用附子一两，服则病益剧欲绝，钧曰：剂轻故，加附子至二两用服，众医难之。钧曰：吾自见及，试坐此待之如何？力迫之服，至明日霍然矣。谓诸医曰：病之寒热，辨于脉之往来，此脉来动而去滞，知其中寒而外热，仲景所已言，诸君未见及耳。所著有《金匮要略注》，多发前人所未发。"在这里，李斗以如椽之笔，道出医者识见超拔，用药确切，令人赞绝。有些小说中的医方，约而实用，如《红楼梦》中补气之人参养荣汤及润肤美容之冷香丸等，多不胜记。

笔记小说中，还有一些医方神秘性很强，或言此方神授，或用奇药、特殊药引，或有特殊煎服法与饮食禁忌，多难以实用，恐系江湖郎中玄虚伎俩，不可轻信。有些方剂虽合医理，也需验证。清代学者赵翼在所著《檐曝杂记》中记有阿魏散治骨蒸、传尸劳、寒热、羸弱、喘嗽，方用"阿魏三钱；斫青蒿一握，细切；向东桃枝一握，细剉；甘草如病人中指许大，男左女右；童便二升半。先以童便隔夜浸药，明早煎一大升，空心温服，服时分为三次。次调服槟榔末三钱，如人行十里时，再一服。丈夫病用妇人煎，妇人病用丈夫煎。合药时忌孝子、孕妇、病人及腥秽之物，勿令鸡犬见，服药后忌油腻湿及诸冷硬食物。服一二剂即吐出虫，或泄泻，更不须服余药。若未吐利，即当尽服之。或吐或利，出虫皆如人发、马尾之状，病即瘥"。言此方载于《续夷坚志》，又云此方得自神授，随手取效。还引用陵川进士刘俞字彬叔的验案，刘氏服药吐利后虚羸、魂魄不安，以茯苓汤补之后病瘥。从组方的药物来看，阿魏、青蒿为治骨蒸劳热之品，服后以槟榔清肠皆契合医理，但向东桃枝等未免惑人，合药时忌孝子能做到，但令人费解。如欲对其研究，首先应剔除方中的"鬼把子"，再经筛选而萃出精华，可以想象，有大量浩繁的工作要做。

此外，一些秘方用药殊奇，如《檐曝杂记》记载用虎肝烧末存性，好酒温服治噎食倒食症即食管癌之类，难以理喻也不切实用。赵翼是历史学家、诗人，毕竟不是医生。至于有些小说如《镜花缘》中还记有长生不老的"仙方"，纯系小说之虚构。诸如此类，我们应该以辩证的思维和分析的方法审视，在实践中验证才可笃信和示人。

〔北京中医，2001（1）〕

考索三则：支饮、奔豚、二至丸

一、支饮

汉代以前把事物进行过程中反复发生的现象称为"支"。《孙子兵法》的"支形"，指两军相持，易于发生拉锯战的地形。《灵枢·经筋》曰"支者结于目眦为外维"，《灵枢·脉度》曰"支而横者为络"，几处的"支"，讲的都是横向分支发展，皆不远离本干，相从相随之义。医学以此把反复发作的病象称为"支"。《韩诗外传》记载了十二种重病称"十二发"。"支"是"十二发"之一："何谓十二发？痿、蹶、逆、胀、满、支、膈、肓、烦、喘、痹、风，此之曰十二发。"据此，支饮当是反复发作之饮证。

二、奔豚

奔指快跑，有突然性。豚是小猪。病人述说腹部状如小猪由腹部向上奔窜，令人心慌烦乱。张仲景在《金匮要略》称奔豚和欲作奔豚。以奔豚汤治奔豚，以桂枝加桂汤治欲作奔豚。《小品方》也出列3个治方：奔豚汤、葛根奔豚汤与牡蛎奔豚汤。《金匮要略》未记载脉，有两种可能，一是奔豚症状太典型了，无须描述脉搏。二是可能文献有脱文。本病认证是关键。有时甚至是医生自己得一次才能够对症状的情况有深入的体会和了解。祝总骧教授用针灸治疗一个病人，女性，本人是协和医院的一名内科医生，她的奔豚发作时愿意用针灸治疗，感到可靠有效无不良反应。她自知其病是阵发性心动过速。她自己描述说，发作时，有如腹内有小猪由下向上窜到心脏，感觉到心难受，是低钾综合征，也是奔豚。她本人是内科医生，也有心电图等资料为证。奔豚应是阵发性心动过速等心律不齐疾病，欲作奔豚当是发作以前的预兆。看来王叔和在《脉经》中，将奔豚列到胸痹心痛中，是非常正确的。奔豚方中有个特殊的药是甘李根皮。是李子树的根皮，略有甜味。陈寅恪先生写《柳如是别传》，传中说柳如是心脏病常犯，用李树根煎服治疗。柳如是患的病大约是阵发性心律不齐。

三、二至丸

二至丸是用于调和时序预防病遇节发之为患而用者。二至是夏至、冬至。《周髀算经》说："二至者，寒暑之极；二分者，阴阳之和；四立者，生长收藏之始，则为八节。节之气，三而八之，故为二十四。"据《周礼·月令》和《易纬·通卦验》所说，以鹿茸和麋茸配制，认为鹿为兽中阳，麋为兽中阴，二者搭配有"阴阳相向，君臣之像"（《易纬·通卦验》）。后来以血代茸。如清代陈元龙《格致镜源》所记："《药议》云：按《月令》'冬至麋角解，夏至鹿角解'。阴阳相反如此。今人麋鹿茸作一种，殆疏也。又用刺麋鹿血以代茸者，云茸亦血尔，此大误也。"可知清代用血代茸是错误的。不过今日制作二至丸的原料已经换成冬至采摘的女贞子和夏至采摘的墨旱莲，药大大地便宜了，也比用鹿血更易得了。

御医与草泽医

古代行医的人，从身份和工作条件来分，可有御医、士林医、药堂医、草泽医（又称铃医、走方医）、僧道医、江湖医等的不同。御医是专事为帝王及家族诊治，在太医院工作的医生。草泽医是走乡串巷为平民诊治的医生。《事物纪原》卷六《助教》云："晋咸宁四年，初立国子学，置助教以教生徒。魏始于太医置之。唐国子、四门，俱有其官。开元元年，诸州始置医学助教。宋朝神宗元丰中除之。初，宋朝唯以四门、国子助教命医者，故官制行，唯置太医及州助教也。"御医在太医院工作，虽然御医中有很多等级，在各朝各代称谓不尽一致，但笼统地说，一般是把有资格为帝王及族人诊治的医生称为太医。太医们的身份及工作条件显然要比草泽医高而优渥得多。如果从实际解决医疗问题的能力看，草泽医也不见得都比太医们低。

《周礼》记载的以"十全"为标准对医生的考核制度，以实践效果为据，又有明确指标，甚是合理。自宋代开始，建立了一套考试制度，先考"三经大义"，次考"假令病发"，考试方法和程序虽然严密，但是，经文背得熟的，分析回答得好的，未必临证都行，很多具体的动手能力，也难以考得出来。医生水平的关键是实践，不论是太医还是草泽医，都是要看实践。以此，民间也常说："熟读王叔和，不如临证多。"

宋代洪迈《夷坚志·丙志》，记载了御医不如草泽医的事。说的是韩公裔太尉突然患病，皇帝派御医王继先诊治，王太医诊后说"疾不可为也"。皇帝听了御医的回奏，赐三百金给韩家以办丧事。正在韩太尉临将就木时，一草泽医过其门，自荐应治，果然在针灸和用药之后，韩太尉当天晚上即复苏。韩太尉后来又活了三十年。清代王士禛在《古夫于亭杂录·卷四·治嗽药》中，把宋人笔记中两篇相同内容简练合写为一则，说宋徽宗宣和年间，有妃嫔患咳嗽，有御医侍治，百计无效。"后遇卖药者，以十钱得十帖，携入进之，一服而瘥。以百金购其方，乃天花粉、青黛也。"在明人陆粲的《庚已编》中，又记载明成祖的首席御医盛寅，他还曾侍奉仁、宣两朝，他在御药房时，突然昏眩欲绝，群太医束手无策，是请来了草泽医给治好的。

从实践而论，草泽医比御医要丰富得多。太医院的御医们，本来实践机会就少，加之诊治对象是帝王后妃、龙子龙孙，更是畏手畏脚，难以锤炼出真本领。在明代谢肇淛的《五杂俎·卷十三》中就记载有"京师三不称"之说：光禄寺的茶汤，武备库的刀枪，太医院的药方。这虽然有讽刺夸张的成分，但也能说明一些问题。清代康熙以后的皇帝，深知此点，便要求各省推荐地方名医调进太医院，或应诏临时侍奉，这是一种弥补的办法。像徐灵胎、陈莲舫等人都有过这种经历。

《褚氏遗书》说"博涉识病，屡用达药"，此言不误，但这仅仅是一方面。临床疗效的提高，是由三方面因素决定的，一是理论，尤其是辨证论治的理论；二是技术能力，包括药品效力、手术技术以及医护和科室间的合作；第三是实践经验。这三方面的水平都高，才能有高水平的临床疗效。如果理论上不去，不认证、不会辨证识脉，药不对证，何谈疗效？总之，提高技术能力也是提高疗效的关键，特别是对急重症，要有强力而速效的药才行。

中医自古就重视手术，今日也不应放弃。在医学史上，护理学的创立，大大降低了死亡率。科室间的协作配合，提高了诊断和治疗能力。20世纪50年代以后，中医从坐堂医方式，走进了大医院，并办起了中医综合医院，这是一个特大的进步和飞跃。在理论和技术能力的支撑下，多临床、多实践。这样，医生才有所提高，整个中医的临床水平，才能有更大的提升和飞跃。

庸医与江湖医

庸医指医术不高明却敢妄言作为，致使病人贻误治疗时机，甚或乱投剧药，以致误人性命者。江湖医是指游行乡间城坊，以医术招摇过市以牟利为生计者。

庸医之名见于苏轼《应诏集·策略》曰"此庸医所以为无足忧"之句。南宋陆游《剑南诗稿·春残》有句云："庸医司性命，俗子议文章。"

庸医令人恚愤，也令人嘲笑。古代文士曾写多篇嘲庸医之短文，如明代徐渭《谐史》，记一庸医治死一肥汉，受惩罚，令庸医全家为死者抬柩至墓地，棺柩沉重，子云："如今只拣瘦人医。"清代钱泳《履园丛话·狗医》，借狗医之事讽刺庸医。清代李伯元《南亭四话·自祭文》，以自祭形势讽刺庸医。现抄录一则于兹。

《名医祭文》

某先生客游沪上，所遇不合，常自愤曰："既不能为良相，独不能为良医以济人乎？"于是专心学医，不合如故，抑郁而死。友人作文祭曰："公少读书，不成。学击剑，又不成。学医，自谓成。行医三年，无问之者。公忿，公疾，公自医，公卒。呜呼！公死矣，公竟死矣，公死而天下之人少死矣，公不死而天下之人多死矣。爰为铭曰：君之用方，如虎如狼。君之医术，非岐非黄。服君之药，无病有病。着君之手，不亡而亡。呜呼哀哉，伏维尚飨。"

当然，庸医也并非都尽是医疗事故杀人者。清代顾亭林先生曰："古之名医能生人，古之庸医能杀人。今之庸医不能生人，不能杀人。"虽说没能杀人，但把人家钱财给消耗了，还是应该受到斥责的。明代龚信写《庸医箴》，既警告医生，又提醒众人。其文曰：

今之庸医，衒奇立异，不学经书，不通字义。妄自矜夸，以欺当世。争趋入门，不速自至。时献苞苴，问病为意。自逞以能，百般贡谀。病家不审，模糊处治。不察病源，不分虚实。不畏生死，孟浪一时。忽然病变，急自散去。误人性命，希图微利，如此庸医，可耻可忌。

江湖医在走乡串巷时，也如铃医或草泽医，手执葫芦医幡或虎撑铃串，也有一些技艺甚至几项绝招。有很多著作记载铃医或草泽医的神奇疗效。但江湖医已经成为江湖百门中的一个以医为题的行当了。他们不以治

三　学蕴杂陈

病为务，成为道道地地的生意人。江湖医以卖药为主，属于"文生意"。其中走方各地治病的称作"小帖生意"，卖药的称为"疲行"。因所卖的药是治不好也治不死的"疲药"而得名。疲行中又有诸多专工专卖。卖药总名称"挑汉儿"的，其中卖大粒丸的称"挑将汉"的，卖膏药的称"挑炉啃"的，卖牙痛药的称"挑柴吊汉"的，卖眼药的称"挑招汉"的。之外，还有卖方书的，称"挑汉册子"的。江湖人做生意讲究"尖、腥、合"三个字，"尖"是绝招，"腥"是会生意人，"合"是守江湖规矩关照同行。江湖人常说："又尖又腥，赛过神仙。"

江湖医在清朝末年至民国初期交际的三十年风盛一时。在北方以北京的天桥和天津的三不管两地为据点。向华北、东北辐射。例如天津人有称"小六子"的，走江湖到哈尔滨，打出"王麻子膏药"挣了大钱。江湖医看不起坐堂医，说他们"肝心脾肺贤（肾），上街就赔钱"。江湖医也在集市上打场子坐地，称为"摆戏头"，全靠摆得好和有伎俩。据清末民初儒医恽毓鼎在日记中所记，有江湖医诊费竟高达九块大洋，在此医所开的方中有"糖炒石膏"。可谓苏轼所说的"医者以意用药"。

江湖医的伎俩有数种：

一是"摇大旗"，即说自己是某名医的几传弟子或多少代传人，有秘方。

二是"咬碟子"，就是北方人弄口技说南方话，让你弄不清根底。

三是"会打簧"，即治好治不坏两头堵。

四是"拉骆驼"，即现在所说的"托"。"拉骆驼"一语，来自明代江盈科《雪涛阁集·医驼》的故事，其医生自诩善医驼背，而病人背直身死，此江湖医吆喝道："如弓者，如虾者，如曲环者，延吾治，可朝治而夕如矢（像箭杆一样直）。后来将吆喝称拉骆驼。现在将找人帮他吹捧称"用托"。

五是"找傻子"，即在打场子摆戏头卖药的时候，看到围观人群中，有憨厚可利用之人，让他说你这药的好话。

六是"骂周仓"，周仓是给关羽扛大刀的，江湖医也有同伙的帮手，也在场子里在装药车旁坐着抽烟或替他倒茶水，他借骂帮手的机会调逗大家，活跃气氛。这个"骂"后来发展成为"医骂"，医生给病人治病，总要骂前一个医生或者无能，或是给耽误了。

七是"推"，即往后推，说得吃多少多少付药见效。还有"送丧门"者，就是把预后不佳的病人推介给其他医生，主要是推介给竞争对手。

八是"堆"，即堆药，先开小方，以后逐渐增加药味，堆到最后，一个处方八法俱全了。再无效，又回到"推"字上了，此次不是往后推日期，而是找借口，比如病人违反了饮食的忌口而使药无效；或者因某某问题，需到大医院检查一下什么才行。于是把责任和病人推走了。江湖医生称此为"医者移也"。

以上八项，即是当年江湖医生的作业术。如今这些故伎又沉渣泛起。以"医托"为例：北京叫"广告员"，四川叫"牵手"。四川将无证行医的医院叫"模场"，用自来熟的语言诱导上钩，以移花接木或祖传秘方的伎俩骗人相信。假名医包治百病称"千科""百病科"。医托也得培训上岗，须记住暗语或手势，如摸摸头、摸摸肩，或咳两声都会代表什么症状，把病人领到假名医处，假名医就知病情，他一切脉，不用病人开口，便能说出病人病在何处，让病人信服。

说到这里，请让我转抄 2004 年 11 期《咬文嚼字》登载天津李名凖模仿《陋室铭》的《庸医铭》来结束这则医话吧。

《庸医铭》

德不在高，猛炒则名；技不在精，穷吹则灵。斯是"神医"，光彩照人。

广告见荧屏，"妙手"能"回春"。揽客靠摇舌，盈门仗鼓唇。

可以设陷阱，敛白银，无法度之乱耳，无医德之烦心。北刊神医照，南载"专家"文。病人云："何神之有？"

中国中医科学院建院五十五周年赘絮

2010年，时维九月，序属三秋。逢中国中医科学院建院五十五周年之际聊作赘言。

以数合物是国人的习俗之一。年岁也不例外，百天，周岁，而立，花甲，米寿、颐寿，等等。中医学"法于阴阳，和于术数"。"河图"以五十五为"天地生成之数"，即"十数图"之"天一，地二，天三，地四，天五，地六，天七，地八，天九，地十"（《周易·系辞传》），以 1+2+3+4+5+6+7+8+9+10 = 55。汉代易学家认为五十五可统概天地之规律。《周易·系辞传》曰"大衍之数五十"，大指大禹，衍指行水。即言大禹运用这一数理作治水的测量计算。术数中，生成数以阴阳合五行，大衍数则以天地合五方，用五基数定五方之位，故将河图的五十五数，只用勾股弦法算得的五十之数。《周髀算经》说："禹治洪水，始广用勾股弦，故称其数为大衍数。"《周易·系辞传》说："大衍之数五十，其用四十有九，分而为二以象两，卦一以象三，揲之以四以象四时，归奇于扐以象闰，五岁以再闰，故再而后卦。"这是对"大衍筮法"的解说，大衍数五十以此成为通天地人之道的神秘之"数"。此数来源于勾股弦的测量，是勾三、股四、弦五的平方和，即 $3^2+4^2+5^2 = 50$。

大行之数在中医学之用为"五十营"。《灵枢·五十营》及《灵枢·营卫生会》篇都有五十营的论述。五十营包括了营卫之气在人体二十八脉营运五十周的情况，它运行不止，环周不休，是和日月星辰的运转规律相一致的。气功家陈樱宁循五十营练功，针灸家吴櫂仙按五十营留针，按摩家朱春霆遵五十营之时操作。

五十之数是中医的"神数"，也是"吉数"。中国中医科学院建院五十周年之际，即大衍数之年更名为"中国中医科学院"，此当是第二次更名励志。建于1955年，称中医研究院。建院之初即受到国家重视，据说修"大白楼"之际，国家财力有限，同时开工的民航局大楼停工、集中资财于斯而告竣。院本部的大院基址毫不菲菲，是十库十三仓的北新仓，仓廪之地，厚重为本。临北门那个红楼，当年是朝阳大学，可为院部学术之林源。说来也巧，今日的图书馆的位置，正是当年北新仓的火神庙，此与天一阁有异曲同工之妙。一切巧合颇有天祐岐黄之意。1985年初次易名为"中国中医研究院"，以其蓄德之厚，多识往行，得国家队之誉名。5年之前，即五十营数之年更名为"中国中医科学院"，昭明德而废幽昏焉。科学之谓，是对自然、社会、思维准确的概括与界定者。百年以来，数落中医"不科学"的幽昏名人不少。当年，那个撰"喝酒吃肉骂中医"联语的大科学家，语虽挖苦，毕竟是在科玄论战的氛围中。余云岫虽作为取消派的先锋，但其中医学的功底却毫不含糊，他著有《释名病释》《灵素商兑》《中医剥复案》《余氏医述》《皇汉医学批评》等9种中医著作，又有中药余氏止痛膏之发明，其所为，是受一种时代思潮观念之影响而文化自谴，但他毕竟还是个医家，尊章太炎为师，是恽铁樵之姻亲，当年余氏与恽氏，论战是论战，学术是学术，亲戚是亲戚。近年那个功耀的张氏与余云岫等毫不相类，一不懂医，二不识药，祇是在浮躁之风中，企图借炒作中医以张其名而已，自然是不废江河万古流。有消息说，他开的那门选修课，当年有听课学生50余人，后来只有3人听课，再后来就不得而知了。说明中国中医科学院之更名既能明志，更名也能祛邪矣。

古不乖时，今不同弊。今时为中医提供的机遇切莫忽略了。一名之立，实至名归。五十有五，已合天地人之数。作为中医药学的庙堂，有"继往圣，开来学"之任，又有建构当代学术大厦之责。中医药学多年来总是在继承或出新，或者说在回归传统和借鉴现代科学的二元论中选择自己的立场。其实，二者的本质都是模仿，只是模仿的对象不同。诚然是创新者很多是始于模仿，但模仿过多成为习惯，就会乖时同弊。在我看来，这个学院当唤发建构主义，推广张荫麟法则："为学贵自辟，莫依门户侧。"清代章学诚说："学术与一时风气不必求适合。"拉普拉斯的内核、库恩的范式都在于发展，以人为本、以人隶之的建构也在于发展。这是建院五十五周年的赘絮。

算算人到底可以活多久

生命的自然寿数为天年。这个概念和名词，早在殷商时代就被创造出来了。《伊尹子》言："精气日新，邪气尽去，及其天年。"《庄子·山木》："此木以不材得终其天年。"《素问·上古天真论》在黄帝与岐伯讨论养生之道时，岐伯说："上古之人，其知道者，法于阴阳，和于术数，食欲有节，起居有常，不妄作劳，故能形与神俱，而尽终其天年，度百岁乃去。"

人类的天年是多少？这是自古以来就被广泛讨论的话题，《灵枢·天年》篇曾以专篇进行讨论。唐代王冰在次注《素问·上古天真论》时，曾依据《灵枢》和《尚书·洪范》的注文说是120岁。《左传》也说："上寿百二十年，中寿百岁，下寿八十。"按五运六气的理论，人的寿命为两个五运六气周期，即两个甲子，120年，即如王冰在《玄珠密语·序》中所说："人能顺天之五行六气者，可尽天年一百二十岁矣。"

现代关于寿命的观念，除以"天年"表达自然寿命之外，还有平均寿命和最高寿命等概念。长期以来，生物学家、人类学家等，一直围绕自然寿命来研究、推算人类的天年。

18世纪就有法国的布封，根据生物生长期推算。哺乳动物的自然寿命，一般相当于生长期的5~7倍。例如猫的生长期1.5年，寿命为8~10年；狗的生长期2年，其寿命10~15年；牛的生长期为4年，寿命20~30年；马的生长期为5年，寿命是30~40年。据此提出了"寿命系数"的概念，哺乳动物为5~7年。人的生长期为20~25岁，人的自然寿命当是（20~25）×（5~7）＝100~175岁。

还有的动物学家根据性成熟期推算。一般动物的自然寿命相当于性成熟的8~10倍。人的性成熟期在13~15岁，据此推算，人类的自然寿命应该是（13~15）×（8~10）＝104~150岁。

美国细胞学家海尔克利斯于1961年提出，动物自然寿命，相当于细胞分裂的极限次数乘以分裂周期。人类细胞分裂的极限次数是50次，平均分裂周期是2.4年，据此推算，人的自然寿命应当是2.4×50＝120岁。

还有根据脏器组织培养的生活能力的测定方法，人的内脏细胞只可能负担140~150年的工作，以此推测人的寿命为140~150岁。

也有据人脑容量和动物脑容量与动物寿命的萨切尔公式推算，人的自然寿命在 100 岁左右。

近年来还有学者提出变异系数推算法：自然界在发展过程中，其结构或组织进行一次变异所经历的时间间隔规律，约以15.15 的系数递增。人类从孕卵到出生（266 日），再从出生到发育至寿终，经历两次变异，据此推算人的自然寿命是：

$$\frac{266}{365} \times 15.15 \times 15.15 = 167.27 \ 岁$$

以此，美国哈佛医学院基因诊断室屋波林（Wu Bolin）在《人体革命》中指出，人体的寿命可达 167 岁。

据以上 6 种方法的推算，人的自然寿命都应当是百岁以上（100~175 岁）。

随着社会的发展，人类的寿命也是进化的，石器时代的人平均寿命只有 19 岁。青铜时代是 21.5 岁，公元纪年之际是 22 岁，1900 年时是 44.5 岁，1975 年是 71 岁。WHO 以此提出期望，人类的自然寿命应该是 100~175 岁，平均寿命是 120 岁。

从历史记载来看，确实有超长寿命的人，例如南美的玛卡·兰珠，活到 203 岁；英国的弗姆·卡恩，他活了 207 岁；日本的满平，活了 242 岁；中国的李庆远，活了 256 岁。最长寿者，还得算中国的慧昭和尚，他生于北魏孝昌二年（526），卒于唐宪宗元和十年（815），活了 290 岁。是世界上最长寿者。

中医理论天上来

——读《中医发生学探微》

　　《中医发生学探微》一书，既是一部探讨中医学原始发生的科学史著作，也是一部挈要从本、解读真义的理论专书，更堪为一部阐述中医学术思想特征的开山之作。

　　本书论述了具有重要意义的学术观点：原生文化的究天人之际是民族精神生命之源，也是中医学理论的渊薮。无论是从文化背景，还是从宇宙哲学，乃至具体的元气阴阳五行、四时六气、三焦命门理论；无论是从信史时代以前的巫祝医学，还是体系构建以后的几种模式演进的历史时期，中医学这一独步天下的思维认知创造皆导源于此。

　　以天为研究对象而发生了医学，远古先民世世代代观察最多、重复再现的就是天象。太阳每日东升西落，月亮每月圆缺盈亏，群星璀璨，斗转星移，这些不仅使古人感到惊奇，而且都与实际生活及需要有联系。劳动要日出而作，移居寻食走路要以太阳为指南，夜间行动或航海则以星月作指导，四季寒暑的更迭可由观察星象发明历法而知晓。这些与时间联系的天象，都成了当时最基本的概念。《左传·昭公七年》谓："何谓六物？对曰：岁、时、日、月、星、辰是谓也。"天文学是最早发生的文化，测量天体的数学也是最早发生的文化，《周髀算经》就是测算天象的著作，农学和医学也都是与天象、时间联系而发生的。除天算、农学、医学之外，哲学、文学、艺术、音乐、兵学乃至政治学也皆如此。可以说，古代的各门学术都始于"究天人之际"的。

　　古人相信："善言天者，必有验于人。"（《素问·气交变大论》）医学也不例外，当是始于"言天应人"的。在图腾时代和神话思维时代，古人就开始把疾病与天联系起来，特别是季节病和群发的瘟疫。天元四灵源自天象图腾，群星交替映辉显现季节交替的规律，某星当令是某种气候的征兆，各季节有不同的常见病、多发病，古人以此最重视"因天之序"（《灵枢·邪客》），即重视宇宙的时间结构成为中医学特点之一。

　　按五运六气学说的理论，认为瘟疫的病根在天上。如《素问·五运行大论》曰："夫变化之用，天垂象，地成形，七曜纬虚，五行丽地。地者，所以载生成之形类也。虚者，所以列应天之精气也。形精之动，犹根本之与枝叶也。仰观其象，虽远可知也。"认为地面瘟疫流行，其本在五行星的"形精之动"，但可以凭观其象可知也。中医学就是按照这种天人合一概念，主客一体的思维方式，从天和人浑然一体入手，研究人体健康与疾病的。

从天文学的理论发生了医学理论，作者在本书中不仅论述了中医学原理及基本理论导源于天文学，还一并阐述了"医易同源"及联系医学的易学理论也发轫于天文学。这也使本书成为一部独具风格的解读《周易》的著作。

我阅读本书后，大致归纳为以下几点：

（1）宇宙由元气构成。元气是宇宙"至小无内"，不可再分，永恒存在的物质本体。元气有机聚合，结为一体状态为"有"，元气自由离散，各自为政状态是"无"。推动、表征元气离合运动的机制是谓"道"，"道"即元气的运动性。

（2）以"道"名称的元气运动性是元气与生俱来的天然属性。元气的运动性以相互依存转化的两向对立矛盾性为基本特征，《周易·系辞》所谓"一阴一阳谓之道"，《道德经》"反者道之动，弱者道之用"即是此意。"道"的这种正反两向对立运动消长转化功能正是主导元气聚散离合的理则根本。

（3）在"道"的正反两向对立运动消长转化功能推动下的元气运动聚散离合首先应象为阴阳。阴平阳秘是阴阳间一种和谐状态，也是宇宙有形万物稳定存在的前提基础。阴阳再应象天地四时为五行之气及六气等。所以，五行六气学说等皆是元气阴阳理论思想的产物。

（4）原气、生殖之精、宗气、营气、卫气、血气、津液之气等各类生命精气皆以宇宙元气为根本。但人之精气并非质性同一，至小无内的微小单元的宇宙本体元气，也绝无纯阴、纯阳之气，而是四时阴阳之气历经先后天合和制化之气。

（5）形而上者与形而下者都是象。《周易·系辞》说"形而上者谓之道，形而下者谓之器"。"道"是运动之象，是理象、机制象，所以谓之"形而上"；元气及其阴阳五行六气万物是存在象，是质象、形象，所以谓之"形而下"。

（6）先天八卦和后天八卦都是象。二者卦符的本质，是以先天与后天的理念表述生命的四时阴阳特征。先天八卦是表述化生自然界生命万物的天地四时阴阳之气的盛衰、升降、离合等象，后天八卦是表述自然界生命万物的四时生长收藏之象。

（7）人是天地之合气，天地之气合和为生之大经。按易卦理论，生命是"战乾""劳坎""成言艮"的过程。人的脏腑五官等皆效法天地四时阴阳五行，六腑法天，五脏象地，人之五官比类于世俗之官，世俗之官最早发于巫祝时代的神道之官。

（8）天地之序的节奏也是生命的规律，天地之气的变化同样深刻影响着生命的功能活动，所以天忌不可不知，天道不可不法。原始中医学从天地论人体，大异于西方医学就人体论人体。始于巫祝医学的究天论人，作为先源，一直指轨着后来中医学的发展道路。民族的思维方式，决定论成分强于选择论成分。

（9）《周易》卦的本质是弥纶天地的宇宙模型，是源自"仰以观于天象，俯以察于地理，是故知幽明之故"的"易与天地准"之法的创造。其宗旨在于"《易》以道阴阳"的"顺性命之理"，这也正是医学的宗旨。中医学和《周易》，从观天的起源到理论目标都在于"顺性命之理"，可见"医易同源"之论不谬。对于阴阳，唯"立象以尽意"，故《内经》尚其象，如藏象与《周易》一致。

作者谭春雨是上海中医药大学中医文献研究所的中青年研究人员，致力于中医理论、医史文献研究已十余年，体大思精，独具创辟，读后令人钦佩作者的学术功力和勤奋不懈的治学态度。

医林之宏篇　不朽之盛业

——《中国大百科全书》中的《中国传统医学》卷

在当今世界上，称道大百科全书者，是国家学术水平的标志。在共计74卷的《中国大百科全书》中，《中国传统医学》卷气韵独具。该书由原中国中医研究院施奠邦院长任主编，百余名中医专家和少数民族地区的医界耆宿为编委，在他们的共同努力下，从1987年起，经6年的时间，至1992年底完成。

该书收条目1083个，有彩色和黑白插图339幅，共计180余万字。内容包括中国各医学体系，如汉族医学、藏族医学、蒙古族医学、维吾尔族医学和朝鲜族医学等，对医史文献、基础理论、诊法辨证、治则治法、中药方剂、针灸推拿、气功养生、各科病证等作了较全面精确的介绍，许多条目联系科研新成就，反映了当代中国传统医学的发展水平。在世界百科全书出版史上，把传统医学作为专卷出刊者罕见，这充分体现了我国对传统医学的重视。

我国素有出版"类书"的传统。汉初的《尔雅》，内容涉及自然科学和社会科学各方面，堪为中国百科全书性质著作的最早渊源。

魏文帝时刘劭、王象等人编纂的《皇览》被认为是中国类书之始。

在大型类书如《太平御览》《永乐大典》《四库全书》中，也有医学专册，至于称为"医学全书"的专业类书更是浩瀚繁复，举世公认。

中国古代的类书虽然是百科全书性质的文献，但它只限于对各种现有资料的汇集，一直没有发展成为现代意义的百科全书。《中国大百科全书·中国传统医学》卷，是历史上未曾有过的，该书的问世，也是中国医药学发展的一个标志。

该书在结构上以条目为基本检索单元，按字顺编排，除主体部分外，还附有《中国传统医学大事年表》和有关资料的对照、索引，扩大了全书的功能。10个分支条目的内容达古通今，涵盖比较齐全，资料客观翔实，标引规范，检索系统精当，语言精炼，文字流畅易懂，图文并茂，可供非医学专业的读者阅读。

本书撰稿人与编辑们诸优合璧，著名百科编辑专家梅益、姜椿芳、林盛然、张钧康、全如咸，张志伟、姜妮娜等为此书备尝艰辛。重要条目集体把关，很多条目数易其稿，个别内容虽有争论或遗珠之失，但瑕不掩瑜仍为精品，以其权威性为中医诸书中的扛鼎之作。

近年来，随着中医学走向世界，已经有许多国家用不同的文字提供对中国传统医学的介绍，但扭曲错译失真者不少。介绍中国传统医学，还要靠中国自己。《中国传统医学》卷对中医的国际交流很有意义。

中国医药学本身就是一个伟大的宝库，作为"人类知识的宝库"的大百科全书，它的《中国大百科全书·中国传统医学》卷，不仅是宝库中的巨典，更是中国文化史上的一座丰碑。

〔中国中医药报，1992-11-19〕

一部考辨精细的巨著
——刘氏父子新校注的《本草纲目》出版

刘衡如、刘山永父子新校注的《本草纲目》，最近已由华夏出版社出版。

李时珍是我国历史上具有世界影响的医药学家之一，竭 27 年之精力，撰成巨著《本草纲目》。全书集明以前医药之大成。载药 1892 种、处方 11096 首、药图 1109 幅，是中医学宝库中极为珍贵的遗产。从 1606 年起，《本草纲目》先后被译成日、德、英、法、拉丁、俄等文本，被誉为"东方的巨典""中国古代的百科全书"。

对《本草纲目》的重新校注，是一项很有价值的工作。李时珍在编著该书时，以《证类本草》为蓝本，但当时他见到的版本有限，以致《本草纲目》原书中就有一些错误，加之他在引用他书时经常习惯性地化裁原文，也难免出现有失原意之处。《本草纲目》初刻本问世至今已有 400 余年。由于"初刻未工，行之不广"，以致后世刻家泛起，到目前为止已有 80 余种版本流传，其中著名的有胡承龙首刻的金陵本，夏良心、张鼎思等的江西本，钱蔚起的武林本，张绍棠的味古斋本等。各种版本虽然注意改正他本的错误，但又不可避免地出现了一些新错误。

1975—1981 年，人民卫生出版社相继出齐了刘衡如先生整理（刘山永协助）的《本草纲目》点校本。该点校本以江西本为底本，校勘了 12600 余条，发行了 30 余万部。校勘完毕后刘氏父子并没有云龙高卧，精品意识使他们深感点校本之不足，便立即开始了重新校勘的工作。这时他们有幸见到初校时未能得见的两种金陵本，便以此为底本，以江西本为主校本。更有幸者，他们还见到了李时珍也未曾得见的《证类本草》宋、元刻本和《政和本草》明代成化本等。他们以追源明流、执意求真的精神，共参考了医药和经史子集文献 387 种，以其深厚的功力，校勘了 100 万字，注释又增加了 16000 余条。他们还根据现代实验资料对某些药物得出的毒性结论，对原著的原文以标注补充；对原作中某些药物的功效和主治记载不确者，参照现代文献资料提出新的注释。可见，新校注本以严格甄别考辨精细见长。难怪学术界誉此书为"自《本草纲目》初版问世凡 400 年来，文字最准确、校注最严密、考证最详审的一部巨著"。

刘氏父子"以书为家，以文托命"，戮力献身于中医文献事业。刘衡如（1900—1987）系中央文史研究馆馆员，早年在四川大学和重庆大学任教，精于国学并深研中医，整理过《素问》《灵枢》《太素》《甲乙经》等40余种古医书。其子刘山永还曾拜师于著名中医任应秋和程莘农门下，现为中央文史研究馆副馆员、中国中医药学会李时珍学术研究会副主任。

在中国文献学史上，汉代刘向父子开校书之先河，彪炳史册。而今刘衡如、刘山永父子校名著《本草纲目》，也将会流芳百世。

〔健康报，1999-08-13〕

弘扬造化　灿现辉煌
——赞大型浮雕《岐黄之光》

　　展现中华文明及历代中医药学术成就的大型浮雕《岐黄之光》，2011年11月17日在国家中医药管理局办公楼大厅隆重揭幕。恢宏古雅的画卷，由著名中医药人物和成就构成。雕有尝百草、岐黄问对、扁鹊四诊、张仲景坐堂行医、华佗麻醉手术、葛洪炼丹、孙思邈《大医精诚》、太医署教学、鉴真东渡传经、王惟一针灸铜人、悬吊及夹板复位治伤、李时珍《本草纲目》、叶天士论治温病、藏医唐卡、蒙医轮毂、杏林橘井图，等等。这座浮雕，为近年来全国各地弘扬中医药文化的又一靓丽佳构，也成为新局址的乔迁誌贺。

　　天佑苍生创岐黄。生命是大自然的造化，中医药则是造化者的造化，是人类的福祉。《岐黄之光》以浮雕画卷灿现了这伟大造化的历史辙迹和成就。浮雕中央，岐伯与黄帝端坐问对，二圣项身佩饰；透骨神奕。青龙、白虎、朱雀、玄武四灵的刻图为座基衬景，繁缛细巧，明暗合度。岐黄上方，居于全浮雕之中轴线之位，悬阴阳鱼太极图。左旁有行草体书解云："阴阳者，天地之道也，万物之纲纪，变化之父母。"阴阳是传统文化之道，太极图是其智慧之珠。无怪乎当年爱因斯坦见到罗盘上的太极八卦图后大为惊讶，玻尔以其意合互补原理用为族徽的图案。环绕太极图的圆圈，是既象征五行的五个蝙蝠。用以寓喻一口田衣禄全之"福"字。《尚书·洪范》："五福：一曰寿，二曰富，三曰康宁，四曰修好德，五曰考终命。"在先民五项终极理想中，竟有三项关乎长寿健康。"五行者，五常之形气也。"五行原是远古星象图腾时代的五星，后又发为五材。《史记·日者列传》言："人取于五行者也。"依其普适性与类比性构建为五季、五方、五脏、五官、五色、五音等天地人的五种势力形式。从数学而论，事物形成完整循环不少于五个，其生克关系为几何学上的五重对称，这是可表述生命机制的最简洁的数学模型。远比用四的四元素、四体液之类更有生机。战国时代，阴阳五行已经结合，并成为中医药理论体系框架的主干，包综天地人也是方法和思维。

　　四灵右下方的扁鹊针病画像砖图，依据的是中医药在原生期的传说。扁鹊是最早的医家图腾，是一个人首鹊身用砭石治病、灵验如鹊雀的医者，故称扁（砭）鹊，此后为神医的敬称。在黄帝与少昊金天氏的时代，用鸟名作为官名，扁鹊是黄帝部落的医官。《素问·异法方宜论》言"砭石从东方来"，与此相合。西方早期的医学传说也有类似情况。古希腊人头马身的基戎，是医学世家的始祖，图腾中的神医。阿斯克勒庇奥斯的医术就是他传承的，后来成为奥林匹克圣山上的医神。西方医学以阿斯克勒庇奥斯的手杖和缠绕的蛇为医院的徽志，中国古代则以"针砭"为治疗的代称。春秋晚期的秦越人，创立脉诊而首用四诊，在赵国行医时被誉为当世扁鹊，他和弟子们开创了扁鹊学派。战国时代，还有汤液本草、道家养生等学派传承，中医药已呈多学派伫立共举的发展势态。

在中医药发展史上，名医盛如繁星，名家众多，有三位令人称颂的大医的风彩展现于浮雕，他们是张仲景之圣，孙思邈之寿，李时珍之博。东汉儒医张仲景，任长沙太守坐堂行医，所著之《伤寒杂病论》虽屡遭离析分合，其遗文仍传经方，辨六经，垂方法，立津梁。唐代孙思邈以生命至贵胜千金之理念济人，著《千金要方》《千金翼方》各 30 卷，用章之奇，施药之巧寿世不朽，并有与《希波克拉底誓词》相比肩匹俦的《大医精诚》，是中华医德的标志性的旷世名篇。明代李时珍，幼承家学，以 27 年之功，取诸家《本草》删繁除复，补漏订伪，富为 52 卷的《本草纲目》，全书 190 多万字，"析族区类，振纲分目"，收藏药物 1892 种，知类通方 11096 首，按籍披列插图 1109 幅，参引书籍 800 余种，"上自坟典，下至传奇，凡有相关，靡不收采，虽命医书，实该物理。"被《四库全书简明目录》称为"医学之渊海"。英国生物学家达尔文认为是书堪称"中国古代的百科全书"。18 世纪以后，被东西译成多种文字。2011 年《本草纲目》和《黄帝内经》入选《世界文化遗产记忆名录》。

《岐黄之光》刻画了多项中医药原创为世界医学首举者。三国时名医华佗，是第一个以口服麻醉法施以腹部手术的外科医学家。他还创传了五禽戏。王叔和所著《脉经》是世界上最早的脉学专著。东晋道医葛洪所著《抱朴子》，能"丹砂烧之成水银，积变又还成丹砂"，已掌握了汞和硫黄化合、分解、置换等基本化学反应，曾炼制出雄黄等 20 余种丹药，在古代化学史上有突出的地位。隋朝国家兴办的"太医署"，为世界最早的国立医学院校。北宋医官王惟一所创制的针灸铜人，是最早应用于教学的实体模型。在此浮雕上，铜人立正前视，站在王惟一身旁，神定气足。

科学与艺术同源。中医药与雕塑艺术，如同长江与黄河，是同源并有共同的基础。共同的源头是人类的情感，共同的基础是人类的创造力。医疗和雕刻在石器时代同时起跑。砭石是最早的雕刻作品，也是治病的工具。是石器揭集了人类制作工具的工程。1963 年在内蒙古多伦道首次出土了砭石，其后又在山东日照、徐州高皇庙等地有数枚出土，其后又发展为石针、骨针、陶针、竹针以及各种金属针。以砭石和针为医疗工具，遂有穴位和经络之发现发明，开启了中医针灸之学。

《岐黄之光》画面构图，整体气势弘伟，意和谐调，有张有弛，繁简适当。人物造型气韵生动，很有内在力量。科学美的原则讲求雅致和谐、对称平衡、秩序统一、简单自洽。浮雕以阴阳鱼太极图为中心拆解中医药以生生之谓道。从右端的伏羲创八卦、河图洛书开始，按历代名医名著医事的时序向左移行，直至左端的清代叶天士论温病。画面展示了中医药演进发展的连续性，给读画者以音律感和诗性感。张仲景轩朗秀俊，华佗透骨道逸，葛洪扇炉炼丹，孙思邈美髯清癯，王惟一官服端坐，鉴真舟旁坐禅，金元四家围席论医，李时珍昂首挺身，叶天士便衣透体。总画面把人引导到"观场景，神飞扬；望人物，叹精诚；见著作，思浩荡"的审美情致之中。在浮雕人景间的空处，左有48字篆书对所雕故事的概介；右有张草书体的《大医精诚》。字配画，画配字，珠玉映辉。又在芝鹿仙翁，葫芦爵酒、运气残图等刻图中，画中有画，隐有故事。又巧用篆刻图文，既有点题之意，又收谐配之功。统观全部雕画，气势弘朴，总括史事，熔裁医药，浑然一体，灿现辉煌。

《岐黄之光》由金丝楠木雕刻而成，全长9.6米，高2米。是由孙涛策划，胡春福设计，国艺堂制作完成。策划者国家中医药管理局机关服务局局长孙涛教授，第二军医大学毕业后又读中医研究生班，系统学习中医，在养生理论及亚健康研究方面多有建树。设计者胡春福主任医师，毕业于安徽中医学院，热爱医学史与书画艺术。整套浮雕系吉林省人民政府、吉林省中医药管理局赠送。卫生部副部长、国家中医药管理局局长王国强对此浮雕极为关注，并亲自为之审定。

在中国雕塑史上，从发祥到先秦荣启期雕刻玉龙圭璧、图腾柱、华表玉玺以后到秦汉为奠鼎期，以勒石、制俑、篆刻三项为主，代表作如画像砖刻、兵马俑、牯牛、马踏匈奴、马踏飞燕、长信宫灯等。魏晋南北朝至隋唐为转型期，雕刻雕塑主要是石窟佛像以及篆章、摩崖石刻、雕版刻书、石刻佛经、狮豸石兽、翁仲，代表作如敦煌、龙门、云冈石刻，昭陵六骏等。宋代以后为继兴期，除继刻佛像、雕版、龙壁、玉器及饰品外，又为房屋建筑雕梁刻壁，以及九龙壁石枕、石敢当等。近代以来始有以浮雕展现历史及历史人物者。本浮雕当是以医药史事为浮雕题材的首举。《岐黄之光》无论从思想上或艺术上，从学术性或创新性上看都是完美结合的上乘光世之作，令人赞叹！

〔中国中医药报，2012-02-27（8）〕

缣卷由来翰墨香

——《中医药文化》杂志 2008（5）卷首语

　　中医药文化是中华民族文化的文化创造，是我们民族生息繁衍的依赖，也是区别东西方文化的一个标志。中华文化是中医药学术的根，也是培植它的沃土。文化孕育了中医药，中医药在发展中又丰富和增华了中华文化。中医药文化也以此成为凌绝万象的中华文化园林中的一大景观。

　　中华文化蕴发了中医学理论并竖立起理论大厦的构架，又在发展中美饰了中医药学术，使其至实至用，至善至美。中国地域广大，历史悠久，演绎成不同的文化类型，有农牧文化、山林文化、水域文化，等等。各种文化都曾发生不同形质的医药活动。燧人取火，有巢架木，伏羲砭针，神农尝草，岐伯典药，黄帝尊医。不仅发现了药物，发明了针灸，还创研了多种医药技术和设备。农牧文明首重时间季节和气候，这使医学很早就与天文、历法、地理等知识联系起来，形成了天地人合一的三才观。哲学是文化的核心，与医学同构呼应；从巫术文化的原始观念到哲学心，与医学同构呼应；从巫术文化的原始观念到哲学典籍，都是哲医融通。阴阳五行、河图洛书，既是中华文化的起源和象征，也是中医学的理论模型，进而成为中医理论体系的间架。以此廓容医学知识，类分万物，并作为方法论用以演绎和推理。它以范型的价值，使中医学在世界医林中独树一帜。在中医学与文化的互动中，特别是与其中的文史知识的交融中，使中医学在发展中成为资质赡丽的科学佳构。文史作为中医药学术的载体，早在甲骨文中就记载有医药知识，在钟鼎、鸟书、简牍、帛书、纸卷中的篆、隶、草、真等文字，亦无不载有医药信息，中医药以此被史家和考据学者关注。从经史子集到佛道典藏，皆以医药淑世救民。学子之诗词曲赋，也援用医药，或澄怀明志，或调趣喻雅。是文化增益了医生的人文素养。在文学的沾溉下，很多中医名著隽语联珠，文彩斐然，千卷臻妙，万卷缥缃；中医学也产生了歌诀、医话等独特的文体。在药店的牌匾和楹联乃至招幌中，也彰显其谐雅和医德。在中国画和戏剧中，不乏对医药的图解和表述。就连医家的处方，也具有美学和书法的价值。可以说，国人的衣食住行乃至武术、养生、民俗、节日无不润含着中医药。甚至政治家、思想家也向医理中求索治国之道。自《国语》"上医医国"言出，历代贤达尊崇笃行，"扶正祛邪"也用为治国法则，北宋理学家程颐和近代孙中山，都曾经开出"治国四物汤"的药方，南宋朱熹针对当时社会习风和国情，指出时下是"大承气汤证"，应该用攻下为治。由是而知，在中医药发展过程中，文化与中医学互动，文化为中医药增辉集粹，终致中医药使文化意蕴深广，中华文化更加气象腾蔚，蔚为大观。

中医作为造福人类的医学，永远离不开文化的平台。当代认为，世界各民族的文化虽然不断融合，但是，文化全球一体化是灾难，它会使多元文化丧失。学者们认为，未来的竞争，是资源的竞争、环境的竞争和文化的竞争。文化是民族的灵魂，其存在具有时空的超越性。特别是保护民族的传统文化遗存，已是全球的当务之急。因此，在科技高速发展的今天，关注传播保护中医药技艺与中医药文化具有重要的现实意义。

五行与诗联

　　"五行"观念出于原始社会的五星图腾，其后又结合了殷人对"五"的数字崇拜而形成。数字如"地有五方，手有五指，足有五趾"等。最早明确提出"五行"的是《尚书·洪范》篇。西周末年，史伯在提出"和实生物，同则不继"的同时，又以"先王以土和金木水火杂，以成五物"（《国语·郑语》）为说。春秋末年，五行相克（相胜）的观念开始出现并流行，如《左传·昭公三十一年》记有"火胜金，故弗克"，《左传·哀公九年》记有"水克火，伐姜即可"等。当时已有五行循环相克的看法，所以《孙子兵法·虚实篇》说："五行无常胜。"降及战国初年，又出现了五行相生的思想。《管子·四时》《礼记·月令》等篇不但有五行相生之说，而且开始与阴阳结合，构筑一个阴阳五行的思想系统。历代以来，对于五行思想系统的形成，除五星、五材说之外，尚有五历说、五灾害说和五德五性说等。《汉书·艺文志》对五行的定义是："五行者，五常之形气也。"五行遂成为中国古代思想、术数、文化、乃至科技的基始与构架。自战国以后，五行有多家流派，如持生克常胜观念的就有五行灾异派、五德终始派、今文五行派、天文历法派、道家五行派等。持五行无常胜派者，如墨家、兵家；还有五行江湖派，如相术派、风水派、命理派和丹家五行派，等等。对江湖派之五行，宋人陆象山予以严厉的批判，他还引证沙随先生程迥的话予以互证（见王士禛《池北偶谈·五行》）。

　　美国历史学家汤因比曾说："中国文化是阴阳五行文化。"五行以五方、五季、五事、五色、五音等，与阴阳系列性地浸渗到民族的科技文化中。阴阳五行以感应论和推论模式相结合建立了经学的方法论，也见诸于艺术、体育之中。秦始皇二十六年（前272），将周代大武舞更名为五行舞。汉初称文始舞，以后定名为武德舞。在武术上，形意派以劈拳、钻拳、崩拳、炮拳和横拳等基本拳法和五行原理结合，配五脏创立了"五行拳"，又称"形意母拳"。后又衍为五行生克拳、五行连环拳、五行通臂拳及五行八法拳等。

　　《史记·日者列传》说："人取义于五行者也。"秦汉时代阴阳五行大兴以后，人们的生活总与五行相联系。《左传·昭公二十九年》和《汉书·百官公卿表》都记载，上古有五行之官，春官称木正，夏官称火正，长夏称土正，秋官为金正，冬官称水正。五官"以民师而命以民事"（《汉书》注引应劭说）。明代李诩在《戒庵老人漫笔·五行生克》中，以生克喻家族，说："公孙不相见，子母不相离。"国人取名称字，以五行为偏旁者甚多。明太祖朱元璋，为其子孙命名定一规则，其子孙辈以下，名字中依次依木、火、土、金、水之序循环。其子朱标木旁，其孙建文帝朱允炆火旁，成祖永乐帝朱棣是其四子也木旁，永乐子朱高炽火旁，再下朱瞻基土旁。再下朱祁镇金旁，再下朱见深水旁，再下朱祐樘木旁……

五行既有文字符号，就不乏以文学之用见诸诗和楹联，寄意抒怀、述志自警、讥诮壮物、奇巧谐谑。清代李伯元在《南亭四话》中，记载甲戌状元陆润庠（水旁），连同其前后五个状元之名，偏旁皆适合五行偏旁，另四人是：戊辰状元洪钧（金旁），辛未状元梁耀枢（木旁），丙子状元曹鸿勋（勋的繁体字火旁），丁丑状元王仁堪（土旁），于是有人作联曰：

> 五科五状元，金木水火土。

后有人对：

> 四川四等位，公侯伯子男。

四川旧有公侯伯之爵，鲍武襄超始封男爵，又封子爵，以一人而兼两爵，以四人应五爵之封。同书还有五方对五行之联：昔尚书金某在北京造一华屋，时正寇患未平之际，同平章事某公嘲以一上联曰：

> 火热水深，金司徒大兴土木。

这位金尚书应口而对曰：

> 南腔北调，中书令什么东西？

盖某公说不好官音京话，时以乡音土语对人，在京城传为噱谈。金尚书以东南西北中，应对金木水火土，可谓天衣无缝，巧不可阶。

桥梁专家茅以升，亲手设计施工，和工程人员多年奋战，钱塘江大桥终于1939年底竣工。当年12月23日，在建成不到3个月的时候，为阻滞日本军队进攻，茅以升忍痛协助炸毁大桥，以悲愤的心情写了《别钱塘》一诗，诗曰：

> 斗地风云突变色，
> 炸桥挥泪断通途。
> 五行缺火真来火，
> 不复原桥不丈夫。

桥有"钱塘江桥"四字竚书于桥头，四字偏旁为金土水木，故云缺火。茅以升先生的这首《别钱塘》，当是诸五行诗中最翘楚者。

2001年4月23日，我参加《中国中医年鉴》审稿会之后，赴杭州返京，途中路经桐庐红灯乡家园，园区中有一旧式铁匠铺，门前有一楹联曰：

五行金当为首，
三司铁寓其中。

"三司铁寓其中"者，宋朝初年曾设三司主管财政，三司为盐铁司、度庋（guǐ）司、户部司，其长官三司使，号称"计相"，三司又以"铁打的衙门"寓意者，由是而对江浙文化底蕴钦佩不已，将此联默记至今。

写到此处，我也以五行生成数简构两联：

金木水火土，四三一二五。
肝心脾肺肾，八七十九六。

两联也可叠合为一首五行诗凑趣。

医话诗文三则

一、《大风歌》与麻风

意念在心为志，在言为诗。《史记·高祖本纪》载刘邦的《大风歌》："大风起兮云飞扬，威加海内兮归故乡，安得猛士兮守四方。"气势留连，其威猛足以令日月为之敛容。宋人朱熹在《楚辞集注》中评论曰："自千载以来，人主之词，亦未有若是其奇伟者也。"

自古以来，精辟绝唱每多有模拟剥仿之作。如曹植《七步诗》、刘禹锡《陋室铭》等，模仿之作至今不衰。唐代诗人李白曾把《大风歌》化作自己的诗句："但歌大风云飞扬，安得猛士兮守四方。"宋代文学家苏轼，曾剥仿《大风歌》以述麻风症状："大风起兮眉飞扬，安得猛士兮守鼻梁。"以诗文谐论麻风病人之半眉症或脱眉症，开古代科普诗之先河，格高韵远，令人称心快意。

民国年间山东军阀张宗昌，出身行伍却极契重教育，拜请光绪癸卯科状元王寿彭为师，并请出任山东省教育厅长。他也剥《大风歌》曰："大炮开兮轰他娘，威加海内兮回家乡！安得巨鲸兮吞扶桑。"诗为争名造势，虽然诗中有"鲸吞扶桑（日本）"之语，却神髓不存，把劲气直达的名句蒙尘为凡夫俗语，幸未流行。

二、纪晓岚联诗讽庸医

《四库全书》总编纂纪晓岚（名昀，字晓岚，一字春帆，号石云，谥文达），府中人患病，多次为庸医所殆误，恨而以文刺之。

适有一医家请纪公为其题匾，晓岚慨然而写"明远堂"三字与之。周围众人不解，事后请问其意。答曰："不行焉，可谓明也已矣；不行焉，可谓远也已矣。此医只当祝其不行，便是无量功德耳。"又问："万一彼复来求题，又将何以应之?"曰："我有撰成五七言两联，一系乙转孟襄阳诗云：不明才主弃，多故病人疏。一系集唐人诗句云：新鬼烦冤旧鬼哭；他生未卜此生休。"唐代诗人孟浩然《岁暮归南山》有"不才明主弃，多病故人疏"二句，纪氏在第一联中，将二三字换了次序，以"才"借作"财"字，"疏"借作"疎"字（古代疏与疎是两个字），以"不明财主弃，多故病人疎"讽喻医生求诊者门可罗雀。二联直是唐人七言诗的集句，是所谓台阁体的楹帖，上联"新鬼烦冤旧鬼哭"出自杜甫《兵车行》，下联"他生未卜此生休"出自李商隐之《马嵬》。

纪晓岚还作有五言诗，为庸医画像："半路充国手，开方乱画符。出门须坐轿，吃饭要鲜鱼。不明财主弃，多故病人疏。怜君九泉下，冤鬼扯髭须。"读此诗后，深感纪公持才怀德，不仅以其识力超拔而为《四库全书》写《提要》，又以坦率幽默之笔警示庸医。

三、《内经》"天山一色"句与王勃绝唱

初唐四杰之一的王勃在《滕王阁序》中有名句"落霞与孤鹜齐飞，秋水共长天一色"，脱胎于南朝梁代庾信《马射赋》中的"落花与芝盖同飞，杨柳共春旗一色"，可谓点银成金。

然庾子山之句却可能与《内经》"天山一色"句有丝连。《素问·六元正纪大论》中，言木郁之变时，该段描述气候景象甚笃："太虚苍埃，天山一色。或气浊色，黄黑郁若，横云不起雨，而乃发也，其气无常。长川草偃，柔叶呈阴，松吟高山，虎啸岩岫，怫之先兆也。"大体近乎四言诗。《素问》之七篇大论，乃东汉晚期成书，唐代王冰在次注《素问》时补入书中。《素问·六元正纪大论》中，类同"太虚苍埃，天山一色"的四言诗句甚多，其语壮凝重，文势独特，不同凡响，或可对建安诗文有所影响。曹操的四言诗如《短歌行》《观苍海》《龟虽寿》等，打破了《诗经》以来四言诗衰落的局面，脉络可循迹于此。其后，庾信以又"春旗一色"句酿出新景，王勃回黄转绿，化"天山一色"为"长天一色"，也括大环抱。

坐堂与打公堂

坐堂是古代城镇行医的最普遍的作业方式。相传是医圣张仲景所开创，他当年被委任长沙太守时，在衙署大堂上，行公事时断案，余时为病人诊病。以后悬壶者为表达对先贤履迹的纪念和踵武，把在门庭执业或在药店执业称为坐堂。这和在家挂牌行医和走方行医是有区别的。坐堂一词的典故出于医圣张仲景的事，见于伍连德和王吉民二位先生1932年所著的《中国医史》。书中未列出处，可能源自"口述史学"，即从民间传说得来。

古代医生行医常有遇到疑难杂证令医生束手之时，需要通过会诊，"乘众智"以求认证治要。此时医生便经常请誉隆当地的一些名医，一起行脉处方。中医称这种会诊为打公堂。当年沪上名医程门雪等人，以其艺高德馨常被请去打公堂，程公等人也因能解医生之难而被称为"医之医"。

也有被请到病人家会诊的，这大多是病人家提出来的。例如在明代嘉兴名医金九渊（字长鸣，号少游）先生的《冰蘖老人医案》中，就记载一则伤暑的会诊治案。病人名项兰斋，任都督之职。病人暑月骑马至徐州时患热病，之后又乘船南下，仍身热不食，就医不效。他曾自投于水中，为舟人泅水撩起后抵家。请诸医会诊，一医以为伤食，一医定为外感，第三个医生主张辛散泄气，处方为羌活汤加枳实、厚朴、生姜。金九渊先生据脉数而虚，按之少神，指出辨证当属伤暑，如果服辛热散气药必加剧病情。无奈"众议亦坚不可破"，金九渊先生的意见未被采纳，还是采用了羌活汤加味的方剂。但服药后一更多一点的时间，病人"狂躁谵语，躁且走跃"。翌日患家长翁踵门延请金先生。先生询问病人的随身仆人，问他从徐州南下一路上是不是未曾小便过，仆人回答是。遂投六一散一两，汲井水灌之，服后小便即下如注，得安寝，又令徐饮冷粥，服清暑益气汤，十日愈。这是古代会诊的例子。但会诊也往往有各说齐陈，坐舍道边之事，还得再兼服药应机变。但有时会诊决策的错误可能难以挽回，例如慈禧当年患痢疾，虽然诸御医会诊，想到是乌梅丸证却不敢用乌梅丸而致死。这说明，会诊一定要充分展示理论才能发挥辨证论治的优势。看来，《素问·阴阳别论》"谨熟阴阳，无与众谋"之语不诬。

四

杏林雅故

中医药店铺的招幌

　　招幌就是"招牌"与"幌子"的复合式通称，是经营行业用以宣传经营内容、特点、档次等招徕性信息的视觉标识，也是古代的广告形式之一。中医医疗服务和中药材、中成药的销售很早就进入了市场，也有行业的标识。历代以来，中医药行业的招幌不断演化，店堂、药铺以及走方医招幌各异，从其店铺的招幌看，总的来说是从实物招幌发展为抽象化的特定标识招幌。

　　"悬壶济世"是古代对医生职业的颂誉。"悬壶"是行医的招幌标志，典出于东汉壶公"悬壶于世"的传说。《后汉书·费长房传》曾记载悬壶为招幌的事："市中有老翁卖药，悬一壶于肆头。"但经过一个时期的传承以后，只有兽医还以壶瓶模型为标识外，医人的医生已改换了新的招幌，而"悬壶"二字成为挂牌行医或卖药的代称了。如元代张昱《可闲老人集·拙逸诗》："卖药不二价，悬壶无姓名。"明代汤显祖《牡丹亭还魂记·延师》一折有"君子要知医，悬壶旧世家"之语。早年的西医师也自谓悬壶，如孙中山先生在《革命原起》文中说："及予卒业之后，悬壶于澳门、羊城两地以问世。"除悬壶外，早期的招幌还用各种实物模型，如悬挂一束草药的叶子为药铺招幌，也有悬挂药葫芦以示卖药。史书记载，后汉历阴（今安徽和县）人谢元，他医术精湛，习惯将药装在葫芦里，悬挂在门头上为招幌。在宋元时代，还有以悬挂名贵药材为模型招幌的，如悬挂龟壳的、悬挂鹿角的，等等。这在清代还有沿续，例如清代北京仁寿堂即以鹿角为招牌，清人张子秋在《续都门竹枝词》咏道："鹿角招牌系世传，乌须妙药果通仙。老鳏老宦寻仁寿，暂把黄金买少年。"诗末有注："仁寿堂在厂桥。"元代接生的稳婆，以寓所或医堂门前悬挂鞋子模型为招幌，以表示从业者为天足（大脚）妇女，行走方便，并取"鞋"的谐音"谐"，以讨"和谐"的口彩。

　　宋代以后开始有字牌幌和画牌幌，表明招幌开始从实物向抽象演变。字牌幌即悬于门首檐下，写有"调元气""养太和""参茸饮片""虎鹿药酒"等介绍名贵药材的招幌，常是四块一组。在北宋张择端的《清明上河图》和明代兰陵笑笑生著《金瓶梅》插图中都有药铺文字招幌。据宋代刘攽（bān）《中山诗话》所记，李绚诗中有"吾宗天下著"之句，王胜之注曰"卖药者以木牛著"，再注"京师李家卖药，以木牛自表，人呼为李木牛"。可见宋朝在京城汴梁有用木牛为药店招幌的。眼科医生常用木板布或上画有眼睛的绘图为招幌。元代北京小方脉的儿科医生，常在药堂或家门外悬挂刻绘小儿形象的木制画牌为招幌，例如元代文士熊梦祥所著的《析津志·风俗》一书中就记载："市中医小儿者，门首以木刻板作小儿，儿在锦朋中若方相模样为标榜。"

　　在清代和民国年间，药店堂铺最多用的还是悬挂膏药模型招幌和丸药模型招幌。膏药模型招幌，是悬挂一串有两贴或三贴膏药模型，其上下两端各为半贴对应，末端以坠鱼或葫芦为幌坠。悬丸药模型招幌，是分两段悬挂三粒大黑药丸的模型，下端系一鱼形幌坠。最多见的还是由膏药、丸药合起来的组合模型招幌，此招幌挂在店铺门面的两旁，一边一串。例如乾隆皇帝题匾的"御生堂"药店，招幌是由磬、膏药、丸药穿成一串，最下面坠以木鱼。山西祁县乔家经营的回春堂药店的招幌，它的组合是：最上为磬，其下是黄色金丹，再下是一贴膏药，最下是黑色药丸，丸下坠有一木鱼。此招幌现在保存在乔家大院展览厅内供人参观。这种模型招幌寓意丰富：最上的磬，谐音为罄，使病除罄尽。最下的鱼坠有三个象征性的说法：一是鱼谐音为"愈"，服药而病愈，上面的磬与下面的鱼对立，以示"病罄而愈"；二是门两旁之鱼左右为一阴阳鱼，含太极阴阳之道之寓意；三是鱼无论是在白昼或夜晚都不闭眼睛，以此说药店昼夜都要为病家购药提供服务，这是药店最基本的职业道德。这种组合式模型招幌，在20世纪上半叶较普遍地为各地中医药店铺使用，大约在1956年前后，随着国家商业经营的改组而逐渐停止使用了。

〔中国中医药报，2003-01-13〕

御书诗匾赐太医
——康熙的医学实践

神圣岂能在，调方最近情。

存诚慎药性，仁术尽生平。

这首概括医生德才境界的论医诗是清圣祖康熙赐给太医院院判黄远的，太医院将这20字作为院训悬挂在大堂上，大堂以此又称"诚慎堂"。除这首诗外，康熙还为太医院后院的先医庙题了"永济群生"的匾额。同时，在苏州有一慈善家陈鉴雄，以自己的积蓄在虎丘山创立"普济院"，专事救疗无力治养的僧人，康熙闻之，于康熙五十五年（1717）题写"香岩普济"4个大字，悬匾于院，由此，很多达官富人向普济院捐款赠物，医院有了持续的经济支持。

题诗书匾足以说明康熙对医学事业的重视。岂止是重视，康熙还把医作为一门经常研究的学问，其范围不限于中医、西医，从解剖到药物，从临床到预防，在实践中每有创获。康熙幼年患过天花，愈后麻面，这使得他对医学兴趣颇浓。据他写的《庭训格言》记载，他幼时已经读过多种医书，并能背诵，有些"后世托古人之名而作者"，也能鉴其真伪。他深知医学实践的重要，他讲求医理，更重视医德，他在《庭训格言》中指出："审究详明，推导备细，立方切证，用药通神。"他指出良医"必先洞察病源，方可对证施治。近世之人，多有自称家传方可治某病，病家草率，遂求而服之，往往药不对症，以致误事不小"。他常以医者自命，经常为臣下看病处方，如康熙四十九年（1711），曹雪芹祖父江宁织造曹寅患疥卧床，2个月不愈，他先用六味地黄汤补虚，之后用土茯苓治之而愈。他中年以后，曾患过疟疾、唇瘤、心悸等病，都为外国传教士治愈。康熙三十二年（1694）他患疟疾，洪若翰和刘应献金鸡纳（即奎宁）服之愈。罗德先和安泰分别用西药和手术治愈了他的心悸和唇瘤，康熙封他们为"扈从医生"。又封精通外科的传教士罗怀中为内廷行走。他令法国人巴多明把法国皮理的《人体解剖学》译成满文，供他学习，他学解剖时从御库中取出明代嘉靖年所制铜人为对照。可见他学得非常认真。他在宫中设立实验场，专供传教士们研制西药。他还特制一些专盛西药的旅行药壶、药瓶以供出巡或随时赐给病人之用。

他不饮酒，尤恶吸烟，他曾传旨禁天下吸烟。为此，大学士蒋陈锡作诗纪胜曰："碧椀琼浆潋滟开，肆筵先已戒深杯；瑶池宴罢云屏敞，不许人间烟火来。"明末清初，天花流行甚是猖獗，为推广种痘，他亲自操作，他在《庭训格言》中说：

> 国初，人多畏出痘。至朕得种痘方，诸子女及尔等子女皆以种痘得无恙。今边外四十九旗及喀尔喀诸藩俱命种痘。凡种痘皆得善愈。尝记初种时，老年人尚以为怪。朕坚意为之，遂全此千万人之生者，岂偶然也。

他用行政命令在旗人藩属中大规模推广，这也是中国医学史上首次大范围免疫活动，也是当时世界之首举。但由于民族歧视，没有在全国范围普及推广，既便如此，他的实践乃是有功医学之作。中国古代常以治医喻治国，称颂上医医国，康熙皇帝正是治医治国各美其美的上医！

〔中国中医药报，2004-11-29〕

陈修园的出版公案

清代陈修园堪称为古代医学科普大家，言其著作等身并非过誉，对他的医书，当时评论家廖鸿藻说："以医名于世，所著伤寒、金匮浅注，不胫而走，几于家有其书。"但也由此引发了三桩出版公案而颇受訾议。一是他本人的《医学三字经》，二是他诸弟子窃抄熊笏的《中风论》，三是刻书商冒陈修园之品牌杂陈充数，以至有"陈修园医书七十二种"之多。

第一桩是《医学三字经》的托名出版。《医学三字经》是仿效宋代王应麟《三字经》的体式，以三字为韵，以千余言概述医学源流、理论及常见病证治，有论有方有药，简明扼要，便于初学背诵和概览全局。是书在首发时曾托名叶天士，意在"取时俗所推崇者，以投时好"，希冀利用名人效应以招徕读者。果然在发行后洛阳纸贵，"三字经"书名也噪传当世，遂于嘉庆九年（1805）再次付梓之时，去叶天士之托名而"属归本名"，并在《小引》中陈述原委。此事在当时多有评骘，但因著作本身价值甚高，不遑深究，揶揄抨击倒起了广告传播的作用，购书者更多，陈修园的知名度反而愈评愈高。

第二桩是他的门人私抄熊笏的《中风论》。熊笏字叔陵，是江西安义名医。曾著有《中风论》《难经辑注》《伤寒金匮合注》《医案一隅录》等。其中《中风论》一书，为首部中风专著。仰慕陈修园之大名，熊氏不远千里携书来证所学，陈修园在自家庭院为其安排住室，交谈时得知熊有著述，但"奈深自谦，秘不示人"。一日熊笏外出，修园的弟子们便私入下榻，打开熊笏的书箱，于一夜中将《中风论》分抄完毕，再想继抄其他著作时，翌日清晨熊氏已"束装归矣"。有抄书者，有瞭望巡哨者，熊氏全然不知。这样，熊笏的《中风论》便由陈修园的弟子手中传出。此后由福建子庄林庆祺从里中郭秋泉借到家藏抄本，而于光绪十年（甲申，1885）8月由醉经阁刊刻莅世。林庆祺在序中既不没熊笏之功美，又"奇剩竣事，属叙缘起"，直揭此桩文案，使为世人所知。民国十三年（1924），裘庆元先生在编辑《三三医书》之时，因《中风论》"独出心裁，论中风之病所病因，原原本本，切切实实，如洞见症结"，而将纳入《三三医书》辑中，署名"熊笏辑、陈念祖定、裘吉生刊行"，附有熊笏自序，林庆祺序，意在确认熊氏著作权的同时，又保留林序以鉴陈修园门人"私发其篋"的行径，但陈修园及门人抄书后，未掩熊笏的署名，可谓学心未泯。林氏已经注意到熊笏的著作，除《难经辑注》刊行外，其他如《伤寒金匮合注》《医案一隅录》仅能从《难经辑注》的序文中得知书名，"肆中遍访无此书"，倒是《中风论》经过陈氏门人的窃抄，又经林氏向郭秋泉借阅转录而得以刊行，他们对书的名世都有一定功劳。

　　第三桩是刻书人盗用陈修园之名冒名充数。陈修园之诸多医书皆以专著出版，生前并未曾编纂过任何丛书。他病殁于道光三年（1823）。因他的书享誉绝佳，市场最为红火，书商为营利竞相刊刻，出专著而又发行丛书，丛书的刊刻最早见于咸丰九年（1859），即他死后36年，三山林氏校刻了《陈修园先生晚余三书》，咸丰十年（1860）又有经纶堂刻本《公余医录六种》，光绪十五年（1890）江左书林刻本《公余书录五种》，这些是少而真的丛书。同治四年（1866）文奎堂首刻《南雅堂医书全集》（又名《公余十六种》），后有28家书庄书堂书局翻印，此16种全是合刊陈氏的专著，同治五年（1867）维经堂刻本《陈修园医书十五种》，也是集陈氏的专著。但在此以前即有掺他人书入丛书的《陈修园医书二十三种》，系同治元年（1862）经纶堂刻本，除陈修园撰注17种之外，将佚名著者3部及王士雄撰著3部纳入其中，此间又有务本书局刻本《陈修园医书十八种》，将陈氏16种，加竹梅居士的《急救经验良方》和王士雄的《霍乱论二卷》。自此以后，便没有不掺入他人著作的陈修园医书，有《陈修园医书二十一种》《陈修园医书二十四种》《陈修园医书二十八种》《陈修园医书三十种》《陈修园医书三十二种》《陈修园医书四十八种》《陈修园医书五十种》《陈修园医书六十种》《陈修园医书七十种》。最多者有《陈修园医书七十二种》（又名《南雅堂医书全集》），书自1915年重庆中西书局始刊到1955年上海锦章书局石印共9家出版。以至在医学丛书中，陈修园的医书为驳滥之最，这在中国出版史上绝无仅有。陈氏以书名世，也因出书铸造轶闻，这是无版权时代的公案，虽有微瑕，终难掩其学术的光辉和著作的魅力，陈修园以中医理论家、临床家、教育家的享誉和他的名山事业一样，风韵永存！

〔江西中医药，2003（10）〕

庆云医话

医国匪吾事，活人聊自怡
——揭秘清末名医力轩举避祸医隐庐

本文标题的两句诗，出自清代遗老陈宝琛的《沧趣楼诗集·力轩举避祸医隐庐》。在清季曾为慈禧、光绪侍诊的诸医之中，力轩举的疗效颇为称著，他又曾把在供奉内廷时诊治弱帝的经过，写了一篇《崇陵朱书脉案》。但是，正是因为他给光绪应证以治，触怒了太后，险遭杀身之祸。称幸的是，他巧妙装病避祸得以自全。

力轩举（1855—1925），又名力钧，字香雨，号医隐，福建闽县人。与溥仪帝师陈宝琛不仅同乡，而且同月出生。其父力捷三为书法家，以篆体闻名。力轩举幼承家学，1889年中举人，任商部保惠司郎中。但他奉"为人子者不可不知医"之孝道，在读经史之余喜欢研习医术，以精于医理的儒医闻名于世。他对经学、金石、词章都有研究，他还是藏书家。协和医院图书馆的很多中医善本书，原是他的藏书，后来由他的儿子献出。

庚子之变，慈禧、光绪母子"西狩"，回銮之后，军机大臣奕劻推荐他供奉内廷，为慈禧诊病，首次觐见于颐和园乐寿堂，诊脉署方后药到病除，赏赐了锦缎、羹及"克食"等，并加四品卿衔。当时太医院院使仅为五品。

一日，他在宫中偶然遇到光绪，跪拜之后，光绪对他说："力钧，你在宫里侍候得不错，你的医道很好。"这使他极为感恩。过了一个月，光绪在瀛台涵元殿敕召力钧看脉。他诊后对光绪说："皇上今后请不要吃任何药，只要好好保养调理，圣躬自会康健起来。"此语正合光绪情意。原来自戊戌以后，慈禧与这个过房儿子势成水火，当时既有废除之意，亏得两江总督刘坤一电奏"君臣之分已定，中外之口宜防"，惧外交的压力，保存了皇位的名义。两宫自西安回京之后，太后为了继续垂帘，以光绪有病的名义，禁制他听政。光绪时时防止以药为毒带来的不测，自己常看医书，也会开方，不轻易吃药。但是，最终还是被暗算了，这是后话。当年清廷下诏，要各省推荐御医，有陈秉钧、杜钟骏等一干人，轮流请脉，是时光绪总是愤然不言，或伸出手背，始终不说病情，光绪还亲自核看御医们开的药方。力轩举说"不要再吃任何药"，合宜病情，但也道破了宫廷的橘中内幕。据后来接替他的御医杜钟骏在《德宗请脉记》中所写的："力钧请吃葡萄酒、牛肉汁、鸡腔汁，尤为不对。"说明光绪确实照力轩举的医嘱行治。涵元殿太后耳目将此事禀报之后，慈禧大怒，骂道："力钧这个人还没死吗？"

自古以来御医们也是伴君如伴虎，力轩举听到这种口气，知道祸事来了，在宫中又应付三个月以后，他便装病请求开销。据陈衍（石遗）的儿子陈声暨在《石遗府君年谱》所据，是陈衍的夫人萧道管教他一招：以鸡血滴于痰盂之中，诈称咯血，内廷太监检验后相信了，于是他得以在光绪死之前七年见机引退，自全其生。这件事他的又一同乡林琴南也曾在《力医隐六十寿序》中有所记述。

力轩举隐退后，迁居南苑，以农圃自晦，字署堂号"医隐庐"。辛亥革命以后，他在京挂牌行医，北京四大名医之一的汪逢春曾拜他为师。他除著《崇陵朱书脉案》之外，还有《难经古注校补》，是书附《史记正义引难经考》《难经本义增辑》《难经经补释》，书未刊行，稿本现藏于中国中医研究院图书馆，又有《唇舌证候图》，惜乎也未能付梓，稿本现藏中国医学科学院图书馆。执业行医之时，参加福建在京名老的"晋安耆年会"，常以诗文纪盛，该会共16人，会中有一心向清室的陈宝琛、郑孝胥，学者林琴南、严复，他以医生身份，他从不以"御医"为招牌行医。又值得称道的是，他的孙女也不认为他是御医。力轩举孙女力伯畏，1949年在北京医学院毕业，在中央军委卫生部工作，负责中央领导的卫生保健，当时傅连暲副部长曾与她开玩笑说："你家两代御医呀。"她说："我的祖父不是宫廷里的'御医'，只是有几次'应召赴诊'，就如同现在的'专家会诊'，他至多能算个'会诊大夫'。"力家之文风可谓延泽有继矣。

〔中国中医药学报，2006-02-15〕

章太炎："我是医学第一"
——章太炎先生的医学夙缘

曾有人问章太炎："先生的学问是经学第一，还是史学第一？"他朗笑三声，答道："实不相瞒，我是医学第一。"此言绝无逞奇举解，自我矜夸之意。作为近代民主革命的思想家、国学大师的太炎先生以医学自许，既非如恽铁樵云"医学乃其余绪"，也不是"医国无望，退而医人"，这与他的身世、爱好，和长期以来因于素养而积蕴的医学见解和实践等诸多契缘情结综合所致。可以这样说，在太炎先生的时代，西医传入后虽已立足，但仍有微词；对于中医，一些激进人士以求疵为善，学术与行业面临取消与存继之争。此时，正需要有他这样的人站出来为中医学说理解蔽，放言张本。

太炎先生（1869—1936），初名学乘，后改名炳麟、绛，字梅叔，另作枚叔，因仰慕黄太冲（黄仲羲）、顾炎武（亭林），以太炎为别号，号既广为所闻，反掩其名字。此外尚有别号末底，又号末公，别署大汉阁主。他出身于"三世皆知医"的书香门第。祖父章鉴，"少习举业，以妻病误于医，遍购古今医书，研究三十年"，以德高艺馨嘉惠一方。其父章濬、兄章篯皆幼承家学，章篯还曾得到为慈禧太后疗病的钱塘名医仲昂庭先生的亲炙。太炎先生就是问学于兄长及仲昂庭，而且能"常得传"。

1890年入诂经精舍随汉学大师俞曲园深造时，也像乃师一样，把一切古书作为考据的工具，在研读文史同时，泛涉医典，兼谈医理。但这位高足的行径、思想与"门秀三千士，名高四百州"的老师很不相同。俞曲园是道光三十年（1851）复试第一的进士，而章太炎却拒绝走科举的道路。俞氏忠于清朝，而太炎先生则积极从事革命活动，在日本有"孙（文）黄（兴）章（太炎）"之盛誉，为此遭到老师的痛斥，但他不为所动，执意独行，以"吾爱吾师吾尤爱真理"的情怀写了《谢本师》一文。俞氏研医，以文献为主，著有《内经辨言》《药言随笔》《枕上三字诀》等，但因家人误于医，便言脉不可凭、药不足取，愤然而作《废医论》，这倒成为后来吴汝纶、余云岫等诋讥中医的依据。而太炎先生毕生信仰中医、维护中医，把关爱中医作为他的迫切文化使命。1906—1911年他3次流亡日本，在从事革命活动的同时，也搜求宋明医书精本及验方，并加以归类、分析和考证，编著了《手写古医方》一册，期间曾为邹容、孙文等人"手疏医方"，不辍临床。1920年，他患黄疸，也能"自治得愈"。这都表明了他的实践功底，可以称他是"学问家之医生"。

太炎先生治医，上不取《内》《难》，下不采叶、薛诸家，独以长沙为师，贯通中西，疏通滞义，一时无二。他崇尚仲景之学，尝曰："他书或有废兴，《伤寒论》者，无时焉可废者也。"他认为"精而不迁，其唯长沙太守"，他说《伤寒论》一书，大概是治外感的书。在他的医学论文中，以《伤寒论》为最多，有专论30余篇，多有发明。他系统考证了张仲景、王叔和的名、字、年代、籍贯和官职。王叔和名熙是他从《太平御览》《千金方》录《河东卫汜记》中考证出的，他肯定王叔和对仲景书的编次之功，指出仲景以人迎、趺阳、寸口的三部脉法与王叔和脉法的不同，他提出伤寒六经分证的六部说，赞同柯韵伯六经各有提纲之论，而认为六经依次递传之说不能成立。他对六经病均有专题论述，他指出阳明病以"胃家实"足以概括，无所谓经证、腑证。他驳斥了时医误指小柴胡汤证为湿温，质言斯证"不离于少阳"。太炎先生深刻指出三急下证治法的机制在于通因通用。他质疑了柯韵伯在《伤寒论翼》中提出的"厥阴提纲是温病而非伤寒"的立论，他依据《素问》厥阴为两阴交尽之论，指出厥阴病的本质是"阴阳气不相承接"，属性是伤寒，治以温通为主。这些创见，太炎先生足堪为《伤寒论》专家。

对于温病和明清以后发展起来的温病学派，太炎先生力辟所非而独具卓见。对以往的《伤寒论》不涉温病和广义伤寒包括温病之争论，他赞同王朴庄、陆九芝等人的伤寒温病学派之论，指认陆九芝"阳明为成温之薮"之论，言"其实伤寒与温病，不能截然分别。凡病至发热不恶寒，口渴、心烦者，既可称为阳明病，亦可以称为温病，不必强为划分也。不然，岂有一日服麻黄、桂枝之时，则为伤寒，次日服白虎、承气之时，即变成温病乎？"他指出温病与伤寒的内在联系及学术发展的关系，比吴鞠通等人的说法又进了一步。他撰写了《杂论温病》《温病自口鼻入论》《治温退热论》等。对于"伏气为病"，他系统论述了"伏暑说无据"，由是而引起人们对伏气温病概念的思考。据太炎先生的议论，当代温病学家们认为，新感温病与伏气温病的临床意义，主要不是感而即发和伏而后发，而关键在于初起发病时不同的发病类型，伏气温病指的是病发于里的温病，如春温、伏暑等。太炎先生还在《论温病十八法十三方》《杂论中风伤寒温病及医师偏任》等论文中，指出温热治法是"随时移而有所变更"，是随时代进步中医理论的发展。

太炎先生以明敏的视野开拓辨证论治。1926年前后，霍乱流行，他先后发表了多篇论文，指出此次世界流行之霍乱，与《内经》《伤寒论》之霍乱并非同病，他指出在辨证时，应对真霍乱与似霍乱、寒霍乱与热霍乱详加鉴别，在治法上他强调用四逆汤、通脉四逆汤、理中汤辈救之，认为可与"西医之樟脑针、盐水针"相比匹。适时上海张赞臣等医生在临床验之，"注射盐水者三十一人，服中药四逆汤、理中汤者二十六人，均得愈，而未亡故一人。"急性期治疗外，太炎先生还立"瘥后三法"，以五苓散消除水饮所致之胀满，以理中汤健运中焦，以桂枝汤调和营卫，把霍乱的辨证论治演为一完备的套路。

在太炎先生的医学著作里，系统地论述了疟疾、黄疸、肠澼、痉证、狐惑、脚气病及猩红热等病的证治，是他率先将中医论治精神病进行归类命名，他指出"世俗称精神病，亦云神经病"。在《精神病治法》一文中概括了中医对百合病、脏躁、癫狂、伏梁、尸厥、小儿惊痫等病的证候特征及治方。他对外科疾病及外治法也饶有研究，他指出仲景之大黄牡丹皮汤用以治疗现代医学称之为阑尾炎的肠痈，与西医之手术异曲而同工。太炎先生重视医案，他说："中医之成绩，医案最著，学者欲求前人之经验心得，医案最有线索可寻，循此赞研事半功倍。"他对唐以前之经方最笃功力，曾对339首古方分理诠注，此未刊稿为后人宝藏，题名为《古方选注》。

太炎先生以其训诂考据之学使中医文献铺墨增华。在训诂方面，他是继俞樾、孙诒让之后古代训诂学的殿军，又是现代训诂学的开创者，他与弟子黄侃被称为章黄学派。民国以来训解医经者多出自章门，称得上是现代中医训诂学的鼻祖。如他对《素问·生气通天论》之"大风苛毒"之"苛"字，他训为"小"字，诸如此类，训字甚多。

历代医家对《史记·扁鹊仓公列传》中之"火齐"，向来不注而默，经太炎先生考证，指出"火齐亦药名尔"，即《神农本草经》中之云母。他对古方权量及汤剂轻重作了深入的考证分析，曾撰写《论汤剂重轻之理》《伤寒论若干方重量与水之折合》等多篇论文，指出汉代一两，当宋三钱，今在二钱、三钱间者为近，使读古医籍的人，对古方药量心中有数。他对一些病名含义及源流也有考证，如对佝偻病，他说古代称为"丑""亚"，他在《新方言》中称证，"凡丑者曰佝偻"，又曰："亚，盖丑莫如局背，如训亚为戚。"太炎先生能全文背诵《说文解字》和《尔雅》，用此功底梳理中医文献，正是他能有诸多发明的缘由。陆渊雷先生以此赞誉他："先生则引与论医，竟日不倦，时聆精义妙理，则退而震惊，以为中医之发明家，前无古人。"

在太炎先生的时代，西医传入之初，他从学术的角度注意汲取西学，是他最早著文介绍病原菌，早在1899年他就撰《菌说》，后又发表《菌虫论》《论微生菌致病之说》等论文，先后用虫菌、微生菌、微菌、毒菌等名词，后来医学界定名"细菌"，他赞同，在1931年《伤寒今释·序》中便用细胞一词，其实，细菌一词，是导源于先生的"微菌"而命名的。西医病名中的"粟粒型结核""肠窒扶斯"等，是他在翻译医书中最先使用，"粟粒型结核"沿用至今，肠窒扶斯以后改称"肠伤寒"。日本医书最早译为"伤寒"，太炎先生指出此病即是中医所称的湿温，并特录仲景十一方、《小品方》一方以为治湿温的准绳。此病治疗，当时西医有"不可下，误下则肠穿孔而下血"之说。他指出，用黄连主疗，"下之无穿孔之患"，"假令下血不止，自有芍药地黄汤治之"，扬中医之长而不盲目依附西说。

他把西医病名与中医病情相对照而开发了古代中医的治法。如当时西医称之为浆液性肋膜炎者，须手术抽水，他应以悬饮，用仲景之十枣汤、《三因方》之控涎丹，"服之，痰涎从大便出，而胁下之水除矣。"这即是中医学"善言古者，必验之于今"的见证，也表明先生对中西医学的融会贯通。太炎先生以其对中医学术的贡献，被当时中医界公认为"国医革新之导师"。

20世纪20年代，在中国学术史上最牵动人心的大事是文化思潮之争，包括中学与西学、旧学与新学、科学与玄学、中体与西体、中医与西医、国画与西画等的争论。对中医学则有废医论的取消派种种言论，对此，太炎先生全力支持中医对取消派的批驳，并亲自应战，他指出："是故中医诚有缺陷，遽以为可废，则非也。"他指出："自仲景以来，论其脉证独备，而治法亦译，中医能按法治之者，率视西医为胜。"

对中医的发展，他认为："余以为今之中医，务求自立，不在斤斤持论与西医抗辩也。何谓自立？凡病有西医不能治，而此能治之者。"他反对废止中医，也反对盲目排斥西医，他的正确主张使中西医界都为之膺服。作为开国元勋又是思想家、国学大师，他从文化和科学的角度审视传统医学，他还从教育入手发展中医学，1927年中国医学院在上海创立，他被公推为首任院长，两年后上海国医学院创立，他也被公推为院长。1933年，苏州国医学校创立，他用小篆亲笔题写"诚敬勤朴"四个大字作为校训，该校后改为苏州国医专科学校，并创办苏州国医研究院，他被聘为名誉校长及研究院院长。他所主持的院校，皆开设中医、西医和普通课，课堂教育和临床实习相结合，培养了章次公、陈存仁、陆渊雷等一代名医。叶橘泉先生自谓，是"读了章太炎的《猝病新论》后，从中受到启发而走上了专心治医的道路"的。当时在上海江浙地区，太炎先生结稔一大批中医名家，如恽铁樵、王一仁、唐慎坊、王慎轩、秦伯未、许半龙、严苍山、陆渊雷、刘泗桥、徐衡之、章次公、章巨膺、谢诵穆等人，包括取消派的激进人物余云岫，他从1907年在日本即追随先生，除对中医发展见解不同外，对先生一生侍从，言必称师。太炎先生当是对中医事业有贡献的医学教育家。

然而从太炎先生的著述看，他对中医学的认识还是有局限性的。总的说是他的医学思想贯穿着经验主义的思绪，集中表现在 1929 年他为《自强医报题辞》上，虽仅仅 61 个字，却明暗曲直：

> 取法方东，不震远西；下问铃串，不贵儒医。通天人、陈五运者，医之稗荑；多议论、少成功者，虽是亦非。道不远人，以病者之身为宗师；名不苟得，以疗者之口为据。

重实践、戒空谈诚为至理，但重视理论的儒医和讲求人与天地相应和五运六气者并非医之稗荑，病人可堪为医生的老师，但是，系统地把握医学理论和开拓实验研究才是医生乃至医学提升的关键。他甚至还直言：

> 夫医者以愈病为职，不贵其明于理，而贵其施于事也；不责其言物，而责其治有效也。苟治之有效，无异于得鱼兔，安问其筌与蹄为。

医生仅凭经验不知医理，求其然不知所以然焉能有所造诣？中国传统医学长期没超越经验医学的境界，与一贯的讲求"但求鱼兔，莫问筌蹄"的实用主义的影响不无关系。太炎先生曾提出"三劫论"，认为中医掺入阴阳五行、道家仙方丹药、佛教及理学是中国医学的三次劫难。其实，正是这些哲学和文化因素参与构建了中医学理论体系的大厦，为中医学增添了活力。太炎先生的一些偏颇与他所处的时代不无关系，在 20 世纪二三十年代，正值科玄论战，认为西学即是科学，一切以西学为衡，甚至有的中医也把中医理论向西医靠拢，大谈"中医科学化"，在此情势下，太炎先生在反对民族虚无主义同时，以实践经验与取消派抗辩，无疑是明智之举。太炎先生提出的理论，如言三焦是淋巴管，从解剖论脾、胰"两器皆称脾"等，似有附会之意，这也是因时代视界所限而使然。

太炎先生有独特的治学之法，被称为"地上派"，其治学有四言：不以全文疑群经，不以赝品校古史，不以甲文黜许书，不以臆说诬诸子。他治医学也如此，章次公说他"语必征实，说必尽理"，对于注释经典，他认为没有把握住真义不如不注，反对"臆造新解"。于学术他以小学、子书、医理堪称三绝，其小学子书传黄侃等，黄侃传陆宗达，陆宗达传钱超尘，当代钱超尘整理多部医经，皆从其训，对中医文献学做出了贡献。

太炎先生晚年较集中精力于医学，诚为中医学之幸。他从 1927 年到 1936 年在闽读中外医书和临证同时，撰写了几十篇医学论文，在探索医学与易学关系时，有着深刻的反思。清季以来，自龚自珍开始，反对五行学说，梁启超、章太炎等继之。太炎先生曾写《论五脏附五行无定说》等进行专题批判。但从他毕生对医学的研究看，他对待五行学说（也包括五运六气）大抵是一个否定之否定的辩证认识过程。他在晚年论及医易关系时指出，以八卦与五行推演出了生克关系，以其平衡之理应用于医疗科学。他早年否认五运六气，晚年也有所转变，他在《医沽》眉批按语中说："不知六气三候，而欲按病疏方，则从能为医矣。此本专门之技，岂文儒泛滥者能袭取？"深思敏学而改变观念，表明太炎先生之学问是与年并进的。

太炎先生为清末民初的革命志士，一生七被追捕，两入牢狱，他拂衣高蹈、不囿流俗、狂介而真率，平生轶事殊多，他行医足迹主要在江浙沪上，也流传不少美谈佳话。他晚年为人开处方，写的是金文，药店不认得，事后他愤愤然说："不认识字，开什么药店。"他与腾冲李印泉（根源）为挚交，李印泉僦居苏州患脑疽甚笃，太炎先生多次致函印泉老人的孙子，信中畅论医法并荐医赠药，印泉老人病愈后，将十三通信函装裱，制成线装书一卷，视如拱璧，成为历史的珍藏。

太炎先生在民国三年（1914）反对袁世凯称帝，遭受幽羁之时感风寒而患鼻渊，自己常用辛夷末治疗，陈存仁医师向他推荐碧云散方将芙蓉叶研末更有效，他试之应验，恰巧时有杭州虎跑僧人前来向他索求书法，他即刻书写辛夷、芙蓉叶治鼻渊之语，文意风雅有趣。太炎先生中西医朋友甚多，他与恽铁樵极为友善，铁樵先生在苏州养病，就住在太炎先生家里，铁樵先生逝世时，太炎先生挽联云：

> 千金方不是奇书，更赴沧溟求启秘。
>
> 五石散竟成末疾，尚怜甲乙未编经。

太炎先生和西医往还也很多，某年名西医江逢治博士患少阴伤寒而卒，先生亲撰挽联志哀，付邮寄去。联云：

> 医师著录几千人，海上求方，惟夫子初临独逸。
>
> 汤剂远西无四逆，少阴不治，愿诸公还读伤寒。

此联含医理而含蓄，明眼人能看出学术调侃情调。太炎先生与余云岫为师生，虽有学术争论，但人情过从甚密。余云岫长子与沈志翔次女结婚时，太炎先生题词为：

> 上医有经，黄帝不妨求素女；
>
> 良治之子，莫邪今已配干将。

（原题下按：余氏世医，沈氏世治）

太炎先生于1936年6月14日病逝于苏州，政界学界挽联甚多，蔡元培先生挽联云：

> 后太冲炎武已二百余年驱鞑复华窃比遗老；
>
> 与曲园仲容兼师友风仪甄微广学自成一家。

上联道出太炎由来：倾慕黄宗羲、顾炎武；下联言自成一家的根基：学于孙仲容（诒让）、俞曲园。

许寿裳集章太炎的文句作挽联云：

内云颉籀儒墨之文，外云玄奘义净之术，专志精微，穷研训诂；

上无政党猥贼之操，下作儒夫奋矜之气，首正大谊，截断中流。

上联称国学大师，下联指为革命元勋。可见人们对他器重的还是革命与国学。但是，他对医学之功绩也是不可泯没的。

〔江西中医学院学报，2004（4）〕

名家无处不传神

——大鹤山人郑文焯行医卖画

郑文焯是著名词人，他与况周颐、朱疆村、王鹏运被列入清季"四大词宗"。郑文焯（1856—1918），字俊臣，字小坡，又字叔问，号大鹤山人，奉天铁岑人。远祖是山东高密郑康成。九世祖郑国安是清初镇守关东海岛的协镇，以军功入正白旗籍。父瑛棨官至陕西巡抚，一门鼎盛，兄弟十人，裘马丽都，但文焯被服儒雅。20 岁中了举人（1875），此后 28 年屡试南宫，都未能中试，到 48 岁而绝意科名，不再作进士之想，自刻一印佩于身，文曰"江南退士"。纳官"内阁中书"后，旅居苏州，为巡抚陈启泰之幕客，三十余年。他长于词令，工于尺牍，擅书画，又精音律。他雅慕南宋姜白石（夔）之为人，当年姜白石曾将词调以工尺为音阶制谱，有数首延传至今，郑文焯以其通晓音律之灵性，竟能以意通之。他的词学造诣之深，又寓于情趣，以致陈启泰说他的词"直逼清真（指宋代周邦彦），时流无与抗争"。

郑文焯在会试以前仅称文焯，以至当时有人注他的诗时称他为文叔问，此称谓如同称画家溥佺为溥心畬一样。他平生别署极多，又有"冷红词客""樵风园客""樵风客""老芝""鹤道人"等别名，晚年最多用的是大鹤山人。对以鹤为号的事，在笔记小说中传说甚多。他自己说：是他二十六岁那年做了一个梦，梦中恍惚在游山，正在一个清幽洞口休息，忽有一鹤飞来，他招之而下，有如素練。醒后便以鹤为自号。他在苏州孝义坊筑"樵风别墅"，占地不多，但颇为静雅。

他硕学多才，除诗词书画外，还博文学，妙文章，好训诂考据，尤长于金石古器之鉴，又是美食家，在医学上也很有研究和实践。治病对象都是名士通人，民国以前没有正式行医。

辛亥革命以后，他以清遗老自居，又自比陶渊明，其诗集之一名《苕雅》，足以征显他鄙夷新贵、怀念前朝的心理，正像他在一首《杨柳枝》小词中所写：

采香径里晚烟空，濯粉池边晓露丛。

一样故宫春寂寞，可怜无地著东风。

袁世凯当政时，曾创设清史馆，由赵尔巽、柯劭文等主持，曾聘他为纂修，他对蠹政误国的袁氏，早已识其卑薄，以应聘视为折节而不受。后蔡元培继任北京大学，集聚人才，拟聘他为"金石学主任教授"兼校医职务，月俸金八百，他也却之。时正夫人张氏病丧，倒是罗瘿公特请北洋财政总长的梁启超，借此厚送赙金，他才略得沾润。他以夷齐之志超然于仕途，又不谋优渥，只得以鬻画行医挂牌谋生。他六岁时即能运笔泼墨，又能以手指作画，凡花鸟人物应手即就，神韵宛然，以此得些润格。但在苏州地方难以尽如人意。他的医道属伤寒派，虽然医术高明，但到民国年间正式悬壶以后，因案书多是经方，其生意总不如药味多剂量重的大方郎中的门庭热闹。看来，"大方取胜"在民国初年就已开其先河了。执业之气象萧瑟，使他的生活处于窘迫境地。他生命最后几年除行医卖画外，就是靠典当维持开销。他于1918年驾鹤道山，享年63岁，生前亲自写定书目39种。已刊出的《大鹤山房全集》仅仅是其中的9种，其中有《医故》2卷是医学著作，有此遗存而刊行，对于医学是为甚幸。于右任先生有诗《题金铁芝集大鹤山人遗墨》曰：

剩稿装成意态真，名家无处不传神。

回诗廿载阿招窝，枉费词家作介人。

这也是于右老对他一生的概括，可谓中肯。

〔中国中医药报，总第 2532 期〕

张山雷自作挽联

对联是我国独有的传统语言艺术。"文之妙者为诗。诗之精者为联；八句为律，四句为绝，两句为联。"对联运用对仗的手法，精辟地概括作者的意愿、情操、审美、调侃、讽喻、乃至隐谜。在对联系列中，有吊唁死者的挽联，其中又有为自而作的自挽联。自挽联绝无歌颂和恭维的客套，而有诀别、安抚、遗嘱、总结今生、感叹人世等实质性内容。清代名医徐灵胎在临终前曾撰两副墓联自挽："满山芳草仙人药；一径清风处土坟。""魄返九泉，满腹经纶埋地下；书传四海，万年利济在人间。"清末湖北汉阳名医杨闻川的自挽联是："倘地下遇久别故交，笑谈聊应添鬼趣；闻色后多极乐妙境，逍遥誓不返人间。"又有广东大埔县名医邓窗珊，在病危时又有自挽联曰："这番与世长辞，穷鬼病魔无须追逐来泉下；此日乘风归去，春花秋月只当漂泊在异乡。"这几位著名中医对生命的理解非常达观，面对死亡，无悲无惧，且语多诙谐，还诱导家人节哀顺便。

民国初年的医学教育学家、临床家张山雷，与盐山张寿甫（锡纯）、慈溪张生甫（国华）三人，享誉甚多；黄润光在《医学衷中参西录》题词中，谓三人为"海内三张"；何廉臣在《医学达变·绪论》中又称三人为"三达名流"。

张山雷（1873—1934），名寿颐，江苏嘉定人。因母病而学医，自学有成后又赴沪上从名医黄醴泉研习内科三年，1914年回嘉定黄墙，投师天疡科名医朱阆仙，并协助其师创办黄墙中医学校，后因朱氏病故而执教于上海神州医药专门学校。1920年受浙江兰溪诸葛少卿之聘，主持兰溪中医专门学校之教务，并悉心临诊，直至1934年积劳瘁卒。其间，不仅传道授业，还规设学制，编纂教材，培养出大批人才，也为现代中医院校教育提供了办学模式和思想资源。

张山雷一生著述26种，主要有《中风斠诠》［斠（jiào），校订之意］《脉学正义》《药物学纲要》《沈氏女科辑要笺正》《钱氏小儿药证直诀笺正》《全体新论疏正》等，合编本有《本仁堂医药丛刊十五种》。对于他的学术倾向，当代学者将他列入中西医汇通派。张氏医名煊赫，除积习深厚、博学多通、实践丰富之外，很重要一点是治学方向深合学术发展规律而有所突破。对于研读《内经》，他主张"削肤存液，卖椟留珠"。又以为《伤寒论》方论可解，可用者不过十之七八，有必不可通之处，不必强行敷衍。在他的时代，西医学已经从病理解剖所见，把中风归于脑血管疾病，他和张寿甫等人吸收了这方面知识，把中风归类于脑，以此超越了历代以来关于中风的外风、内风、非风以及中经络、中脏腑等学说而独树一帜。他的《中风斠诠》既包综前美又慧眼独照而成为中风疾病史上的标志性著作。张山雷临危时自作挽联云：

一支半生，精诚所结，神鬼可通，果然奇悟别闻，尽助前贤，补苴罅漏；

孤灯廿载，意气徒豪，心肝呕尽，从此虚灵于泯，惟继后起，完续残篇。

这既是他自身人格的写照，又把中医学的发展寄望于后学，他的精湛医术和高尚的品德永远是我们学习的榜样。

〔中国中医药报，2003-07-14〕

"大说家"名医恽铁樵

　　儒医相通，有儒士改行为医的，也有医生改从文学的，前者如恽铁樵，后者如鲁迅。二人皆为20世纪初文坛名家。1913年，鲁迅写首篇文言小说《怀旧》，写童年时代的私塾生活，文稿被《小说月报》采用发表，主编恽铁樵在审稿时认为，此文处处传神，便以"焦木"为笔名点评，还对不少句子加上了双圈，鲁迅也从此开始了文学生涯。恽铁樵在任《小说月报》主编时，还曾提携过许多文学青年。林琴南、钱基博、许指严、王西神等名家皆为之撰稿，为读者喜爱。他对小说对于文学和社会的价值，有独到的见地，常谓"小说当时有永久之生存性""小说固非小道也"，以至当时文坛雅称恽铁樵为"大说"。其实，他早年为英文教师，中年为小说家，晚年为名医。

　　恽铁樵乃古文经学之传人，又治子学，对古文最为卫道，以余事治小说，视小说如古文。铁樵少孤贫，刻苦自励，奋志读书，年20卓然自立，后入上海南洋公学攻读英文，每月会考均名列前茅获得奖金。毕业后曾在长沙及上海浦东中学任教，抽暇翻译西方小说，译有《豆蔻葩》等长篇小说，名震一时，又经庄百俞先生介绍入商务印书馆，受知于张菊生先生，主编《小说月报》及《小说海》，自家也著《毁像造像》《说荟》等小说，别具风骨。任主编选稿时，崇实学而恶虚名，以文稿之优劣为衡，至公无私。

　　恽铁樵因三个儿子患伤寒致死，遂弃文研读《伤寒论》，尝质疑于婺源汪莲石先生，汪莲石为伤寒名家，著有《伤寒论汇注精华》，并常与姻亲丁甘仁研讨医学，旁搜远绍，术业大进。毅然以麻黄汤治愈第四子发热无汗而喘之伤寒，此后益信伤寒方，攻读益力。亲友亦渐知恽氏医术，凡有不适，争相延聘，乃辞去商务印书馆工作，悬壶于上海云南路会乐里。恽氏处方用药量甚大，曾以附子干姜汤力挽王钝根之子的危证，又效《涌幢小品》中缪仲淳治朱国桢之法，日服苏子五钱，治愈自己的心痛宿疾。章太炎先生曾称赞恽铁樵有画、文、医之三绝。

　　在历代治《伤寒论》名家中，恽氏推重陆九芝的《阳明病释》，王朴庄的《伤寒论注》，陈修圆、柯韵伯和汪莲石的注论及戴北山的《广温热论》等。在探讨中医学术理论之际，1922年针对《灵素商兑》与镇海余云岫论战，1924年又针对中央国医馆有建议统一病名者，从维护体系保存的角度而疾以驳斥。恽氏著书初无草稿，随笔所至，或行走数十步后奋笔疾书一大段，也无须更改删修。著有《群经见智录》《伤寒论研究》《伤寒论辑义按》《温病明理》等书。他于1925年又创办函授中医学校并主编《铁樵医学月刊》，从学者600余人，包括陆渊雷、章巨膺、顾雨时等名家皆先后从游师门。恽氏振作中医自尊其道，但绝不拒斥西医，主张采用西医器械诊断，殚见洽闻，折衷中西，为中医界开辟革新之途径。

恽铁樵为沪上知名大医，但为人胸无城府，行医时无论贫富，一视同仁，常送药济贫，令病人和学人拳拳赞颂。恽氏行医之初，藉藉无名，十数年后，誉满沪滨，名播海内。因收入有加，为奸人所觊觎，曾被恶人绑票过。获救后曾患病，病愈后一度迁居苏州，住在章太炎先生住过的房子，后因家累繁重，又迁回上海行医。他晚年仍执着《伤寒论》经方，但药量转轻，麻桂之类仅用三四分，并非胆怯，乃是在多年经验中悟出小剂量理论，认为药物有效在于中病，如不中病，量大也徒枉然，此说每得临床验证。铁樵先生年四十时一耳失聪便戴助听器，50岁以后重听益甚，须发皆白，望之如七十许，但语声洪亮，目光炯炯，虽有未老先衰征象，仍不辍著述，1935年四肢瘫痪，翌年病益甚，卧不能起，于7月26日卒。

铁樵先生名树钰，又名署黄山民，出生于名医之乡的江苏孟河，虽58岁便遽归道山，未臻期颐，但对医学之贡献厥伟，既为一代儒医，又为别树一帜革新家，有很多名言脍炙人口，轶事医案在医界传播，逝世后挽联哀悼词赋无算。章太炎先生挽曰：

　　　　千金方不是奇书，更赴沧溟求启秘。

　　　　五石散竟成末疾，尚怜甲乙未编经。

潘公展联曰：

　　　　玉尺量才，砥柱中流尊大说。

　　　　九经传世，名山不朽绍先贤。

此般名联和铁樵先生一样文传千古。

〔中国中医药报，2002-01-18〕

刘一帖诗斥汪精卫

身为国民党副总裁汪精卫，在抗日战争时堕落为汉奸。1940年3月30日在南京正式成立伪"中华民国国民政府"，汪任行政院长兼国府主席。他对内残杀爱国同胞，搜刮民财以支持日本侵略战争，并追随日本参加德、日、意《国际防共协定》，为日本建立"大东亚共荣圈"效力，国人恨之欲死。1935年11月1日遭人刺杀，弹中颊、左臂及脊柱，其脊柱弹头一直未能取出，成为隐患。

汪早年比较信仰中医，孙中山患肝癌经协和医院用手术、放疗无效，宣布束手以后，他力主用中药，并和反对用中药的中华民国医药会创始人、时任北洋政府教育总长的汤尔和拍案争论，争论中曾用汤的话回敬汤："这是名为科学家，实则顽固派。"汤汪之争载于1925年之《晨报》和《民国医学杂志》第三期。1929年余云岫以"废止旧医以扫除医事之障碍案"等向中医发难，此时激进派推波助澜，大有非取消中医不可之势，汪也应和。适巧汪精卫岳母患痢，遍请西医，每药愈重，行将无望，有人建议请中医施今墨诊治，无奈之下唯其如此。施今墨先生抚脉而诊，每言中鹄，汪的岳母点头称是。施今墨先生处方之后说："安心服药，一诊可愈，不必复诊。"服数剂后果应其言。之后汪精卫题字送匾，不再提取消中医之辞，但到1932年，中医发展问题已经成为时局派系斗争内容之一。中医药归内政部主管，内政部隶属汪精卫控制的行政院，汪从维护自身权力的需要标榜科学，一变而力主废止中医说：中医"治病效能，殊为渺茫""用中医治病，等于用刀剑去挡坦克车"，并写信给立法院院长孙科，阻止卫生部成立中医委员会。1943年8月世界反法西斯战争不断取得胜利，汪悲哀已极，致心力交瘁而旧病复发并日见恶化，不仅背部，连胸部及两肋也疼痛难忍。11月21日曾请日本医生为之会诊多次，但手术与否争论不休。此时无锡名中医刘一帖在宁执业，被推荐给汪，遂延请治疗，初诊后汪曾赠刘以重金。服用刘一帖药后疼痛有所减轻，后来反而加重，刘也不知去向。之后收到刘寄来书信一封，笺中仅具一诗，曰："厚礼不该收，既收亦不愁。平生药一帖，宜人不宜狗。"汪阅信后，病情愈重。近日读陈存仁先生的《银元时代生活史》和《抗战时代生活史》，才知道这位医生，乃是粤籍中医陈汉怀，称刘一帖的事，是民众的传说。

〔中国中医药报，2001-08-31〕

窃得医方济世人

——古代行医中的捋叶子与鬼把子

古代行医者也要考虑同行间竞争病人的事，以此对自己的处方有保密意识，甚至对自己的徒弟也要"留一手"，对自己家里的人，也有"传儿媳不传女儿"的事。有些奇技绝招往往"一点就破"，若被他人得到以后，就失去了"知识产权"和市场利益，甚至"砸了饭碗"。内科医生的绝技主要体现在处方的组成和配制上。对疗效好价值高的处方保密，这样的方剂就成为秘方。

历史上像孙思邈、刘完素、李东垣这样的精诚大医，他们千方百计把有价值的医术传给后人，是绝不保密的。但是对于市间或江湖上的医者，还必须考虑这一问题。

古代对学医弟子的选择是很严格的，《内经》一再强调"非其人勿传，非其人勿授"，当年长桑君也是经历了一番的考察之后，才把医术和禁方尽传给秦越人的。确立师徒关系以前，要行拜师礼，要斋戒。对于不同的师门，行业之间形成了一种潜在规则，即：可以公开正式切磋，但不可暗地偷艺。其中的"偷方"为医门之大忌。但是，技艺，特别是那些显著有效的招法，总是要千方百计学到手才行。师傅留那一手也罢，别的医生能治好某种病的方子也罢，总得学。以前把偷学别人的处方叫"捋叶子"。名医坐堂时常有许多人围观看病，在围观的人中，就可能有来捋叶子的。也有的装作病人来看病，捋叶子。其实，捋叶子也不那么简单，你自己得有一定的主见和能力，才能捋来别人的叶子。一见其方，就知道路子。还得当场就能记住才是。传说叶天士当年治一患消渴的举子（应试举人），毫无疗效，还对病人说恐怕别的医生也不会有什么办法了。没想到数月后举子来见他时，病已痊愈。他遂问是哪里的医生给治好的，举子告诉他是某地某寺的一个和尚。叶天士便佯装病人，前去捋叶子，没想到被僧人识破，他即拜僧人为师，学会了治消渴之法。后来叶天士医名卓著，每日诊病竟有数十名围观者，其中竟有行家。叶天士名满天下以后，他的弟子们系统地整理他们记录的老师的医案，编撰出《临证指南医案》。此书刊行以后，当年有一个本地常来偷艺的医生医学素养已经很富赡的，当他看到《临证指南医案》以后，对叶诸弟子的这部整理之作很不服气，便依照该书的框架和内容，对各病证一一为论，既阐述自己的见解，又对叶天士的用方及得失加以点评。他把所著之书，命名为《指南后论》。书中，他钦佩叶天士"不愧良工之名也!"说叶天士治脾胃病"升降"二字最为策要,"发明精当""不愧良工之名也!"说叶天士以"甘缓理虚"治痿,"得仲景之法矣"。他最敬服天士的儿科,说:"此老幼科痘症,不仅名家,可称大家矣。敬服! 敬服!"他也为叶天士辨诬,有人治痢疾乱用人参,还说是"本叶天士",他说:"此等人杀人无算!"他也直指叶天士不足和错误,如他在《失音论》"久嗽"一论中说:"此老竟茫然也!"他见叶天士用人参姜附治呕吐反胃,他知道叶天士不会治蓄饮,说:"此老全未梦见也!"果然,一金姓病人呕吐数年,叶天士用参附剂治之几殆,而他"为治一方,其病立已"。他对《临证指南医案》的评价是公允的,《四库全书总目》也说:"未必近桂(叶天士名桂)本意也。"此书的稿本现存于中国中医科学院图书馆。可惜的是,作者未出具姓名。其实,他也不便于出具姓名,我认为,他执着勤求的精神值得称赞,此书称《指南后论》也名符其实。中医古籍出版社在 2005 年已经把这位佚名氏的《指南后论》影印出版。

防备将叶子最常用的办法就是设立"鬼把子"。鬼把子就是坐堂医和药店之间建立一个"协定的药名",即用一个只有医生和药店二方知晓的药名,让其他人猜不出这是什么药。这些鬼把子的药名有地域性之异,各有各的习惯,各有各的新奇。例如在《白驹谷罗贞喉科》中,称紫荆皮为红内消,称九仙子为仙姬草。在清人沈金鳌所著的《杂病源流犀烛》一书中,记载了很多鬼把子的药名。但这些鬼把子的药名,有时被时人给破译了,传开了;有的因被写入方书或药书中被公开了,此时这些鬼把子的药名便成为该药的正式异名了。例如,甘草一味药有国老等 30 多个异名,就其来源看,恐怕很多是与鬼把子有关呢。

《研经图》题文颂国医
——兼论陆仲安治愈胡适"糖尿病"公案

清末民初，北京名医陆仲安先生，以擅用黄芪名著医林，绰号"陆黄芪"。是时文化名人胡适正患"糖尿病"，朋友们向他推荐请仲安先生来治疗[1]。

仲安先生为胡适治病是在 1920 年，正是学界"科玄论战"初序之时，胡适是科学派的主将，科学派崇尚西医，这个时候胡适的病竟被中医治愈，在当时引起很大的轰动。

陆仲安（1882—1949），北京人，世医之家，其兄陆小香也京城名医。仲安先生精于内科，先后在北京、上海执业。曾任上海神州医学总会常务委员、上海中西疗养院董事。胡适博士最初发现有口渴、多饮、多尿等症状。被初步诊断为"糖尿病"。那时，加拿大学者班丁的动物胰岛素实验还没开始。班丁是在 1921 年 4 月得到麦克劳德的支持才启动研究工作的。胰岛素问世以前，西医治疗糖尿病乏善可陈。中医对于此病素有实践。汉代著名文士司马相如患的"消渴"就是此病。《黄帝内经》称消渴。东汉张仲景的《金匮要略》已经认识到消渴病与症状性消渴不同，消渴用肾气丸，消渴症用五苓散。胡适的病，经西医治疗一段时间未见振拔。李石曾向胡适推荐陆仲安，胡适考虑中医治病"无科学根据"，未予同意。后来马幼渔又复介绍，胡适才延医于陆。经过一番诊治，竟霍然而愈。一时之间，腾传众口。时任中华医学会会长的俞凤宾，对此事很为关注，他当时在上海南京路开业，特地托人到北京找到胡适，抄出全部药方。为使医学界悉心研究，把抄下的药方刊登在丁福保主编的《中西医药杂志》上，其初诊（1920 年 11 月 18 日）药方为：

生芪*四两	云苓*三钱	泽泻三钱	木瓜三钱	西党*三两
酒芩*三钱	法半夏三钱	杭芍*三钱	炒于术*六钱	山萸*六钱
参七*三钱	甘草二钱	生姜二片		

*生芪＝黄芪，云苓＝茯苓，西党＝党参，酒芩＝酒黄芩，杭芍＝白芍，炒于术＝白术，山萸＝山茱萸，参七＝三七。

从这张处方看，陆氏用的是东垣老人治阴火的路子，但每剂以黄芪四

---

[1] 编者附注：胡君之病，在京中延西医诊治，不见效，某西医告以同样之病，曾服中药而愈，乃延中医陆君处方，数月愈。

两、党参三两是医者的独特经验，不愧为"陆黄芪"。

当年，仲安先生屡次为林琴南及家属诊治，为感谢济世之劳，曾赠画纪盛。林琴南亲自画一幅展示儒医正在研读经典的《秋室研经图》，送给陆仲安，并在图上题写颂扬陆氏医术的文字。林氏为清末民初著名文学家，题词是一篇桐城体的文言文。这篇古意盎然，文妙韵雅的佳作，后来搜入《畏庐文录》中。陆仲安先生一直将此图高悬斋头。这次陆氏将此图取下，也请胡适博士题上一题，胡适欣然命笔。

"五四"前后，白话文与文言文之争，是当时文化界争论热点之一，胡适与林琴南曾对此展开过激烈的笔战，这次胡适题写在《秋室研经图》上的是白话文。在文白争论时期争议的两种文体同书于一图，记录了历史的印迹，真是相映成趣。更重要的是，胡适的题词，有病情的记述，也有对医学的属望，可堪为重要的医学稽证。《秋室研经图》现已不知所藏，因有胡适字样，料难逃对数次劫波。现从文存中抄其题词的全文如下：

林琴南先生的文学见解，我是不能完全赞同的，但我对陆仲安先生的佩服与感谢，却完全与林先生一样。

我自去年秋间得病，我的朋友学西医的，或说是心脏病，或说是肾脏炎。他们用的药，虽也有点功效，总不能完全治好，后来幸得马幼渔先生介绍我给陆先生诊看，陆先生也曾用过黄芪十两，党参六两，许多人看了，摇头吐舌，但我的病现在竟好了。

去年幼渔的令弟隅卿患水鼓，肿至肚腹以上，西医已束手无法。后来头面都肿，两眼几不能睁开，他家里才去请陆先生去看，陆先生用参芪为主，逐渐增到参芪各十两，别的各味分量也不轻。不多日，肿渐消减，便溺里的蛋白质也没有了。不上百天，隅卿的病也好了，人也胖了。

隅卿和我的病，颇引起西医的注意，现在已有人想把黄芪化验出来，看它的成分究竟是些什么？何以有这样大的功效？如果化验的结果，能使世界的医学者渐渐了解中国医学药的真价值，这岂不是陆先生的大贡献吗？

我看了林先生这幅"秋室研经图"，心里想象将来的无数"试验室研经图"，绘着许多医学者在化验室里，穿着漆布的围裙，拿着玻璃的管子，在那里做化学的分析，锅子里煮的中国药，桌子上翻开着：《本草》《千金方》《外台秘要》一类的古医书，我盼望陆先生和我都能看见这一日。胡适（盖有图章）

胡适博士对陆仲安医生和中医学的赞誉是名至实归的。但此事到后来竟成为一桩公案。因为在轰动一时以后，医院竟把糖尿病的诊断给否定了。报道说："据传，胡适的病，最初发现有糖尿病的现象。住进协和医院之后，经过三十回的尿便化验，七日严格食饮限制，最后诊断报告不是糖尿病。"对此，胡适也在《努力周报》第三十六期上登一则启事说："此次诊察的结果，已断定不是糖尿病。这一层使我很安慰。承各地朋友慰问，十分感谢。"

胡适当时究竟患的是什么病？在当时没有诊断。但是，总可以说：陆仲安先辈是治好了当时西医还没有办法治的病，当时正值取缔中医呼声甚嚣尘上之时，此案例引起了广泛的社会反响，直折取消派的气焰。当年陆仲安先生所治的即便是消渴症，也是难能的医学成就。胡适博士的题词毫不过誉。审的为效，是经得起检验的。中医学久传不息的生机正在于此。

医文俱佳谢利恒与经社八才子

20世纪上半叶中医领军人物当属谢利恒。先生名观，字利恒，晚年自号澄斋老人。祖籍江苏武进，故居在县北之罗墅湾。谢氏为乡间旺族，医学世家。伯父谢葆初为医界名宿，父谢钟英为地理学家，丰藏全国各省舆地图册。先生幼承家学，性又颖悟，12岁已毕读四书五经，对古今山川形势、州郡沿革了如指掌，兼通《伤寒》《本草》。21岁时肄业于苏州东吴大学。因攻史地之学，少年时代曾壮游，并精研秦汉诸子。1905年后任两广督学，以地理之学教授于广州中学、两广初级师范、陆军中学、陆军小学3年余。1908年任上海商务印书馆编辑职务，初时编纂地理书籍，后编辑医学书籍。当时在商务印书馆任编务的，有同乡恽铁樵和余云岫。恽铁樵主持《小说月报》，尚未以医名世。余云岫浙江镇海人，留学日本，回国后曾从事中医。在商务印书馆所主编的《辞源》中，其医学及地理部分的词条，均系谢利恒先生主持设置并审定。后因其名重被聘为澄衷中学校长。该校为上海营造富商叶澄衷氏创立，为当时上海私立学校之冠。在谢利恒主持下，该校编著的系列"启蒙读本"成为民国以后中学课本之蓝本。

谢氏对中医学之贡献有五：一是临床，他以温病学见长，又以处方严谨、经验丰富称著。二是理论上，系统梳理了中医肇创以来发展脉络，著《中国医学源流论》等。三是在医学教育方面。1917年，他与丁甘仁创办上海中医专门学校，任校长；1924年他又创办了上海中医大学，其门诸子，可谓驰誉各地。四是其主编的《中国医学大辞典》，为我国第一部大型中医辞书。是书以祖氏所著《医药条辨》之条目为骨干，参以历代学说、医家、医著、方药，其间有12助手参与，历时9年，于1921年告竣。五是领导1929年反对废止中医的斗争。当年3月17日，有15省2市243单位代表281人在上海集会，公推谢利恒、张梅庵、蒋文芳、隋君翰、陈存仁五人为赴南京请愿代表，经抗争，废止中医提案被推翻，国府文官处发"撤消一切禁锢中医法令"之批示。在南京成立中央国医馆，谢利恒被推为常务理事；上海市设国医分馆，谢利恒任常务董事。

谢氏弟子众多，在围绕业师研讨学术同时，又经常欣赏诗画与文物。八年抗战胜利前季，经秦伯未和陈存仁提议，组织了一个叫"经社"的文酒会组织，每月初一次，顾名思义，即经常定期有恒之结社。会友中有其弟子如严苍山、程门雪、章次公、虞舜臣、余鸿孙、张赞臣诸人，又有世交后辈如盛心如、丁济华、丁济民、钱今阳及徐小圃、叶熙春、方慎庵等沪上名医。会期能在规定之日如期举行者为经期正时，提前数日举行称超前，延后数日举行称落后。会时茗酒谈笑，畅谈学术及诗画，一派传统文化气息。谢利恒先生久有美髯公之誉，其谈兴甚豪，曾为众社友讲说《红楼梦》。又一次有徐小圃医师展示家藏历代"铁券"八种，铁券乃皇帝颁赠功臣享劲免罪杀之铁叶证书，其中还有一件是唐代皇帝颁赠给某御医的，十分珍贵。经社活动以吟诗作画最多，经社中，秦伯未、程门雪、严苍山、盛心如、章次公、张赞臣、余鸿孙、陈存仁等人诗词、书法、绘画最具风韵，称为"经社八才子"，已有书画文稿传世，如程门雪之梅花、严苍山之鱼虾图等不逊画师。人民卫生出版社1963年版《黄帝内经素问》封面的梅花，即系秦伯未先生1962年所画。经社活动至1948年而终止。1950年，谢利恒先生病逝于上海派克路福里寓所，经社诸人，或写传记，或送挽联，或作诗词，悼念业师。盛心如有《谢利恒姻兄传书后》言：何况中原争秦鹿，谁与领导撑地轴。我为天下苍生哭！

张赞臣挽联云：

从游州载，随吾师领导医林，端仗中流支砥柱。

相距一周，与先父逍遥泉下，休言近事更沧桑。

秦伯未先生则填词《蝶恋花》以悼谢利恒先生兼怀同门诸子，词曰：

满院杏花谁作主？恼煞东风，依旧红如许！心事白头无可语，兀教俯仰伤今古。散尽当年诸伴侣，赏酒评茶，没个闲情绪。回首清游江上路，春波千叠斜阳暮。

堪如陈存仁先生所谓："上为医药界恸，而下则哭吾私也！"

〔中国中医药报，2002-09-02〕

陈寅恪与中医学

在 20 世纪上半叶中国诸多学术大师中，陈寅恪先生以高峻的标格治学，以广博的视野和理性的文化心态称著于世。他是毛泽东主席点名"要选上"的学部委员。1939 年被聘为英国牛津大学教授，这是该校首次聘中国人为外籍教授。1945 年英国皇家科学院为表彰他在学术上的成就，授以英国皇家科学院外籍院士称号。他才智绝人，识见犀利，从传统的朴学出发，运用精湛的语言学和所创的诗文证史及文化历史主义等研究方法，深入于魏晋南北朝史、隋唐史、西域民族史、蒙古史、突厥史、宗教史、古代语言学、敦煌学、中国古典文学及史学方法论等领域的研究，都有重大贡献，成为不可超越的学术大师。对中医学，他虽略事涉猎，竟能获鳞而令人称道。

陈寅恪先生祖父陈宝箴，曾任湖南巡抚，主张维新变法，兴办新政。父陈三立，系光绪进士，晚清著名诗人。他自幼受严格的朴学训练，13 岁（1902）随兄出游日本，17 岁归国，21 岁起又负笈英美，先后在德国柏林大学、瑞士苏黎士大学、法国巴黎高等政治学校及美国哈佛大学等攻读比较语言学和佛学，他不仅熟谙英文、德文、法文、日文，而且通晓拉丁文、希腊文、梵文、巴利文、波斯文、突厥文、西夏文、藏文、蒙文和满文，是一个通晓 15 种文字的语言奇人。丰富的语言知识，使他能以同源异译方法阐述科学概念，在学术上发前人所未发并有所创获。考证华佗名为华旉就是其一例。《后汉书》和《三国志》都有华佗传。传之首句皆是："华佗字元化，沛国谯人也，一名旉。"此两部史书《三国志》成书略早于《后汉书》。裴松之注《三国志》时，根据古人以字释名的通例，已经意识到陈寿有误，注文说："寻佗字元化，其名宜为旉也。""旉"（fū），按《易传·说卦·震》之疏："为旉，取其春时气至，草木皆吐，旉布而生也。"旉即万物化元之谓。以元化释旉正相当。裴松之猜测到华佗应名旉，字元华，但不知何以又称华佗，不知陈寿误在何处。陈寅恪先生据梵文 agado，为印度神医、神药的对音，指出三国时称神医华旉为华佗，并不是称其真名，而是受佛教的影响，传颂他的美称"agado"的汉语译音，显示了华旉影响之大和人民对他的爱戴，故《后汉书》和《三国志》皆为立传。陈寅恪先生的这点考证，纠正了 1600 年前陈寿著《三国志》的一个疏误。这一点，非学识渊博而兼通梵文与具佛教知识者所不能。对于素称

"医门之玄机"的七篇大论他也有考证。他在《天师道与滨海地域之关系》一文中指出："其《天元纪大论》殆即张机《伤寒论序》所称《阴阳大论》。故其文中托为黄帝与天师问答之语。"

对于中医学，陈寅恪也常旁及。他在《寒柳堂集》中说："中医之学乃吾家学""寅恪少时亦尝浏览吾国医学之古藉，知中医之理论方药：颇有由外传入者。"他家常备一些医药书籍，主要为考证之用，但有一次他竟用价钱便宜，常为江湖医生充作"人参"的荠苨治其母亲的咳嗽病获效，有此之用和他的家学熏染及常阅读《本草纲目》有关。他在《寒柳堂集》中也记载了此事："又光绪二十五年（1899）己亥先祖寓南昌，一日诸孙侍侧，闲话旧事，略言昔年自成京师返义宁乡居，先曾祖母告之曰，前患咳嗽，适门外有以贱价人参求售者，购服之即痊。先祖诧曰，吾家素贫，人参价贵，售者肯以贱价出卖，此必非真人参，乃荠苨似人参，而能治咳嗽之病。本草所载其明（寅恪自注：见《本草纲目·荠苨》条）。特世人未尝注意之耳。寅恪自是知有本草之书，时先母多卧疾，案头常置《本草纲目》节本一部，取便翻阅。寅恪即检荠苨一药，果与先祖之言符应。此后见有旧刻医药诸书，皆略加披阅，但一知半解，不以此等书中所言者为人处方治病，唯借作考证古史之资料，如论胡臭与狐臭一文，即是其例也。"把中医药书藉，作为考证文史的资料，这是陈寅恪先生治史方法的又一运用，即以医证史，堪为儒医相通的又一例证。

陈寅恪先生在著作中对涉及医疗、方药出处乃至医生家学门派，皆有详细考证。例如他在晚年所著《柳如是别传》中，以其卓越的记忆及文献学功底，援以诗文证史，对柳如是治病的用药及医生作了深入的考索。《柳如是别传》是以明末名士钱牧斋（谦益）与名妓柳如是因缘为线索，展示明清易代之际社会及学术界的心态情况。柳在钱家，从崇祯十五年（1643）三月至次年暮春，患病经医治后渐愈，及到冬至时霍然病起。从钱氏两首《戏答》绝句"醉李根如仙李深""西子曾将疗捧心""开笼一颗识徐园"等句中，首先考证出此期间柳如是常服李肉，钱牧斋常用李核。从对李子名称、种类和李核、李实、李根的品种、产地、品味、药用的辨识，指出柳钱二人吃李子各有所用。

李时珍在《本草纲目·果部·李》条中，曾叙及韦述《两京记》中"东都嘉庆坊"之"美李"，陈寅恪先生对"美李"之称谓进行考证，指出"美李"之用在于美容。《嘉兴府志》中记载"徐长者园"之"徐李""潘园李"，曹溶《静惕堂诗集·携李十首》中又有"携李"，陈寅恪先生依据《本草纲目·果部·李·核仁》条及吴普、苏颂等人的论述，指出李核之用在于治老年斑，并在附方引崔元亮《海上方》详其用法。其中还参引了吴其浚《植物名实图考》等书，指出"徐李"《别录》有名未用，李时珍称"徐李"为无核有误。又据李东璧之论，指出柳如是食李肉在于治心痛，钱牧斋用李核和王安石（介甫）相同，旨在祛老年斑。

《柳如是别传》还据诗文考稽出为柳如是治病的医生是常熟江湛源（德章），可能与吴江名医郑三山（钦谕，自号初晓道人）有关。陈寅恪先生据孙原湘《天真阁记》、杨钟羲《雪桥诗话余集》等考证出常熟名医江湛源在此期间为柳如是治病。又据光绪时修订的《常昭和志稿》中的《江德章传》，知江湛源即是清代名医文虎之祖父。因江湛源治愈了柳如是的病，钱牧斋曾赠以白玉杯（一捧雪）。文中还说，500年家传的世医、吴江名士郑三山可能参与治疗。据考证在这段治疗期间郑氏正在常熟，至于能否确认，因无诗文为证，列为公案待考。仅据考证柳如是治病一事，陈寅恪先生为医学提供了不少资料及见解，其治学态度与方法，也值得我们今人学习。

〔中国中医药报，2001-07-13〕

蒋兆和为李时珍画像

清代画家华翼伦在所著《画说》中说："世间能画者寥寥，故知画者亦少。"他所说的"知画"，指的是对画意的深层次的了解。观画者如果对于画家创作时的动机与背景有所通晓，将能增益于读画。在中国中医研究院医史博物馆里，展有著名画家蒋兆和画的名医扁鹊、华佗、张仲景、王叔和、皇甫谧、葛洪、陶弘景、孙思邈、刘完素、李东垣、朱丹溪、李时珍等人的画像。蒋先生缘何有此创意？除他是名医萧龙友的门婿外，还有历史的机缘。

1955 年，原苏联拟举办"东方科技成就展览"，对于中国古代的科技成就，苏联与中国商议确定，古代科技选择了汉代天文学家张衡、南北朝数学家祖冲之、唐代天文学家僧一行和明代医药学家李时珍为代表。当时苏方要求中国提供资料，国务院总理周恩来将此项工作交给中国科学院。时任中国科学院院长的郭沫若把提供李时珍资料的任务，交给北京医学院医史教研室主任李涛教授。文字材料随手可取，只缺一幅理想的人物像。征集资料的同志也曾寻访过李时珍的家乡湖北蕲州，但也未能提供画像之类。遂请著名画家蒋兆和依李时珍的传记对像貌的描述来创作。蒋兆和（1904—1986），四川泸州人，为现代水墨人物画宗师。他曾因 1941—1943年以三年时间，创作了震撼人心的历史画《流民图》及《一个铜子一碗茶》等现实主义名画而享誉画坛。当年他为建桥专家茅以升画像时，数易其稿，也还是觉得不甚满意，便和茅以升一同去赵州，参观隋代李春主持修建的赵州桥，通过在火车和一路上的交谈，以及在瞻览桥体时听茅以升的介绍，深入了解了茅以升的气质和胸怀，再行作画，顿生灵感，又以桥和彩虹为背景，诩诩如生地展现了茅以升的特质。20 世纪 50 年代，苏联美术评论家切戈达耶夫称誉蒋兆和先生为东方的"苏里科夫"（俄罗斯著名历史人物画家）。据传记所载，李时珍气宇轩昂，聪颖健谈，清瘦颀秀，隽眉疏髭，蒋兆和按此立意构思形象，蓦地想到岳父萧龙友博学端直，高蹈典雅，与李时珍何其相似乃尔！文艺复兴时代的大师达·芬奇说过："师法自然的写生是最重要的。"人物画的创作，如有模特当是最好不过，他便请告尊人，言拟为岳父画像，萧翁听后甚为欣喜，想到多年来门婿才言及为我画像，慨然允应。蒋要求岳父戴上老式帽子，身着传统服装，说如此才更为古朴真切。"模特"依言而行，画家则在取形的同时融入了画李时珍意念构思，画像得以顺利完成。完成以后把所画肖像拿给夫人即书法家萧琼品评，她见画中人物风帽朴服，目光炯炯，神采穆然，说道："这画和我父亲似像又不像。"这也正是画家蒋兆和所要达到的，让萧龙友的气质展现在李时珍画像之中，便以实相告。此画在苏联展出后原画一直留在苏联，现国内所见均是复制品。中国中医研究院李经纬教授搜集蒋兆和先生当时作画的草稿，现存于中国中医研究院医史博物馆。1955 年邮电部曾发行中国古代四大科学家的纪念邮票一套 4 张（纪 33），其中的李时珍像也是此画的版本。

李时珍像完成以后，医史学家李涛教授希望蒋兆和先生能为中国古代医学家多画几幅，于是蒋兆和先生便又画了 11 幅。1986 年 4 月 5 日，蒋兆和先生以 82 岁高龄病逝于北京。他的家乡为纪念这位杰出的画家，在泸州玉蟾山为他兴建了"兆和纪念馆"。中医药学经数千年经久不衰在于学术的永恒性，蒋兆和先生的画具有艺术的永恒性，被画的医学家们从此容光焕发！半个世纪以来，蒋兆和为李时珍画像的故事在中医药界传为美谈，但也被认为有两点不足，一是没能从各自的服装上展现各人物生活的历史朝代，二是所画扁鹊为自己切脉时，其切脉的寸关尺方向和医生给病人切脉的方向相同。前者可能是我们对画家风格理解的不同，画家重视神似而不虑着装。对于后者，画家毕竟不是医生，画家对医学的理解，和世上其他人对医学的理解一样，总要有点遗憾。

〔中国中医药报，2003-10-20〕

尼克松总统访华与美国的"针灸热"

　　针灸在美国的流行是 20 世纪 70 年代。此前在美国华盛顿、洛杉矶、旧金山等地虽然有不少中医，但精通针灸者未曾有闻。文献记载，早在 30 年代，有无锡中国针灸研究社社员方复兴移民美国，在罗得岛州开展针灸活动。1947 年美国医学界曾在学术讨论中论及中国的针灸术。1955 年斯坦福大学曾邀请日本针灸专家赴美讲演，但尚无针灸研究。

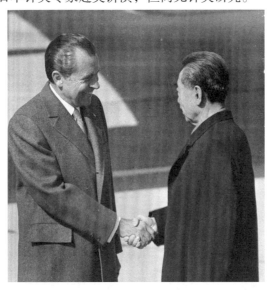

中国外交部长周恩来（右）与美国总统尼克松

　　1972 年 2 月 21 日至 28 日，美国总统尼克松访华，随行记者 500 名。记者中詹姆斯·罗斯顿（Jame Reston）患阑尾炎，在北京协和医院做阑尾切除术，应用针灸疗法消除术后疼痛，取得成功。在华期间詹姆斯还参观了针刺麻醉，回国后即在 7 月 2 日《纽约时报》撰写有关报道，以大幅醒目标题刊于头版，在美引起了轰动效应，从而促使国立卫生院（NIH）注意到中国的针灸疗法。

　　美国政府批准的第一个针灸诊所于 1973 年 7 月在华盛顿特区正式成立，由格里戈里奥·柯斯医生当主任，澄江针灸学派传人苏天佑被聘为这家诊所针灸治疗的主持人。

　　苏天佑原名苏佐仁，1911 年生于广东阳江县，幼年随父到香港受教育，后来受业于曾天治学习针灸。曾天治是澄江针灸学派创始人承淡安的高足。苏天佑除行医外，还开办学习班，培训针灸人员。1975 年 3 月，苏天佑和美国弟子在波士顿创办"纽英伦针灸学校"（New England School of Acupuncture），用英语教学，学制初为一年，后为三年。其第一本英文针灸著作是《经六学》，其门人为此书写序文，文中称苏天佑为"美国针灸之父"。到 20 世纪末，全美国已有 2 万余人从事针灸业务，苏天佑首当其功。1997 年，美国成立了替代疗法办公室。1998 年，美国有高等医学院开设传统医学课程，有 20 余种针灸期刊，有 100 余所针灸院校。在美国，针灸主要用于治疗常见病及戒毒，也有报道用于宇航员的训练和治疗航天综合征。可见，针灸学传到美国以后，又与美国的科学文化相结合而有所创新。

〔中国中医药报，2003-03-10〕

记载天花流传的诗联

天花又称斑疮、痘疮、豌豆疮、天痘、天然痘等，当代李经纬根据晋代葛洪《肘后备急方》记载："以建武中于南阳击虏所得，乃呼为虏疮。"认为此病大约是在公元1世纪传入我国，因战争中由俘虏带来，故名"虏疮"。《肘后备急方》对天花症状和流行情况的描写是世界最早的记录。此后历代医籍累有记载，虽然各书所称病名不一，但从所描述的症状，显属天花无疑。

唐宋以降，此病逐渐增多，自宋代庞安时以后，不再称为疮，而称为天痘或天花，明确把天花与麻疹分列为两病。宋代治天花，有钱乙与陈文中的从寒凉治与从辛热治的两派。

古代医事常可见于诗文之中。《文苑英华》中有一首唐诗，是唐武宗会昌年间（841—846）泉州陈黯在13岁时写的一首自咏痘花诗：

> 玳瑁应难比，斑犀定不如。
>
> 天嫌未端正，满面与装花。

历代史传对人物之相貌描写甚为细腻，唯不见有对麻面之记述。说明唐以前流行和罹病人不多。陈黯的诗，当是天花致麻面有姓氏的最早记录。唐代的泉州，是重要的通商口岸，该时的天花，可能就是由海上传入的。

宋代以后，史书多有天花流行的记载，并发明了人痘接种术，为近代人工免疫法的先驱。因天花流行猖獗，很多地方建有痘神庙以祈宁免灾，神庙每有楹联以陈情述愿。某地有一痘神庙联云：

> 到此日方辨妍媸，更向鸿蒙开面目；
>
> 过这关才算儿女，还从祖父种根苗。

民间称出痘为出宝，视小儿出痘为过关。清代吴信辰曾为一痘神庙题联曰：

> 宝痘匀圆，喜个个金丹换骨；
>
> 天花消散，愿家家玉树成林。

此联说明对天花病后的自然免疫已经有相当的认识了。

〔中国医药报，1997-04-08〕

方药名联谐妙趣

将方剂中药之名嵌入对联为方药联。传说唐宣宗出中药名"白头翁"为上联求对，国子助教温庭筠当即以"苍耳子"应对。不仅对仗工整得体，而且雅俗共赏，饶有风趣，体现了中医药的文化意蕴。方药联之用有写景壮物者，有寄意述志者，有答问警勉者，也有讥诮谐谑者，发文心情意之志，尽斡运曲折之奇，以展示医家学子的智慧。如四川内江仁和堂老铺门旁悬挂一副隶书木刻金字楹联：

> 熟地迎白头益母红娘一见喜；
> 怀山送牵牛国老使君千年健。

此类联语甚多，很多药店以药联祈盼发达：

> 海龙海马通四海；红花红藤映山红。
> 琥珀青黛将军府；玉竹重楼国老家。
> 降香木香香附满店；黄药白药山药齐全。

上述药联兼有广告内容，也有展现传统者，如：

> 厚朴继承神农药；从容（苁蓉）配制仲景方。

还有用药联弘扬医德医风者，如：

> 携老，青葙子背（贝）母过连桥（翘）；
> 扶幼，白头翁扶（附）子到常山。
> 神州到处有亲人，不论生地熟地；
> 春风来时尽著花，但闻藿香木香。

也有以联语解说药性医理者，如：

> 甘草合诸药；绿豆解百毒。
> 解表散寒麻桂当先；软坚散结藻布在前。
> 祛暑最宜清络饮；和解尤妙小柴胡。

更有以药名联述怀游子思乡情绪者，如清末旅日学者黄遵宪有联云：

> 药是当归，花宜旋覆；
> 虫还无恙，鸟莫奈何（注：奈何鸟为杜鹃）。

最有妙趣的，是以方名嵌入对联讽刺虚伪小人，抨击奸佞国贼。清代苏州有位叫陈见山的药商，花数万银元买了一个五品官，五品官应穿天青马褂，此人为了显示其阔气，常在大庭广众下穿上天青马褂招摇过市，假充斯文。某年逢喜日，陈见山想用楹联炫耀自己，便请先生写对联贴于门前，先生随手写道：

五品天青褂；六味地黄丸。

陈见山看后正合心意，岂知此联语也正是揭示了他发财买官的老底。

1916 年袁世凯洪宪称帝退位倒台后，有人曾用汤头作过一副对联：

起病六君子；送命二陈汤。

此用六君子汤和二陈汤，一语双关。六君子指杨度、孙毓筠、李燮和、胡瑛、刘师培和严复六人，二陈指陈树藩和陈宦，汤指汤芗铭。袁世凯自镇压二次革命后，即迫使国会选举他为正式大总统，后又解散国会，大权独揽。1915 年 8 月，袁世凯的宪法顾问美国人古德诺发表《共和与君主论》，宣扬中国适合君主制。此期间，杨度也写了一篇两万多字的《君宪救国论》，吹捧袁世凯。在袁世凯授意下，此六人以"研究共和政治得失"为名，于 8 月 14 日联合发起成立筹安会，鼓动复辟帝制。陈树藩、陈宦也随之响应。袁世凯于 1915 年 12 月 12 日宣布接受帝位，改中华民国为"中华帝国"，下令废除民国纪元，改民国五年（1916）为"洪宪元年"，史称"洪宪帝制"。此行径激起了全国人民的反对，唐继尧、蔡锷、李烈钧在云南宣布讨袁，护国战争爆发。在此形势下，北洋集团撤回对袁的支持，两位姓陈的和姓汤的也见风转舵，先后对袁世凯宣布"独立"。袁世凯在众叛亲离之际，被迫于 1916 年 3 月 22 日宣布取消帝制，同年 6 月 6 日病死。以六君子述袁世凯发病，而"二陈汤"成为袁的催命符，非常恰切，难怪此联广为流传，此联之炼字度句皆绝妙异常，堪为近代名联。也因于此联的传播，一个时期医生开方，有"由是医家忌二陈"之说。

〔中国中医药报，2002-03-01〕

医界状元

　　"状元"，是我国古代科举制度的特有产物，亦是中国传统文化中颇具特色的现象之一。据统计，从高祖武德五年（622）始有状元称谓，至清德宗光绪三十年（1904），1282年间，共举行科举考试800余次，其中有名可考的状元有620余名。"状元"一语，也在习俗中成为各类有关考试的第一名者。但也有把各行类人物中的前茅称谓"状元"。历代状元中，涉及医药、医事的事情很多，例如南宋状元文天祥，曾书赠儿科医家何飞匾额"慈幼堂"三字，其真迹曾被于右任收藏，后赠沪上名医徐小圃。明代早达英伟、学问才识睨今古的状元杨慎，在流放云南究研医卜技能之际，将所搜集的民间方药，写入《升庵外集》之中。医林中，以状元闻传者，有医林状元龚廷贤、江湖状元赵养葵、本草状元吴其濬、赌状元邱苪药，随驾状元陆润庠，人参状元翁同龢，其中龚廷贤、赵养葵和邱苪药，非科名者，乃是医界中传诵之状元者也。

一、医林状元　龚廷贤

　　龚廷贤（1522—1619）在医界最具声闻。字子才，号云林山人，又号悟真子，明代江西金溪人，卒年93岁，行医60年。父龚信为太医院医官。廷贤世其业，其兄龚敏所、龚珄四，弟龚廷器、龚云嵩、龚云来，子懋升、龚安国、龚定国、龚守宁，侄懋官龚南塘等皆为名医。龚廷贤曾任太医院吏目，子守宁和侄懋官也授太医院医官。廷贤承家学外，还访贤名师，广其裘业，博综诸家，以制方萃味，用药易简，有"王道医"之称。1593年，治愈鲁王张妃鼓胀，被赞为"天下医之魁首"，并赠以"医林状元"的匾额。其撰刊著作，俱标有"医林状元"之目。有《种杏仙方》《万病回春》《寿世保元》《复明眼方外科神验全书》《云林神毂》《鲁府禁方》《小儿推拿方脉全书》等，著书不用艰深语，易解读，语如阮瑟稽琴，自成韵调，特别是《万病回春》和《寿世保元》二书流传最广。以至刻书商也谓"寿世保元，最能赚钱"。龚廷贤的医学造诣，也筑基于高尚的医德，他的"医家十要""病家十要"，已成为后世医者含灵养正之守则。

二、江湖状元　赵养葵

赵养葵（约 1573—1644），名献可，自号医巫闾子。明末浙江鄞县（今宁波）人。生活在明隆庆到崇祯年间。精研《易经》及理学，又淹贯佛学道家，医德高尚，往来民间，曾游医于陕西、山西等地，人称逸士、游仙、江湖状元。赵养葵尊薛己。陈修园在《医学三字经》中说"献可论，合二张"，"二张"是张路玉和张景岳。更早的黄仲羲说："20 年来，医家之书盛行于世者，张景岳《类经》、赵养葵《医贯》。"然甚至《四库全书提要》也把赵养葵的命门学说是"以自伸其偏见"，更有徐灵胎著《医贯砭》，斥之为妖书，说赵养葵是"率而入魔道"的始起人。将赵养葵之学划入薛己、张景岳诸人的温补学派，可堪达于理解，但说其学是"合二张"而成，直是消解了这位江湖状元在理论上造妙创新的切要。

自《内经》奠基中医学理论体系以后，就期待对五行的突破，道家论脑，直到明代李时珍才被重视起来。宋明理学厚论太极，朱熹论及人人各有一太极。医学家循太极的思路，营构了数种模拟太极的藏象，以图在应五行的五脏之上，有一个更高层次的"脏"，遂开发《难经》的命门。均是依朱熹《周易正义》阴阳鱼太极图的思绪引申，主要有张景岳的水火命门、孙一奎的动气命门和赵养葵的真主命门。此真主命门"乃一身之太极，无形可见，两肾之中是其安宅"，以"命门之火"为人身动力之源，又含真水，其水火不离相济，是五脏生机所系，五脏生克制化根系于此，又以五脏各有水火，把水火之论发展为五水五火。此论对人体生长、发育、活动有更深入的阐释，有临床和养生的实践价值。特别是以真阴真阳的盛衰立论，为一些病的辨证论治提供了新思路，对命门火衰的证候尤为突出。

除《医贯》外，他还著有《内经钞》《素问钞》《经络考》《正脉论》《二体一例》等。他晚年所著妇科专书《邯郸遗稿》是他故去后，其子赵贞整理成书的。后世尊从他学说的有高鼓峰、吕留良、董废翁等人。吕留良对他的理论评曰："赵氏所言皆穷源返本之论，拨乱救弊之功甚大。"可谓中的肯切。

三、本草状元　吴其濬

吴其濬（1789—1847），河南固始人，字瀹（yuè）斋，别号"雩娄农"（固始的农夫）。初以举人纳赀为内阁书，嘉庆二十二年（1817）为丁丑科状元，授翰林院编修，后充广东乡试主考官、实录馆纂修官、日讲起居注官、《玉牒》馆副总裁等，还曾任鸿胪寺卿、兵部侍郎、礼部侍郎、户部侍郎及内阁学士等京官，又在地方任湖北、江西学政，湖南、湖北、云南、贵州、福建、山西等地巡抚和湖广、云贵总督等职。官历了大半个中国，也为他研究本草提供了条件。他参考了800余种医药文献，广泛访问调查，组织人力搜集标本，自己也深入山区，亲访药农、草医、牧童，历时七载，完成了《植物名实图考长编》及《植物名实图考》。这是继李时珍《本草纲目》、赵学敏《本草纲目拾遗》之后的本草方面的不朽著作。1919年该书出版后，欧美及日本学者竞相购买，日本牧野氏著《日本植物图鉴》，国人裴鉴、周太炎二氏所编《中国药用植物志》，均以是书为主要参考资料。此书着重植物资源、药名异同考证和性味辨识，纠正了一些本草书的错误，绘图精美，细致逼真，被誉为"包孕万有，独出冠时"。也彰显了他的治学特点：一是严谨笃实，实事求是。二是不泥成规取进化的观念，认为天地生物也是日出不穷地变化的。三是治学从第一手资料从实物出发，先有《长编》后成《图考》，以"耳治目验"者为据，这在乾嘉朴学大盛之际，是"特开生面"（陆应谷序）之举。

除此二书外，吴氏尚有《弹谱》《弹弓新编》《滇南矿产图略》《念余阁诗抄》《军政辑要录》等。其为官，以勤政务、体恤民情、提倡法制，严捕烟（鸦片）贩，洁己奉公，有"清勤"之称，道光皇帝赞他"学优守洁、办事认真"，加恩赏太子太保衔。

四、赌状元　邱芍药

邱芍药者，姓邱名川，约清末民初上海高行名医，以擅用芍药见称。历代中医医林每有以善用一药而得浑号者，如刘完素弟子中有穆大黄，张景岳号为张熟地，近代上海徐小圃为徐麻黄，曾治愈胡适糖尿病的陆仲安的陆黄芪等，至于擅用附子而见称的就更多，如郑钦安称郑附子，祝味菊称祝附子，吴佩衡称吴附子，等等。此赌状元，应是以赌博之豪而名，称邱芍药乃是其父邱作林的浑名为他所继承之故。父子二人均无著作传世，也不载于方志，幸得在《上海历代竹枝词》中，有曹瑛《高行竹枝词》中记有一首曰：

> 芍药名医赌状元，一门技术总称尊。
> 从来盛极难为继，恐少奇才作后昆。

（注云：作林邱公，高镇之良医也，爱用芍药。人称邱芍药，其子名川，人称为赌状元，人已无嗣矣。）

五、随驾状元 陆润庠

陆润庠（1841—1915），字风石。是晚清名医陆九芝的儿子。清同治十三年（1874）甲戌状元。善书法绘画，医从家学。先世以儒显，皆通医。九芝也诸生，太平天国时避居上海青浦业医，治愈上海县令刘泰康结胸证而医名大震。倡大运气之说，力主伤寒统温病，说"首先犯肺逆传心包"是阳明病，以朴学功底解《内经》难字及意义，著《世补斋医书》。陆润庠未及第以前，为其父著书录文删改，九芝终不惬意。陆润庠实始授翰林修撰。光绪以后数充乡试考官，曾入值南书房，为日讲起居注官、侍读后任山东学政、国子监祭酒、内阁学士兼工部侍郎。八国联军攻占北京慈禧光绪蒙尘西安时，陆润庠授礼部侍郎随驾西行。清王朝最后4年中，他历任工部尚书兼顺天府府尹、吏部尚书兼参政大臣、体仁阁大学士、东阁大学士、弼德院院长，入值毓庆宫，充溥仪师傅兼顾命大臣。辛亥革命后仍留毓庆宫。陆润庠的医事活动有二，一是曾掌管京师官医局，二是入内阁后掌内务府，带领御医为光绪、慈禧请脉，处方上有他的钤章才能投药。

六、人参状元 翁同龢

翁同龢（1830—1904），清咸丰六年（1856）丙辰科状元。在富赡的翁家藏书中，医书很多，翁同龢读过的医书，在《翁同龢日记》都有记载。《翁同龢日记》中还记载他以"二阳之病发心脾"讨论光绪的病情。但他并非医林中人，称他"人参状元"，是因他在殿试中，巧用人参为兴奋剂以助阵，夺得状元由此传名。

翁同龢（hé），字声甫，号叔平，又号瓶生，晚号松禅老人，江苏常熟人。为大学士翁心存第三子，安徽巡抚翁同书、湖北巡抚翁同爵之弟。自幼一意功名，以诸生入京，拔贡后中举，习作八股，在书法上自成一家。主习楷书，时值祁春圃一派提倡黑大圆光盛行之际，他参进一些碑帖笔意，以欧阳询体为骨，以颜真卿字为面，每多临写钱南园，又旁涉草书、庙堂碑及米芾、董其昌等人的字帖。1856年会试中试后参加殿试。

这一科参加殿试的贡士中，尚有孙毓汶者也极具竞争力。孙毓汶字莱山，山东济宁人。孙毓汶是道光二十四年（1844）甲辰科状元孙毓桂之弟，是协办大学士孙毓庭之孙，浙江巡抚孙善宝之侄，父亲是户部尚书孙瑞珍。也系由秀才而贡生而乡试中试，书法崇翁方纲，参以董其昌、赵孟頫笔意，冠绝一时。殿试殊重书法，在诸贡士中，他二人书法为上乘，他人莫属。在态势上都夺魁心切，一个想独占鳌头誉父子状元；一个急荣登榜首，成为状元兄弟以流传科名佳话。两家久为世交对这场殿试彼此较劲，心照不宣。

殿试之前，贡士住所如离殿廷稍远者，每多投宿或借宿朝门附近，以便翌日清晨进入隆宗门。翁家住得较远，而孙家宅第在皇城附近。孙家以此设计了一个计谋：以通家之谊，延请翁同龢殿试前夕到孙家吃夜饭，留住一宿，第二天清晨去赴试。翁同龢应约而至，孙毓汶的父亲孙瑞珍，以父执之谊殷勤款待，劝酒畅谈，饭后又邀请到书斋，不厌其详地指点殿试规则，直到同龢已疲乏困倦，主人才令其就寝。此时之前的孙毓汶，早在席散之前就到安静的房间睡觉了。翁同龢和衣而卧后，又听庭前爆竹声大作，持续不断，终夕未眠，以困顿衰疲之身参加殿试。

殿试场面与贡院的会试大不相同，会试有桌板坐着行卷，殿试只铺在地上，俯伏而写，大卷子誊写对策，得算好行格和字数，多字或少字都非臻善，满格卷面才夺魁有望。此际翁同龢心身难受以极，忽然想到临来时父亲给他带来两枝老山参放在卷袋里，他便找出来折下半枝，含入口中咀嚼咽下，顿觉神志焕发，精力充沛，他便振笔直书，一气挥毫，如期交卷。胪传前夕，翁同龢与孙毓汶的卷子都在前十名之内。放榜后，翁同龢状元，授翰林院修撰，孙毓汶则为第二名榜眼，授翰林院编修。

这一抢元夺魁的故事也堪为科举中的传奇，知事者以此呼翁同龢为"人参状元"。翁同龢为官曾任多职，任过户部侍郎与户部尚书，中日甲午海战遭败绩后，有人用对联讽刺李鸿章也捎带了他，联曰："宰相合肥（李鸿章合肥人）天下瘦，司农常熟（户部司农翁同龢常熟人）世间荒。"翁同龢还曾先后为同治、光绪之师，又有"两代帝师"之称。

〔中国中医药报，2014-10-23，中医文化版〕

于右任亡命哭孝陵

　　虎口余生亦自矜，天留铁汉卜将兴。

　　短衣散发三千里，亡命南来哭孝陵。

　　这首题名《七绝·孝陵》的诗，是国民党元老、爱国诗人、书法大师、陕西三原县举人于右任在1904年（光绪三十年），化妆逃避甲辰恩科缉捕所写。此年是慈禧太后七十大寿，为祝寿庆贺，朝廷特开"甲辰恩科"考试。但试前气氛风声鹤唳，参考的举子中，不但有康有为、梁启超的追随者，也有孙中山等革命党的同志。于右任志向革命，曾刻印过《半哭半笑楼诗草》，指斥腐败时政，清廷认为他"倡言革命，大逆不道"，特别是1902年所作《杨妃墓》一诗：

　　误国谁哀窈窕身，唐惩祸首岂无因。

　　女权滥用千载戒，香粉不应再误人。

　　当朝觉此诗借古讽今，指桑骂槐，直指慈禧太后，朝廷特下密令拿办。幸好奉旨前来拿办的清兵到达考场数小时前，于右任得此消息，化妆逃跑，才免一死，逃至南京后便写此《孝陵》。

　　"甲辰恩科"成了中国科举史上的最后一科。共录取了273名进士，状元直隶肃宁县刘春霖系慈禧"钦定"。他能夺魁，也颇有机缘。刘春霖家境清贫，少年力学，以善书"馆阁体"小楷悦人耳目。他在上一科"癸卯科"落第后，寄居京城，到驻德国钦差大臣陶世筠家作门客，为陶世筠写拜见慈禧太后的禀帖，慈禧太后得知是刘春霖所写，又命刘为她抄写《文昌帝君阴骘文》和《大唐三藏经圣教序》。慈禧在恩科定铎鼎甲名次时，看到榜首是广东清远人朱汝珍，突想到太平天国的洪杨，戊戌的康梁，革命党人的孙（文）、汪（精卫）都是广东人，便反感起来。次名卷子便是直隶肃宁的刘春霖，联想到其名春霖，"春风化雨，普降甘霖"，肃静安宁，天下太平。这样刘春霖便成为"第一人中最后人"的末把状元。此科中，同科进士成为民国名人甚多，如谭延闿、沈钧儒、商衍鎏、江亢虎、王揖唐等。

　　于右任虽未得应考，但志向革命，参加了同盟会。其书法艺术，博采众家，融会贯通，以汉字改革为出发点，倡"标准革命"，开宗成派，又工诗词。印坛大师吴昌硕曾镌"右任"二字，并先后刻了"半哭半笑楼"

"印央七志斋"和"关中于氏"印章。

1912 年 6 月，孙中山就职为临时大总统，任命于右任为交通次长，后任监察院院长等要职。于佑任先生曾在《西伯利亚杂诗》中自称为"老而不死作诗人"之句，其诗曰：

川愿悠邀净无尘，一种韶光夏似春。

万里投荒阿穆尔，老而不死作诗人。

1924 年其写有《读史三首》第三首辑清代赵翼《论诗》三首之二：

李杜诗篇万口传，至今已觉不新鲜。

江山代有人才出，各领风骚数百年。

风云龙虎亦偶然，欺人青史话连篇。

中原代有英雄出，各苦民生数十年。

于右任当年在上海以百折不挠之精神，先后主办《民呼》《民吁》《民立》等革命报刊，初报《民呼》，触禁而闭，继办《民呼》，旋又被禁，复办《民立》，至 1914 年讨袁失败而止。当年《民呼》被封之日，市民多焚香于馆门，且有失声而哭者，可见该报感人之深。于右任其长髯健美，髯垂及尺，有人呼为"于胡子"，有人称曰"美髯公"。

在中华民国元老中，于右任对中医最为情深意笃。1927 年陈无咎在上海创办汉医学院（一名为丹溪学社），于右任鼎力支持。上海妇科世家蔡氏之蔡香茹先生，早年随孙中山加入同盟会，其诊室中也悬有于右任题写的书轴。

1928 年"3.17"中医请愿抗争之际，代表逐一谒见国民政府五院院长和中央党部委员，于右任时任审计院院长、政府委员，他在接见代表时，态度亲切，语言充满浩然之气，他说："我一生都看中医吃中药，在我们陕西，全省只有一间教会办的西医院，一共只有 3 个西医医生，绝大多数老百姓都是靠中医治疗的。所以，中医对国人的健康保证有很大的贡献，现在西医褚民谊等当政，想把中医消灭，这等于洋教徒想消灭全国的和尚、道士一样，那怎么可以呢？"又说："中医该另外设一个机关来管理，要是由西医组织的卫生部来管理，就等于牧师神父来管和尚一样。"

于右任和沪上名医陈存仁、徐小圃等交情深厚。内科名医陈存仁在"沈七妹"家为于右任诊治湿温伤寒后，开始与之交往，沈是于右任的老师沈其泉的女公子。

于右任一生耿直，不爱钱，不贪财，穿的是老袍子，老布鞋，袜子是土制的。但喜欢仗义纾难，朋友需要济急，他就去找唯一的"通财朋友"徐小圃。徐小圃是江湾名医徐薪圃之子，也为儿科名医，又是知名的收藏家。于右任经济上有困难之际，只要写一张便条，百八十元的，当即取走。于右任也支持徐小圃的收藏。有一年，于右任到陕西去，为一人家写了一个墓志铭，该家主人回赠一个手卷，是宋代文天祥亲笔题给一个儿科医生的匾额，书有"慈幼堂"三字，已裱成长卷，在此卷上，有元明清数十位有名文人之题跋。带回上海后，觉得送给儿科医生徐小圃最为得宜。徐小圃喜出望外，要送一千两银子为代价，于右任坚决不受。抗日战争时期，徐小圃家的房产被日本人霸占，抗战胜利后，房子又被接收的军人占了，徐小圃讨要时，占据的军人居然索要三十根金条才肯搬出，最后还是因于佑任出面，才归还原宅。

1962 年元旦以后，于右任多病体弱，回首往事，黯然神伤之际写下了《望大陆》的悲歌，曰：

> 葬我于高山之上兮，望我大陆；大陆不可见兮，只有痛哭！
> 葬我于高山之上兮，望我故乡；故乡不可见兮，永不能望！
> 天苍苍，野茫茫；山之上，国有殇！

两年零九个月后，于右任老人与世长辞，享年 86 岁。

中医大家与京剧大师的交谊

中医和京剧同属于优秀的中华传统文化，都自成体系分别仁立于世界医林和艺苑。虽属门类不同，因其都根植于中华文化，很有相通之处。意象思维和取象比类共为二者的原理之一。医讲五神脏精气神；戏中扬鞭为骑马，执桨为划船，三五步走遍天下，五六人千军万马。中医京剧的主旨都是真、善、美。在两个行业名人间的交往中，有很多见道瑰奇的好故事。

一、承淡安针助梅兰芳

承淡安与梅兰芳都对中华文化贡献厥伟，二人都继承家传起艺又从游名师。承淡安继其父乃盈针灸学之堂构，又向学于翟简庄。1949年前，他创办了中国针灸学研究社和针灸学校，并出版《针灸杂志》。自清道光年间诏令太医院取消针灸科以后，针灸学术匿伏民间传承，承淡安以复兴绝学为己任，以多种教学手段培养了数千名针灸人才，其中有程莘农、杨甲三、郑方生等针灸名家。为了进一步了解针灸在日本的发展情况，只身东渡日本学习和考察。1949年后历任江苏省中医学校校长、中国科学院生物学学部委员、中华医学会副会长等职，并任中国政治协商会议第二届委员会委员。

梅兰芳先生是享誉国际的艺术大师，他演出的戏把许多中国传统文化最重要的特征大化于其中，以至有梅派与斯坦尼斯拉夫、布莱希特"三大艺术"体系的说法。时值抗日战争胜利后，一次赴上海演出，路过苏州，携夫人福芝芳同游苏州狮子林，在假山石洞处，不慎左脚外踝扭伤，肿痛异常，请人抬到司前街针灸门诊处，承先生诊察后，抚慰梅大师说，伤势虽重，针灸速效，乃运用《内经》缪刺法，于梅的右手腕部的"养老"穴，一针重泻之，逾时痛止肿消。当晚即在沪演出了《天女散花》。1954年，梅大师率中国京剧团赴南京演出，专门到江苏省中医进修学校拜访承校长。将一副亲绘的"梅花牡丹图"相赠，并题诗赞扬京剧与中医两门国粹：

> 不同花卉斗芳艳，最艳温香两茏然。
> 花纵多情如解语，为君祝嘏万斯年。

承先生知梅兰芳将赴日本东京访问演出，托其注意日本汉方医学方面的针灸书刊。梅兰芳从日本收集了《经络之研究》《经络治病讲话》《针灸真髓》《赤羽氏知热感度治疗学》《皮内针法》等书寄给承淡安。梅先生与承先生的神交互敬，被中国医学界传为佳话。

二、石筱山救场盖叫天

石筱山和盖叫天都以武术为基础各自创立门派。石筱山先生是 20 世纪上海八大伤科名家之一，以武术伤科名扬于医林，是石氏伤科的第三代传人，石氏伤科传至石筱山已经是学艺化境。祖父石蓝田，字兰亭，祖籍江苏无锡，精通内家拳，并以六十四式棍法称雄江湖，在无锡开设镖局，晚年从无锡举家迁到上海开设医馆，治疗骨折脱臼，兼治内伤杂病。石蓝田之子石晓山，名荣宗。武术和正骨皆承其堂构，将二者结合，接骨入骱，娴熟敏捷，石氏伤科名声大振。他重视并发挥明代薛己"十三科一理贯通"之论，在发扬自家伤科秘方"痰核膏""三色敷药"的同时，又融合其他医学学科理论和专长，在针灸和推拿方面也多有创获屡起沉疴。

石氏伤科的第三代传人石筱山，既绍熙石家法影，又曾就读于余伯陶、包识生等创办的上海神州医药专门学校，他以独特的武术伤科自成门派，任上海中医学院伤科教研室主任。他诊治以气为主，以血为先，筋骨并重，痰湿兼治。创立正骨手法"十二字诀"。诊法上，摸而知是粉碎性或一般性骨折或骨裂；继承家学，如《墨子经上》说言"巧传而求其故"，就创伤之因而施术于技巧。以其临床疗效而享誉国内外，被尊为海上专科南石北魏（旨薪）。

京剧表演艺术家盖叫天是海派武生演员，原名叫张英杰，号燕南，河北高阳人。他幼年入天津隆庆利科班，习武生，后改习老生。倒嗓后仍演武生，长期在上海一带演出。他把扎实精纯的武学融入戏路，动作敏捷，宗法李春来而有所发展，他演出以短打武戏为主，注重造型美，讲究人物的精神气质，以精气神展现角色中的人物，武戏文唱，以自己的艺术风格把"李派"发展为"盖派"。是戏台上的"活武松"。时有"英名盖世三岔口，杰作惊天十字坡"的誉联。

盖叫天先生艺术生涯"断臂折腿"的故事一直为艺人所赞颂。对盖折腿的急救，令人惊绝石筱山神触独到治伤的功力。1934 年 5 月，46 岁的盖叫天在上海大舞台上演《狮子楼》时，以海派的风格特地设置许多布景，并在台上搭了一座两丈高的酒楼，戏中演至武松去狮子楼寻西门庆，西门庆赶紧跳出门窗逃跑。武松不顾脚下窗栏，纵身飞跃追赶，正在半空中，盖叫天忽见，饰演西门庆的陈鹤峰还躺在地上，盖叫天在紧急中，迅急在空中一闪身，不料用力过猛，落地时只听"咔嚓"一声，右小腿胫骨竟被折断！一时疼痛难忍。但他不愿在观众面前呈现苦态，便倾注全力以左腿"金鸡独立"的英武姿态亮相。观众看到此处，掌声欢呼声此起彼伏，经久不息，可当幕布完全落下时，他一头栽倒在地。

这时不是谢幕，而是短暂的幕间过渡。戏还在继续。过场锣鼓还在吹打，箭在弦上不得不发，"救场如救火"，戏院打电话请石筱山救助，石筱山火急赶到，触摸而知是右胫骨骨折。按常规病人应停止活动卧床休息，盖叫天提出希望做暂时处理，让戏结局后再做系统治疗，石筱山完全理解艺术家的艺德，就是在任何时候都要对观众负责。于是，仅在短短几分钟里，在给予口服止痛药后，以整骨理筋手法，在整复断端之后，顺势将筋脉理顺，消减肿胀，再以小夹板固定。之后病人刺痛顿减，可以忍受。当观众看到盖叫天又复行走出场，都鼓掌叫好，这真是一段高超艺人和神奇医术医家的神创奇缘。

京剧和"石氏伤科"都是国家优秀的非物质文化遗产。盖派传人有张翼鹏、张二鹏、小盖叫天等人。石派传人有石纯农、石仰山、诸福度、石印玉、施杞等人。

三、何时希俊雅周郎

何时希是江南何氏世医第 28 代传人，名维杰，笔名雪斋，上海市人。著名中医临床家、医史文献学家、京剧艺术家、文物收藏家。他 7 岁即从祖父学医，15 岁考入上海中医学校学习，毕业后留校任教，19 岁拜沪上名医程门雪为师，同时悬壶应诊妇科。1955 年调到中医研究院工作 10 年后，又返回上海中医学院中医研究所、中医文献所任教授、学术委员会委员、上海市人民政府参事等职。他多才多艺，善诗文、书法、篆刻、戏剧、曲艺，尤其在京剧方面，对小生行当的表演艺术和京剧史研究有较深造诣，曾兼任北京剧曲研究所特约研究员。

何时希喜爱京剧艺术，是名闻京沪的文武小生名票。常言"知之者不如好知者，好之者不如乐之者"，对于何时希教授还得补充一句"乐之者不如化之者"。何谓"化之"，是他把京剧化入他的养生、学术及事业中而成为生命的精华所在了。

何时希向武术家王子平学习武术，武术招法和武术演员的路式是两码事，但有武功的演员的做派威武英俊，他在学"王家十八法"中，得益于"托天""举鼎""弯弓"，练功使"漏肩风"自愈。何时希以诗为余乐，常以之十三辙入诗韵。他还在上海国医学会庆祝大会上京剧独奏"夜深沉"及"柳摇金"。他向许多名师学习文武小生。他爱"雄姿英发、羽扇纶巾"的周瑜，他爱学爱演周郎戏。他皮肤白净，面相英俊，身板挺拔，在舞台上好一个俊雅周郎。

在京剧诸师中，他最受益的是向有"姜圣人"之美誉姜妙香学唱功。向张荣奎、顾赞宝、周传瑛学武工，渊博多能的萧长华传授给他许多失传老戏。他还曾主办和鸣社票房，一次丁济万恩师从香港回上海，到他的票房吊一段《探母·坐宫》；又一次，他为丁师请来许多名伶名票，在凤阳路人和里作歌酒之会，有姜妙香、俞振飞、芙蓉草、杨宝忠、黄桂秋、杭子和、李克昌等人。何时希在中医教研之余，不断粉墨登场，在小生中，俞振飞的风流潇洒，叶盛兰的英迈荡决最令他心折，绝妙处都写进他的《小生丛谭》一书中。

何时希著述丰厚，有《何氏历代医学丛书》42种，又有经30年辑集，洋洋250万字的《中国历代医家名录》，此书收藏了22000余名医学家的记传。此外还有《近代医林轶事》等。他还将家藏400余种孤本、善本医学文献及文物捐献给中国中医研究院图书馆、上海市档案馆和上海中医药大学博物馆。他把奖金作为何氏奖学金，每年分别提供给中国中医研究院和上海中医药大学的研究生。

何时希对京剧的学和业皆有贡献，他创制了"开音丸"，用于演员喑哑嗓音者，被称为"保嗓丸"。他写成多部戏剧著作，其中《京剧的形成、繁荣和衰落史》一书包括《京剧史料丛编》（中有《小生旧闻录》《票房与票友》《戏园与戏班》《梨园旧闻》《芙蓉草传记》等11种）和《小生丛谭》。还辑有40余种板式的《京剧小生唱腔集》，是选自徐宝芳、姜妙香、俞振飞、叶盛兰等10多位留传的唱片和口授，有150余种唱段。以上著述总计400余万字。1989年3月，他将戏剧文物2600件捐献给天津戏剧博物馆，奖金亦捐该馆，作为奖励和发展基金。他可称得上是中医和京剧"两门抱"的大家，更是博学多才、关爱后辈的"双界"奇人。

说说辟邪防瘟的屠苏酒

宋代王安石《元日》诗：

　　　　爆竹声中一岁除，春风送暖入屠苏。

　　　　千门万户曈曈日，总把新桃换旧符。

名诗腾传众口，千余年已为幼童启蒙之儿歌。说的是，在农历大年初一日要做三件事：即放爆竹、饮屠苏酒和新桃换旧符。新桃换旧符，是更换"桃符"，人们把用桃木板写上神荼、郁垒两位神灵的名字，悬挂在门旁，以用来镇邪。屠苏酒也是有辟瘟疫功效的保健药酒。

屠苏酒在唐宋时代已是广为流传的商品。但到后世逐渐失传了，甚至在诗文书籍的注释中也误而失真。一般注为：酒名，用屠苏草浸泡而成，这其实是一个简化的代用方剂。其原方的配伍及制作是：

川椒（去目）	柏子仁	防风	石菖蒲
黄芪	人参	远志肉	金石斛
甘菊（去蒂）	白蒺藜（去刺，炒）	淡竹叶	黄精
山茱萸（去核）	橘皮	木香	松子仁
赤小豆	乳香	黑芝麻	黑豆
桂心	沉香	红枣	牛膝

以上二十四味，按二十四节气，各等分，用瓷瓶贮存。每药一两浸酒二斤，按此比例配制，用赤绳悬井中。至元旦寅时（早晨四至五时）取出开封，围炉温饮。全家人按年岁，先幼后长逐次饮服。这是因为过年时小孩增加了一岁，所以要祝贺，让其先喝；而老人却少了一岁，后喝的意思是祝他们长寿。元旦饮此酒的意义是合家不病瘟疫。此配方见于明代《养生君主论》一书。该书又云："此即《五行》书所云柏椒柏酒也。"只是作者佚名，有待今后进一步考证之。在元旦举家欢庆之际，不妨来一个"春风送暖饮屠苏"。

五

医理探寻

《黄帝内经》的问答体与岐伯的实在

　　《黄帝内经》用问答体的体裁著述医书以示黄帝诸先师之教。问答体又称"对问体"，是诸多文体的一种。《左传》已孕育了颂、铭、诔、隐语、檄文、论辩、赋、歌、诗、谣、诵等多种文章体裁。《淮南子》中包含了论体、注体、术体、式体、格言体、诠释体和序体七种体裁，称之为"七体"。问答体是受论辩体和赋体影响而产生的应用文体。《黄帝内经》中每多见有韵语，是受赋影响之明证。问答体是古代著作中常用的体裁。如《论语》《周髀算经》等。

　　《周礼》一书中，已经记有很丰富的医学理论。战国时代已经因于传承和治法之异有学派之分，例如有扁鹊学派、汤液学派、黄老学派等。汉初黄老学派的医学家们，整理了战国和秦代的医学著作及口传学术，整编成《黄帝内经》和《黄帝外经》。《汉书·艺文志》还记载着当时尚有《扁鹊内经》《扁鹊外经》《白氏内经》《白氏外经》和《白氏旁经》。称谓内者，作者本家本人之学；作者之外包括弟子们的发挥为外；与此派有联系者为旁。《黄帝内经》的内容是黄老学派医家作者世代继承先师们的学术。但后来其他诸经都亡佚，仅有《黄帝内经》传承至今。

　　《黄帝内经》一书的整理者，以书称"经"，不仅是称经以示重，称经以示道，更主要的是此学术源出于圣人。汉代扬雄《法言·学行》说："书，与经同而世不尚，治之可乎！"在经学盛行的时代，"经"的价值重于"书"。晋代张华《博物志》说："圣人制作曰经，贤者著述曰传。"称经是要有依据的，特别强调的是它的价值量级。梁代刘勰《文心雕龙·宗经》说："经也者，恒久之至道，不刊之鸿教。"《四库全书总目·经部总目叙》总结道："盖经也者非他，盖天下之公理而已。""经"当是圣人之教的天下公理。

　　《黄帝内经》（简称《内经》）冠名黄帝，固然是溯本崇源。从诸篇的答问，如《灵枢·口问》《灵枢·师传》等篇的记述，有关理论是经师徒世世代代传承而保存的，当属敞露本真。因纂述于后人，唯用问答体最洽。使用问答体，既可以据问题为中心而立论，又可以在对话中表述多重要点。整理者的随进所得，也可随语补益。如同儒家的《论语》一样，《内经》也采用了问答体。

《内经》一书设问作答的人物，皆有文献与口碑史学的依据。如岐伯，《路史》称："古有岐伯，原居岐山之下。黄帝至岐见岐伯引载而归，访于至道。"《帝王世纪》称岐伯为黄帝臣："黄帝使岐伯尝百草木，定百草经、医方，以疗众病也。"宋代史学家郑樵已注意到岐伯及其家族居住之地所迁徙的事：他在《通志》中说："岐氏，周故都也，今凤翔岐山是也。太王居之，至文王始迁于丰，其支庶留岐，故为岐氏。又古有岐伯，为黄帝师。"当代学者郑怀林、王作人、宋书云诸人，在河南新密市岐伯山、岐伯洞、岐伯墓等地进行了系统的野外考察，又结合《内经》中岐伯之论、现遗存诸经中岐伯的论言，以其与《河南通志》《密县志》的记载中与岐伯等人有关的口传资料相结合，运用口述史学的方法，田野作业与书斋作业相结合证实了岐伯是医学家，确有其事。〔郑怀林，郑观州，刘峰亭，等. 有关新密岐黄文化的考察报告. 新密岐黄文化专辑·溱洧文化（14）4~12页〕新密岐黄文化故地的发现，也在历史真实的认识中发现了社会真实，以其克服文献研究的局限性，将以往的"解释岐伯"，推向"重现岐伯"的方向前进。

涉及《内经》的其他先师也皆有来历，如伯高，在《山海经》《管子·地数篇》皆有记载，名为大鸿的鬼臾区是天文学家，在陕西凤翔有鸿冢，在新密有大鸿山。《素问·移精变气论》中的僦贷季，据《路史》记载："僦贷季，岐伯之师也。天师岐伯对黄帝云，我与僦贷季理脉已二世也。"是说岐伯也有师承。《汉书·艺文志》："太古有岐伯、俞跗，中世有扁鹊、医和，盖论病以及国，原诊以知政。"宋代苏颂《本草序》中称"雠校岐黄内经，重定针艾俞穴。"后世医家也把岐伯列于黄帝之先，以岐黄为医家之祖，是对史实的尊重。《黄帝内经》以黄帝与岐伯等人的对问形式著书，既是溯源医史，又以其权威性和影响力为医学建立了理论观。

〔中国中医药报，2010-12-27（8）〕

病机何以十九条

《素问·至真要大论》被历代医家称为"经中之经",而其中的"病机十九条"又被视为"经之至要"。自唐代王冰以后,不乏阐微抒蕴者。金代刘完素悉心研读,著《素问玄机原病式》以"撮其枢要,自成一家"。此后,中医理论的病机学说广行于用。

"病机"一语,在汉代以前的典籍中,仅见于《素问·至真要大论》和《神农本草经·序录》二书。《素问·至真要大论》有"审察病机,无失气宜"与"病机何如"句语,《神农本草经·序录》有"先察其源,先候病机"之论。此语可见"七篇大论"与《神农本草经》理源相近。

病机之机,源自《周易》。"机"原作"几"。甲骨文之"几"字,上为脐带下有斧头之形状,示初萌婴儿断脐以为关键。春秋以后,演为"机"字,讲事件的发生,万变发于一机。钱钟书先生引《法华玄义》解:"机有三义:机是微义,是关义,是宜义。"(《管锥篇·周易正义·论易之三名》)以"机"论病,源自《周易》。《系辞上》有言:"《易》,圣人之所以极深而研几也。"晋之王弼注曰:"适动微之念则曰机。"唐孔颖达《周易正义》:"几者,离无入有,是有初之微。"又说:"在有无之际。"钱钟书先生认为"二疏和观'几'义益明。"先秦《老子》也论"几",如第十四章"视之不见名曰几"(另一版本作"夷"),《道德经古本集注》引唐代傅奕之语云:"几者幽而无象也。"宋代张载《正蒙·坤化》:"几者,象见而未形也。"也说几是处于已有微变之象而未具形之际。《内经》有多篇论述把握恍惚之数的"机"的重要性。如《素问·天元纪大论》:"至数之机,迫迮以微,其来可见,其往可追。"先秦时代重视从微小的征兆把握全局,如《鬼谷子·揣》讲求"几之势",《阴符经》下篇:"心生于物,死于物,机在目。"《素问·至真要大论》的作者以机论病,旨在"至道在微",意在从微萌之际把握疾病,以为上工。

"机"又以其"动义、宜义"在医学中示为"机要",进而发展为"机理"。《灵枢·九针十二原》"知机之道,不可挂以发;不知机道,叩之不发。"《神农本草经·序录》也言:"凡欲治病,先察其源,先候病机。"(日人森立之据《千金方》和《新修草本》作"候其病机")《说文》言:"主发谓之机。"张载《正蒙·参两》:"凡圜转之物,动必有机,既谓之机，则动非自外也。"在病机十九条中以机言病微之外，又有病之机要、病之关键、病之机理的含义了。也是从病因到见证的中间环节。（《内经》中无有"病因"一词，受佛学因果论影响以后，才有"病因"二字。）

"数"在中国古代，以其为理，为规律。《汉书·律历志》言："数者，一、十、百、千、万也，所以算数事物，顺性命之理也。"《系辞上》："天地之数，五十有五，此所以成变化而行鬼神也。""数"表达了中国古代以数为本的世界观，《内经》中每每言及"定数""至数"，杨上善："数，理也。"周汉光先生指出，数又是一种"概念方法"，在《内经》中也有"和于术数"和"昭其气数"之论。《内经》中有"道在于一"之数，有"参天地，副阴阳，而连四时，化五节"之数，七日巨阳病衰之数，八风九宫之数，以及五十营之数等。冯友兰先生在《中国哲学简史》中指出，古代"以数为天机"。《素问·至真要大论》论病机，属五脏者五条，属上下共二条，风寒湿各一条共三条，属热者四条，火者五条，总和为十九条。

汉代以前术数家们以十九条为"天地终数"。《周髀算经》曰："阴阳之数，日月之法，十九岁为一章。"古代历法规定十九年七闰：汉代元旦祭天的《太医歌》是十九条；《汉书·律历志》也说："闰法十九，因为章岁，合天地终数，得闰法。"以此，常副十九而言道，如《庄子·寓言》："寓言十九籍外论之。"《尔雅》也契十九篇。奕之围棋也用十九道。传世之古诗也十九首。明代胡应麟深知此机，在《诗薮》中评《古诗十九首》与曹子建诗时说："子建《杂诗》，全法十九首意象。"以十九位天数，故《素问·至真要大论》作者，合于术数而论病机，以十九之数正尔同符，是以十九条隐示读者，此十九条所列之病机乃天机也。从"微义"论，可据初兆上工治未病，从"关义、宜义"而论，在诊断在治疗中把握"主发"。《帝王世纪》说黄帝"至罗霍，见黄盖童子，受金银方十九首。"皇甫谧当是深谙术数之机。刘完素在《素问玄机原病式》，把176字发为277字，在病机、升降、主火等多有发明，医如橐驼种树，所在全活，创河间学派。但所增补之"诸燥枯涸"一条，将病机扩为二十条，闵闵之当，有添足之嫌。

〔中医杂志，2011，52（12）：1075-1076〕

中医学理论体系的三元构建

中医学理论的特色在于其理论体系的三元构建：

其一，逻辑语言结构。中医学理论的特色在于其理论体系的三元构建：中医学理论的逻辑语言结构是辩证逻辑。任何科学都是应用逻辑，中医学也概莫能外。早在先秦时代，《易经》《老子》《墨辩》等著作中就记载有丰富的辩证逻辑方法。《内经》理论除较多运用辩证逻辑的同一律外，还有名与形、象与类、同与异、奇与恒、一与万、决与推、假与索、论与非、微与和等多种辩证逻辑方式。中医论病因，不仅仅是因果对应的形式逻辑上的病因，而是多"因"对应多"果"，并由"果"析"因"的"审证求因"。由是，中医临床操作体系是以证为核心的辩证论治。

其二，动力学结构。中医学理论的动力学结构集矢于临床实践，其发展机制是经验总结，实践经验的升华即为理论。因理论的逻辑语言结构必须符合动态性的发展要求，故每当临床实践中有新鲜经验之时，新的学说也应运而生。但新理论不是推翻旧说，而是以传统理论为始基呈树状分支延展，这就决定了中医学理论的发展模式是外延式。例如，从《内经》的"三篇热论"到东汉张仲景的《伤寒论》，再至清代的温病学说，都是以经验总结为动力的外延发展模式。当代，中医学开始了实验研究，从此开拓了新的理论动力机制，无疑将加快中医理论发展的步伐。

其三，社会学结构。中医学理论的社会学结构依附于传统文化。中国传统文化既是中医学的理论背景，也蕴含中医学理论的要素，对中医学理论的形成和演化都有培植和推动作用。传统哲学主干的《易经》对《内经》曾有启蒙发聩之功，古代医家曾以阴阳五行援为中医学理论框架和方法论。从《易经》的"三才观"和"万物交感"等理论中萌发了中医学的有机论自然观；从传统物质观的"气"，演变为中医学以气为本的人体观，并提出了气化论和创造出气功疗法。受太极图的影响，孙一奎、赵献可、张介宾等医家在探索人身太极之时，分别提出了动气命门、肾间命门、水火命门等不同的命门学说，成为温补学派的核心理论。由于医学家的气质是在传统文化中形成的，因此它也就制约着医学家们的行为方式和价值取向。受孔子仁学思想的影响，中医学以"医乃仁术"为医德楷模。古代医学家多自诩儒医，浓郁的翰墨情趣绵延至今，对医学价值的厚爱从

"上医医国"到"不为良相，便为良医"；其用药处方原则也是类比纲常的君臣佐使；受"中道"观念的影响，中医学以阴阳和谐为健康，其治法与治则便有"和法"与"调中"。社会文化不仅将伦理观、自然观潜移默化渗透到中医学理论之中，还促进了中医学理论的建制化，其中重要的环节就是中医学理论规范的确立。历代以来，中医学以《内经》《神农本草经》《伤寒论》等经典著作为理论规范。这些经典著作既约定和确立了中医学理论体系，也使医生们得以在操作中循经守数，并成为网络实践经验的轨迹，也以此铸就了中医学理论的特色。

〔健康报，1992-08-22〕

中医学对人体时间结构的认识

对人体时间结构的深刻认识是中医学的一大特色。恩格斯说："一切存在的基本形式是空间和时间。"人体也不例外，也是由空间结构和时间结构两种要素组成。空间结构指的是形体、器官、组织、肢节、骨骼、肌肉等，而时间结构指的是生命活动的过程、节律、周期等。西医学在对人体空间结构的研究中，建立起构造性人体观，现已发展到基因和分子水平，取得了卓越的成就。中医学则一直重视对人体时间结构的探索，遵循其有机论人体观，也提出了阴阳终始、藏象经络、四时气化等学说，对认识人体生命特征，确亦独辟蹊径。

中医学关于时间结构的认识，承启于古代的时空观念。《周易·系辞》说："法象莫大乎天地，变通莫大乎四时。"春秋时代思想家老子称生命为"神器"，人也是由"神"和"器"二者构成，器是形而下者的有形之物，神则是形而上者能变化妙用的生命活动。神之用可以体现于时间结构，从人以生存年龄为生命的概括这一点，就可以说明时间结构的重要性了。中医学独钟于神，生命功能称为神机，主宰思维并统帅全身生命活动的作用称为神明，这些都与人体时间结构密不可分。《管子·乘马·失时》说："时之处事精矣，不可藏而舍也。"叙述了时间的有序特征。《内经》在这一认识基础上，进而阐发以神为特征的时间医学理论，《素问·玉版论要》以此提出了"神转不回，回则不转"之论，近代医学家恽铁樵在《群经见智录》中说此语是《内经》全书的关键，正是一语中的。

中国古代医学家们认识到，人体的生长发育、脏腑功能、脉象变化乃至疾病流行等，与天文、地理有过程、节律、周期等的一致性。《素问》中《脏气法时论》《生气通天论》等篇中指出，人和其他生命一样，一年中应季节有生、长、化、收、藏的改变，并体现于五脏的功能。诚如恽铁樵所说："《内经》的五脏，非血肉之五脏，乃四时之五脏。"藏象论，乃是与人体功能相联系的时间结构。正常人的脉象，也和季节之应有春弦、夏洪（或钩）、秋毛、冬石的不同。古代医学家还注意到"病遇节发"的疾病现象，特别是风、痨诸病，在二分（春分、秋分）、二至（夏至、冬至）之时发病独多。古人还注意到月亮盈亏不仅引起江河湖海的潮汐，对人体血液循行、肌肉坚实、卫气行去都有影响，并且其周期与妇女经汛周期基本相符，《内经》称之为月事，后世称为月经。唐代学者封演在《说潮》中，把人与天地时间周期的相应称为"潜相感致"。《内经》还注意到，在一日里有"百病者多以旦慧昼安，夕加夜甚"的问题，据此又提出在针灸用药乃至养生都要遵循"因天时而调血气"的原则。

中医学的藏象、经络、气血等学说，其重点都在论述生命的持续性和顺序性，这正是时间结构的特征，它与广延性为特征的空间结构同等重要，这也正是中医学理论的特色。

〔健康报，1997-02-21〕

造化生生自机缘
——说说中医学自身发展规律

天佑中华，降生岐黄，创立中医。中医学自发轫以降，流传至今，走的是一条与西医学不同的发展道路。中医学以生生不息的造化称奇，以独特的理论体系名著，她自辟蹊径在于有内在的动力和取向为发展的机缘。今称其为自身发展规律。规律是客观的、必然的联系，独立于意识之外，只能被人们认识和乘势运用，而不能凭空创造和消灭。王夫之先生在《周易外传》中说："学成于聚，新故相资新其故。"此语概括了中医的自身发展规律，还要补充以下几点：

一是从奠立到演进都依托于传统文化并与时谐进。传统文化是蕴发中医学的土壤，中医学的理论及其发展和中国哲学、民族的思维方式及价值判定等共生共进。中医学以社会生产实践为基础知识和创发资源，石器运用发明砭石，农牧活动认识百草，冶金而制九针，发明酿造后遂以酒入药，烹调启迪了煎剂。《易经》的天运智慧使临床经验提升为理论。阴阳五行是中国古代最基本的科学思维模式也成为中医理论体系的构架，以此创造出藏象经络等独特的表达人体的方法、复方的用药方式和辨证论治技艺。中医学理论只有靠传统文化才能准确解读。中医学在近代曾数历劫波，历程表明，缺失传统文化使中医学进入重重难关，在重视中国传统文化之时中医则生机勃勃。

二是在学术上是以经典为主干的述作型发展模式。中医学长期积累和进化形成的学科体系结构，现称为中医学理论体系。这种构成一经形成，就成为不以人们意志为转移的客观存在。它是科学内在逻辑结构的集中体现。中医学以经典著作构筑了理论体系，它以整体性、转换机制和自我调整功能而生生不息。《黄帝内经》《神农本草经》《伤寒杂病论》等经典著作，以其丰富的原创和理论的深邃有超时空的价值，成为中医的学术之本。历代以来，中医学人总是沿用孔子"以述为作"或"寓作于述"的方式，即以陈"述"经典而开发新义（"作"），在"明经"过程发展中医学理论。自中医经典临世以后，医学也援用经学注疏的形式解释经典，形成经有传、经传有注疏，注疏又有注疏，代代相传。在注疏中不断补充新见解和新发明，这使经典具有恒久性和缘时而新的生机。可见，对经典的述作是中医学理论发展的重要模式。

三是临床实践经验是理论的先源，中医学理论发展与哲学并行而相得益彰。和现代医学先实验，由实验产生理论之后再用于临床的发展路线不同，中医学是临床实践在先，在实践中积累了临床经验，之后对经验进行总结而形成了理论。中医学用模型化方法建立理论与西医学用公理化方法建立理论大异其趋。中医学的原创理论，一般是对有效的医案进行总结之后结合以当世之哲学，哲学以其引导和框架作用与医学不离若即。例如中国哲学的气、阴阳、五行、太极、六经等哲学内容，不仅体用为中医学理论，而且有所发展。哲学的真理性又增益了中医学理论的永恒性。

　　四是在学术生态上推新存旧、多元包容。中医学在以述为作的发展过程中，新理论创立以后，并不否定旧理论，而是推新存旧，以开新顾本的方式来整合新旧知识。对一些应用不多的旧知识，也不竭力否定，而是存而不论，新旧共存发展。这是另一种形式的否定之否定。以此，在中医学的理论体系中，一直是新旧共存，古今并立的局面。例如伤寒学派与温病学派，经方与时方长期并立于世。对引进的外来知识也皆如此，中医学素有吸收外来知识的传统，使外来医学知识本土化甚至演变为自己的特色，如金针拨白内障术是南北朝时代由印度传入，而到唐宋时代已经成为中医眼科的绝技了。

　　总之，数千年以来，中医学遵循以上规律前进，演成博大精深的理论体系。在发展中医学的今日，既要遵循也要有所突破。我们应该在弘扬传统文化中发展中医，对经典著作应花大力气继承，把临床作为原创中医理论的基地，以科学和慎重的态度对待新旧理论，等等。但是，中医学发展到今日，仅靠总结临床经验发展理论的模式已不尽适应，应该开拓从实验研究产出理论的通道。中医学的基础实验目前虽然是刚刚启步，正在探索，未臻完善，但它对中医学的发展确有深远的意义。

生成论人体观的蕴义与机遇

从人体观而论，中医学为"生成论"，西医学是"构成论"。

生成论认为："人生于地，悬命于天，天地合气，命之曰人。"（《素问·宝命全形论》）王冰注《素问·上古天真论》男女发育之天数时称："阴阳气和，乃能生成形体。"援据《素问·五脏生成》篇名的启义，以生成二字阐发"生生之道"对命名的创意，我们以此称中医学的人体观是"生成论"。人体始于元气，是天地合气，"人始生，先成精"后，整体地生长壮大，也循生命的生、长、壮、老、已和脏气法时的规律演进。这大异于西医从细胞构成特异的组织，由组织构成器官，诸器官、组织和细胞构成系统。生成论与构成论都讲究整体。生成论的人体整体处处皆为元气，都是天人合一的，是体现人体时间结构的整体。构成论的人体整体，是以细胞等物质为单元，是由解剖单位有机综合的，是体现人体空间结构的整体。

富于文化内涵是生成论的特点。《易·系辞》谓"生生之谓易"，《汉书·艺文志》说人是"生生之具"。"太极生两仪，两易生四象，四象生八卦"（《易·系辞》）或"道生一，一生二，二生三，三生万物"（《老子·四十二章》）。中国传统文化以生生、生成为事物发展的基本模式，人也如此。

一、生成论的主体思想是天人合一

按《易经》与《内经》等典籍的说法：

第一，天、地、人皆是肇基化元，是元气所化。

第二，人在时序上含吐应节，人体生命的节奏、节律和天地相应，人体有年节律、月节律、日节律、四时节律，脉也有弦、钩、毛、石的不同。总的说是脏气法时。

第三，生气通天。生命，即生活着的机体是一个不断与环境（天、地）交换信息的耗散结构，是一个动态的、复杂的、神转不回又回则不转不可逆的、随机演化的机体。

第四，人体是体现自组织的"神机"。其整体的涌现，在宏观上从无序到有序的过程为"自组织过程"。自奇点大爆炸产生宇宙后，宇宙是第一代自组织系统。宇宙物质如恒星、太阳系、原子等是第二代。星际上的生物是宇宙的第三代自组织系统，其特征是物、能、信息交换，进行自调控制，衍生后代，生存、发展、演进都是非对象性的，靠本能进行的，所以称非知自组织系统。第四代自组织系统是智慧生物，如地球上的人类。第五代自组织系统是人类创造的比人类更聪明的自组织系统，那就是群体、社会、国家等。全元起首注《素问》时称："素者，本也。"《〈黄帝内经太素〉新校正》引《易纬·乾凿度》补注云："夫有形生于无形，故有太易，有太初，有太始，有太素。太易者，未见气也。太初者，气也始也。太始者，形之始也。太素者，质之始也。"已经有宇宙、生命发生的思想。《素问·五常政大论》进一步论述了"根于中者，命曰神机"，人不仅具有神机特征，更有智慧。

第五，人身"应同"天地之纪。《吕氏春秋》有"应同"专论，指出"天地万物，人之一身，是谓大同"。《鹖冠子》也言："天人同文，地人同理。"《素问·气交变大论》曰："善言应者，同天地之化。"《素问·至真要大论》进而言之："天地之大纪，人神通应也。"人不仅与天地同构，人体本身也有自相似性，一个局部，有整体的缩影，有对应、同构、共效的关系。

上述五点表明，中医学以综合整体论阐述人体，与西医学的分析还原论有很大的差异。

二、生成论医学观逐渐被世界所接受

中医学的生成论、动态观和方法论总合为中医学的基本原理，是中医理论的基蕴，辨证论治的依据，养生的要领。如藏象学说，即如《灵枢·本脏》所言："五脏者，所以参天地，副阴阳，而连四时，化五节是也。"在辨证上，脉诊就是以指验寸口脉的应同为原理。在论治上，即以针对人体时空结构的异常为治则治法的枢要。在养生上，则更是强调"依乎天理，与天为一，保精和合"。

在当代，地球自然环境的破坏，各国医疗卫生成本的提高，在直面构成还原论困惑而企兴于东方之际，人们期待享有卫生保健的公平。此时此际，很多智者思考到在生成论医学观启导下的中医学，将会对人类的养生保健做出新的贡献。这一机遇，犹如天人观融入诗文、书画、哲学等，成为一种境界。生成论的人体观也将逐渐被世界所接受。因为，人是宇宙的一部分，是生成论的最大合理性，而合理性比一切科学性都更为科学。

〔中国中医药报，2014-03〕

浅议中医的学派

在中医学理论体系中，由于学术主旨不同，学说、观点之异，其学术队伍中形成一批有较大影响的医学家群体，称为学派。一般来说，一个学派的形成应具备三项条件：一是有一个或几个有影响有威望的学术带头人，也就是宗师；二是有一部或数部反映这派观点的传世之作，并保持该学派的研究方法和学术风格；三是有一大批跟随宗师的弟子，他们本身也必须具有一定的学术水平。

中医学派的形成，是一个"步踵前贤，濯古来新"、由积累而创新、创新后经过继承而弘扬的过程。在春秋战国时代，随着医疗技术的发明推广，先后有用针、用方药和重切脉的三大派别，此三派也是中医学初创时三个历程的赅括，称之为"三世医"，即《黄帝针经》《神农本草》《素女脉诀》。近代医学家谢利恒曾指出，"三世医""此盖中医学最古之派别也"。把三派宗师定为黄帝、神农和素女，系崇本溯源而言大道之义。到西汉时代，针灸和切脉两家融合为医经派，重视药物和方剂者称为经方派。另有称为房中、神仙的别派也与医学交叉或联系。《汉书·艺文志》记载，当时有医经七家、经方十一家。医经七家中，只有《黄帝内经》传续于世，以其经典价值成为中医学理论的基础。经方学派从先秦《五十二病方》，经魏晋诸方书，唐代《千金要方》《外台秘要》，宋代三大方书（《太平圣惠方》《太平惠民和剂局方》《圣济总录》）等，至明代《普济方》之类，代有薪传发挥至今。汉末张仲景著《伤寒论》一书，后世应引者云集，成为一大学派。宋代科技发达，学风丕变，儒家唤起突破经学定于一尊的意识，有门户之分，医学也崇尚创新和争鸣。在著名的金元四大家中，形成以刘完素为首阐发火热病机的河间学派，和以张元素为肇始，研究脏腑病机及辨证的易水学派。河间学派代表著作有《素问玄机原病式》《宣明论方》等，学派传人有张从正、朱丹溪等人。易水学派代表著作有张元素《医学启源》《珍珠囊》，李东垣著《脾胃论》《兰室秘藏》等，传人中尚有王好古、罗天益等名家。明清之季，治疗温病积累了丰富的经验，在病因上从热立论，创立了卫气营血及三焦辨证法，叶天士著《温热论》、吴鞠通著《温病条辨》、王孟英著《温热经纬》等，这一批医学家确立了温病学派。清末民初，西医学传入中国以后，有一批中医学家如王宏翰、朱沛文、唐宗海、恽铁樵、陆渊雷、张锡纯、杨则民等，主张中西医学汇聚而沟通之，衍成汇通学派，该派虽然历史较短，但提倡取长补短，在一个时期他们办刊兴学，起到传承中医的作用，其余绪成为中西医结合的先导。

各大学派尚有分支及流延于一定历史时期、一定地域的学派，派中有派。如伤寒学派中，据原创问题有错简重订派与维护旧论派，据对全书的把握有依方分类、依法分类的不同派别。河间学派在新安江流域又演为新安学派。易水学派中的"温补四家"，在明代卓立为温补学派。在温病学派中，又可分为吴又可、余师愚、戴北山的温疫派；叶天士、吴鞠通的温热派和薛雪、王孟英的湿热派等。温病支派在江苏，"南推孟河，北数山阳"，在浙西又有继承叶天士的乌镇学派，等等。

中医学派在初创时期，各派都曾起到学科带头的作用。各派间每有学说的对立和争鸣，但学术互补是其主流，并不互相排拒。大致以金元时期为分水岭，前期以学术主旨界分学派，学派发展为学科；金元以后以学说观点立派，各学派的理论兼及诸多学科。学派推动了中医学科和理论的发展，学派之间此起彼伏，互相吸收渗透，在开拓创新中，形成中医学继往开来的一条大河。

〔健康报，1998-06-05〕

穴位的八种性能

　　腧穴，又称俞穴、输穴、穴位和孔穴，是分布在体表上的一些节点，系气血流注、转输、凝华、交会的关键部位，多与经络相连。未与经络相联者称经外奇穴。上古俞跗定经络时称其灸窍。

　　腧穴之命名，与天人相应的理念有关。象天者如天柱、天府、天容、天突、天枢等。取义于地的更多，穴位和经脉的概念主要来自地理。宋代地理名家赖文俊在所著《披肝露胆经》中指出："夫地理之术，起自上古，其时唯有龙峡穴耳，后人增入砂水，以便断验祸福，究其至理，全以生气为主，龙穴为本，砂水为末。"此言地理上龙脉与穴位的概念，早在上古的西周以前就形成了。经络学说正是借重地理上脉和穴的观念，据天人相应的原则提出来的。根据《灵枢》《针灸大成》的穴位名称，也可看出穴位名称与山、川、河、谷、丘、陵等地理、地貌有关。其中有海（照海、小海、少海、气海），河（四渎），溪（太溪、后溪、解溪、侠溪、阳溪、天𧮾），沟（支沟），地（地仓），井（天井），泉（涌泉、阳陵泉、阴陵泉、曲泉、廉泉、天泉），池（阳池、曲池、天池），山（承山、昆仑），丘（商丘、梁丘、丘墟），陵（大陵、下陵、外陵），谷（合谷、然谷、陷谷、通谷、阳谷、阴谷、前谷、漏谷）等。可见，穴位的发现与命名，不仅是表面解剖学的问题，还是有深层内涵的。物之贯通联络而有条理者谓之脉，经脉正是喻象地脉之谓。

　　穴位是经气输注于体表的部位，又是针灸施治的作用点，根据临床针灸的观察和动物实验的研究，它有八种性能。

　　其一，内通性与外通性。穴位通过经络和脏腑相通，经气在经络中转输，穴位为转运站，也可反映脏腑的生理和病理变化，对穴位施以针灸，可以把气转至脏腑，起到相应的调节作用。腧穴有引邪外出的作用，《难经·六十七难》："阴病行阳，阳病行阴，故令募在阴，腧在阳。"指出内脏或阴经有病，具有病气常出行于阴分的俞穴，并从阴病行阳、阳病行阴的机转。这里阐述了取阳分腧穴可以调整经气而引邪外出的道理，也道出了针刺腧穴之所以有效的原理。穴位又外通肌表，它不仅是一个孔隙，也是气游行出入和外邪侵入人体的门户。例如风从上受，外风常从风池、风府穴侵入；温从下侵，温邪常从涌泉穴侵入人体；寒从背淫，寒邪常从背部足太阳膀胱经侵入人体。针灸疗法就是利用穴位的这一性能，把各种治疗手段的信息（如针、灸、按摩、电、激光、药物注射等）输入人体。

其二，遥联性与相关性。穴位通过经络之网和本经或其他经的穴位相联系，也能与不同部位的器官、不同经的脏腑相联系，因此，穴位与穴位，穴位与脏腑器官都是休戚相关的。经气通过穴位在本经的传导反应为循经感传，也可传达数经。

其三，特异性与选择性。各穴位的功能各不相同。不仅穴位与非穴位之间，在不同穴位之间也有相对的特异性。表现在针灸时穴位对某些内脏器官或某些疾病有较强的特异作用，甚至有本质上的差异。如针刺照海、阴谷等穴可利尿，针刺肾俞、京门穴可抗利尿；针刺阑尾、内庭等穴可治疗阑尾炎；针刺光明、内关等穴可治疗高血压等。

其四，多样性或双向性。某一穴位的功效可表现为多样性，即针刺同一穴位对不同脏腑器官有多方面的功能。如针刺三阴交可治疗脾、肾及心等经脏的疾病。有时，在不同条件下，针刺某穴位对机体有良性的双向调整作用。如腹泻或便秘都可取大肠俞；心动过速或心动过缓都可取内关等穴。

其五，对称性与全息性。穴位的分布在形态上或功能上呈对称性和全息性。多数穴位是以任督二脉为中轴左右对称的分布，因此，很多穴位是成双成对的。一些穴位还具有相关群的特征，某些局部区域的穴位，如眼、耳、面、手、足等穴群似为人体全身穴位的缩影，表现为全息性。

其六，层次性。穴位不是一个点，而是一个立体结构，它有一定的深度和宽度，围绕某一中心点成同心球状。针刺时，针尖抵达穴区即有效，愈近中心点，效应愈强。

其七，公度性。穴位的位置可以用共同的量度标准来标量，常用中指同身寸。例如足三里穴在小腿外侧膝下三寸。

其八，放大性。穴位在转输气的信息时，具有内向或外向性放大作用。如邪气径从穴位袭入人体则病重；治疗信息或载体从穴位输入人体则效果增强；武术竞技时点击穴位时可有超强作用的效应等。

人体穴位的上述性能表现了人体是统一的整体，也体现了人体与环境相适应的机制。穴位的特异性和多样性是针灸辨证论治的基础，在临床选穴时可以"一病用多穴"，也可以"一穴治多病"。在临床时，要取得好的疗效，除循辨证施针外，还依赖于手法和治疗方式，这就需要把握穴位的层次性、公度性和放大性。

〔中医药信息报，1989-02-04〕

辨证论治套路的运用

在临床辨证论治中，"套路"的运用，每每能以其巧妙的阴阳策应、收放自如而攻坚难病痼疾，其桴鼓之验是运用系统思维以发挥整体效应。

《小品方·序》"术人逆作方"：是说提前为方，宋代杨仁斋称之为"用药有序"，清代徐灵胎解读为"一病分而治之"。所谓"套路"是一套工作的理路。是在把一项工作或工程视为一个系统的前提下，在操作之前就预设各要素的程序，构成了因果链条，使工作或工程成为按部就班的体系，或逐一解决，或铺前垫后，最终达到全盘解决的目的。套路是中国系统思维的体现，诸如中国武术中的各种拳法械式，京剧艺术中的程式，军事战争中的战役方案，乃至著名的都江堰工程等，都饱藏丰富的套路思维。医生在治疗疾病时，每因病证罹患多个脏腑，先病后病重叠，在此等复杂情况下，常可以通过"套路"的运用，逐一解决某些问题以达到最终全盘解决；或者为实施某一方法使用某种药物，先行安排另一方法，建立适宜下一步的治疗环境，以"引邪入彀"的铺垫，投入有效的治疗，这种治疗的全过程是为辨证论治的套路。

最早运用套路治病者可溯源到秦越人扁鹊，他在救治虢太子尸厥时分三段为治：第一段昏迷复苏，"使弟子子阳，厉针砥石，以取外三阳五会"，病人清醒。第二阶段温经祛寒，"乃使弟子子豹为五分之熨，更以八减之齐和煮之，以更熨两胁下"，病人自己能坐起。第三阶段瘥后复元，投汤剂二旬，病人康复痊愈。在《伤寒论》一书中，仲景率先将套路运用于辨证论治。例如，第100条："伤寒阳脉涩，阴脉弦，法当腹中急痛，先与小建中汤，不差者小柴胡汤主之。"太阳病时见腹中急痛，先投小建中汤，次后用小柴胡汤，而方之先后用成为一个套路。第103条也是套路，太阳病经过十余日，用下法后柴胡证仍在，先与小柴胡汤，呕不止有心下急者用大柴胡汤。又如第159条，治太阳病过程中，有心下痞和泻痢，先用泻心汤治心下痞，之后用理中汤治泻痢，不止再用赤石脂禹余粮汤，泻痢还不止则再利小便（例如用猪苓汤）最后解决。

值得提及的是，套路和医生依次用药的机抉是不同的。二者并非同一概念，套路强调预设性，而医生依次用药是因机随证选药。其正是所谓"观其脉证，知犯何逆，随证治之"的见势应势，随机应变，"临时消息制方"。

套路之用，成为医家解决难治病证的一个途径。还以仲景为例，他在《金匮要略·痰饮咳嗽病脉证第十二》篇中，就是以熟悉的几个方组成的套路，来治疗即使在当代也认为棘手的肺源性心脏病（简称肺心病）合并肺性脑病。今日称为肺心病者，在《金匮要略》中称之为支饮。该篇第35条云："咳逆倚息不得卧，小青龙汤主之。"病人咳嗽、喘逆，并且"倚息不得卧"。端坐呼吸，是肺源性心脏病发生全心衰竭之征象。应化饮而治，先解决喘逆不得卧即心力衰竭的大问题。接踵而来的是，化饮除水后，全心衰竭有所缓解，但因利水必引发第36条之多唾口燥、手足厥逆、眩冒和"其面翕热如醉状"等表现，这是肺性脑病的症状。仲景在用小青龙汤之前就已知解决喘逆不得卧（心力衰竭、水肿），必然因利水逐饮剂之用造成眩冒、"面翕热如醉状"，这是世界上最早对二氧化碳麻醉状态病象的描述，同时左心衰竭即"气冲"的征象突显，仲景在此条中应用苓桂五味甘草汤，以桂枝、五味子温心阳治冲气为主。其后第37条心力衰竭略解决后，即"冲气即低，而反更咳，胸满者"，此时用苓甘五味姜辛汤治其咳满。继后第38条是眩冒，面翕热如醉状解除后，咳满止后，胃肠淤血的症状又突显出来，加之因细辛、干姜之用，估计可能发生头昏和呕吐，以此用了苓桂五味甘草去桂加干姜细辛半夏汤，用半夏化饮降逆。继后第39条是重用杏仁，以宣肺利气之功进一步解决水肿的问题。如果面热如醉还没有解决，仲景在第40条旨示要"加大黄以利之"。这也是在古代没有吸氧的条件下，运用下法，通过调节胃肠微循环和抗感染以解决肺性脑病的治法，此法在当代仍为临床所沿用。《金匮要略》治支饮的这6条统合起来是一个完整的套路，也堪为仲景治支饮的一则医案，是将每次辨证论治的内容用一条记述，六条分为一案，一案合为六条。仲景又把套路的技巧运用于方剂加减，如《伤寒论》第96条小柴胡汤："若胸中烦而不呕，去半夏、人参，加瓜蒌实一枚；若渴去半夏，加人参……"由是而在用方的层面上拓展了套路之用。清氏吴鞠通在《温病条辨》中辛凉平剂银翘散、辛凉轻剂桑菊饮及清营汤等的加减法，都是仲景用方套路的发挥。

仲景以降，医家们不仅习用套路，而且相沿升华。例如同是治疗肝火郁胃，明代孙一奎和清代高鼓峰都分两步治疗，其路数相近而又有区别。孙一奎先以逍遥散疏肝解郁、健脾和营，继用六味地黄丸加柴胡、白芍以滋阴补肾、疏肝解郁。而高鼓峰则第一步以滋肾生肝散先补肾养肝，第二步用六味地黄丸加柴胡、当归、白术、五味子、炙甘草以滋阴补肾、养血柔肝。

把套路运用于辨证论治并不限于内科。例如在外科治皮肤溃疡久不愈合者，常用煨脓长肉的治法，其套路是：第一步湿敷养脓，第二步重用黄芪托里透表，第三步用温燥以煨脓，第四步重用补气之人参党参促进生肌收口。实践表明，创口有脓者一期愈合良好。从病理学得知创口脓细胞能促进上皮生长因子的分泌，有利于创口愈合。因此湿敷养脓，对愈合起到相反相成的积极作用。

　　套路也有特例，对于一些病情相对稳定而证型演变清晰的疾病，临床医家往往可以把几个套路合于一方统而治之。清代医家陈士铎在《石室秘录》中，就把治瘰疬的前后方剂合而为一，称为"全治法"，这在急性热病治疗时也常应用，温病学家称此为"总以一方煎"，以一方统套路，其实质是套路运用之特例。这种以一方统套路的全治法，往往比分步套路更具通应性，广泛地使用于临床，成为传世的通治名方。

　　套路以其单元的巧妙组合，交相搭应，发挥互补效应，大大提升了治疗的能力，这是系统的整体大于各孤立部分的总和的例证。可以说，一个套路就是一个针对病人治疗的系统工程。辨证论治因套路之用经常有超常效果，乃是系统优势的体现。历代以来，人们对仲景和一些名医的尊崇，把一些经典名著中的套路沿用为规范（例如《伤寒论》的某些套路），以其可模拟性昭示大匠示人以规矩，使套路在辨证论治中发挥更大的作用。但在临证中，病情之变往往又超出先验，病之表现是"道可道，非常道"，那么对其治疗也应因机而发，把握走势，医生在具体论治时，就应该把套路和变数相结合起来，收放自如。但是有效的都是有限的，套路也是有限的，方药的确实功效才是应用套路的物质基础，有效的方药是运用套路的前提。此二者的结合就使辨证论治更具有实效性和艺术性，辨证论治亦以此成为中医学临床操作体系的一颗璀璨明珠。

新故相资新其故
——期待辨证论治的返本开新

新故之论源于孔子的"温故知新"。清初三先生之一的王夫之大师，在所著《周易外传》中，也有冥契道妙之语，曰中国的学问，其治学是："学成于聚，新故相资新其故。"故者，人类知识的积累，前人发明发现知识的概言；新者，是创新发现发展。这与否定之否定之论有些不同。中医治学也大抵如此。

中医学立藏象以展脏腑之神蕴。象者见诸事物，蕴生观念之谓，包括现象、意象和法象。见乃之谓是现象，所见者是有形之器。见诸事物，会意所知是意象。取法于天地间诸事物之理则或所见者为法象。藏象包括了"解剖而视之"的脏腑器官，还对其研究推理所论述的功能，和法天象地应时同构的规律。是形而上者谓之道与形而下者谓之器的统一。顾炎武在《日知录》中说："非器则道无所寓。"治病或研究人体的功能，总是以形器为基础。五脏六腑的生理如此，病理也如是。依赖现象的认知，把握临床病象，对结构障碍的外科适应证者，进行手术操作。据意象法象的知识，建立了各理论模型，以其辨证论治之用，表达了中医学天人相应的整体观和意会知识的特点。

当年王弼在写《周易略例·明象》时，就曾担心世人有"得意忘象"的疏失。果不其然，尽管中医学经验不断积累，理论不断创新，新学说新学派层出仡立，但关于构造性的人体知识增长缓慢，以至以手术操作为主的外科治疗体系难以满足医疗需求。以此看来，中医理论在发展中，仍须坚持对"器"的研究，才能把"以制器者尚其象"向前推进。

数十年来，在临床辨证论治中，对动态观的"以动者尚其变"也有所淡漠，很多是以辨证分型取代了辨证论治。辨证分型是辨证论治的一种方式，有其一定的适用范围和易用性，归纳法的辨病细分，异于整体的、变化的个体特异判定的辨证。当代固然是中医学的学术转型时期，然而，对于辨证论治，仍期待着返本开新的转换性创造。

"新故相资新其故"，也是中医乃至任何传统技艺发展的规律之一。其要点在于以继承为基础的创新。在医学史上，曾经有过不以继承为基础的创新，如果没有巨大临床价值的话，往往成为中医理论体系之外的"奇异点"，久之则湮灭。不能新故相资者多是失落。这也提示我们，得意不能忘象，更不能忘故。

〔中国中医基础医学杂，2011 年卷首语〕

四诊合参与凭一而断

　　临床辨识证候通常是以四诊合参进行综合判断。在某些时候也可因脉证的特殊价值凭一而断，是"特征值"的思想。

　　四诊合参是在辨证过程中把望、闻、问、切得到的资料在分析基础上加以综合，进而确定证的病机所在，因四诊手段各异，所提取的疾病信息，有时所表述的病机并非一致，不仅轻重层次不齐，甚至互相矛盾，通过多角度、多层次、多方法的四诊加以"合参"，可起到"信息互校"的作用，克服难免发生的诊察失误和医生的学派偏颇，以绳偏纠谬。例如，在脉诊与症状逻辑相悖时，常"舍脉从证"或"舍证从脉"。辨证论治以"证"为认识和处理疾病的单元。因"证"是在医患耦合的系统中，经医生诊察和主观体验后的结论，其中蕴含主体体验思维。如用现代的模糊学理论来分析，构成"证"的症状和体征，如恶寒、头痛等症状，浮、沉、迟、数等脉象，都体现了客观的模糊性。这样，由症状和体征组成的"证"的界定也是模糊不清的。"证"，不是望、闻、问、切等诊察手段所获各子集的清晰集合，而是模糊集合。辨证就是要把模糊集合阐述为有诊断意义的清晰集合。论治也具有模糊集合的特征。治法和治则是一种用语言表述的定性判断规则，如疏风清热、活血化瘀等都属于模糊算法，何况语言本身地具有模糊性，故论治本身即便在辨证是清晰的情况下，也要通过不断反馈来校正处于动态变化势态下的辨证和治疗的目标差。由是而知，四诊合参是从模糊现象中寻找规律，起到对不同模糊子集合的综合判断作用。

　　辨证论治有时根据某一有特异价值的症状或体征就果断地明确证候和治法，称凭一而断。有两种情况，一种情况是"但见一证便是"。例如，在辨治外感时，有一分恶寒便知有一分表证；《伤寒论》少阳病在排除或然证、疑似证之外，"有柴胡证，但见一证便是，不必悉具"。此种思维属于"特征值"判定方法，一方面但见的诸证以病机一致为前提，此时能显示的任何一个少阳主要症状，都能反映小柴胡汤证的基本病机，而且这些主要症状间具有相关性。另一方面，临床病象有全息的特征，这也堪为"但见一证便是"判断的根据。藏象、经络学说认为，在人身的一个狭小局部可以有整体的信息，从其一舌一脉的诊察，可能寻见五脏六腑的征象。这种认识是以系统论思想为根据的。

系统联系性原理指出，一个系统内各局部之间，局部与整体之间保持着密切联系和信息交换，故一定的局部可因包含整体的全部信息而成为整体的缩影。因此，无须把各种诊法所见相稽合勘也能实现整体判断。

凭一而断的第二种情况，见诸于症状体征有相悖的"奇证"之时，"奇证"是与"正证"、正型相对的变型，诊断时常"舍多而从少"，仅凭一个（或少数几个）特殊症状或体征，就否决了集富于多数症状体征的"证"。例如，某疾病时一派寒象，病人恶寒、手足凉、下利纯水、舌白脉沉，此时病人仅见不欲盖衣被和有口渴之症状，医家则独具慧眼，在茫然中蒙喻其意，以少数热象为凭证，诊为阳盛格阴的真热假寒证，是以诸寒证为假象，而认定仅见的不欲盖衣被和口渴为证的本质，成为诊断的根据，称此种情况为"独处藏奸"。

四诊合参和凭一而断是辨证论治时截然不同的判断方式，但从思维方法看，都是系统思维的殊途同归。四诊合参是用系统思维的综合方法施以多变量的考察；而凭一而断，则根据系统的联系性原理尝鼎一脔，从部分推全体。前者是全面考虑，匡正补缺；而后者却是从系统的功能和结构来统筹分析，执简驭繁。临床上把两种方法配合而用，将能"以正和，以奇胜"而臻于化境。

〔中国中医药报，1990-12-31〕

中医辨证论治探源

辨证论治，以重视个体化的诊治而堪称中医临床医学的最高层次。在中医学早期文献里，虽然也有辨证论治之思绪，如马王堆出土医书《脉法》言："圣人寒头而暖足，治病者取有余而益不足也"，但所记载的多是从病而治。汉代张仲景奠鼎辨证论治，宋代以后，辨证论治始成为主流且涵括了辨病。

中医学何以选择了辨证论治？是因为中医的理论是辨证的，又与中华民族的思维方式，和医家们在实践中选择了"任其所宜"的"宜法"的方法论有关。

所谓"辨证"，是整体地、变化地、有辨别依据地来认证事物。其理论是"辨证"的。在《周易》《老子》和《墨子》等著作中，有着丰富的辨证方法，并已成为人们的思维方式，医家们也逐渐用这些方法来审视疾病。《墨子·公孟》"人所得于病者多方，有得之寒暑，有得之劳苦"，认识到一果可出自不同的因。在中医学理论中，原因可为结果，结果也可为原因，一因可以多果，一果可以多因。如在《内经》中，五脏六腑皆令人咳，五脏皆可致痹、致中风，五脏皆可为不寐病因，等等。除辨证逻辑的同一律外，《内经》在阐述理论时还应用了名与形、象与类、同与异、奇与恒、一与万、决与推、假与索、论与非、微与和等多种辨证方式，这些都融入了民族的思维方式和中医学理论结构，据此成为辨证论治的思维基础。

一、易变观和三才观

《周易》和《老子》都以易变观念阐论事物，形成了先民传统"天人合一"的阴阳辨证的思维方式。《周易》之易变，包括变易、简易和不易。此三易之中，又以变易为最基本形式，重视事物发展过程中的变化性。《易传·系辞》更指出，面对变化的事物，则应该"唯变所适"。《老子》讲"道可道，非常道"，言"道"与"非常道"之变。中医学动态的看待不断变化的病，治疗时以变应变，此正确的疾病观是"易变"观念在医学中的体现。《易传·系辞》言"开而当名，辨物正言"，在医学上，当然以辨为首务了。《周易》以天、地、人为一个大系统，称之为"三才"，中医学即以三才观之理念，探讨病因、病形、病能及论治，由是而形成了"三因制宜"的治疗思想。

二、中医学理论重视时间因素

以藏象、经络、气血等为要素的中医学理论，非常重视时间因素。人体也是由空间结构和时间结构两部分要素组成。空间结构指的是形体、器官、肢节、骨骼、肌肉等，时间结构指的是生命活动的过程、节律、节奏、周期等。空间结构看得见、摸得着，《易传·系辞》称为"形而下者谓之器"。时间结构看不见、摸不着，但可以感验，《易传·系辞》称为"形而上者谓之道"。西医学在对人体空间结构的深入研究中，建立起构造性人体观，现已发展到基因和分子水平，取得了卓越的成就。中医学则重视对人体空间结构和时间结构的探索，建立了有机论人体观的理论，提出了阴阳终始、四时五脏、六经气化等学说，它把时间和功能的总和称之为"神"，生命功能称之为"神机"，主宰思维并统帅全身生命活动的作用称为"神明"。《内经》以"神转不回，回则不转"为生命的特征。中国古代的工匠们在制器和工程中，首先使用简单方便容易实现的方法，称之为"宜法"。在《周礼·考工记》中被称之为"任其所宜"所应用。《素问·异法方宜论》举例用之，《灵枢·九针十二原》中称之"顺其所宜"。张仲景的《伤寒杂病论》中也多用此法，并把其论治过程称为"平脉辨证"。对此后世有"因病辨证""见症施治"等不同称谓。直到清代中期，在陈惠民的《证治新议》和章虚谷的《医门棒喝》中才用"辨证论治"一词，被中医延用至今。

〔由原载中国中医药报（2002-03-27）修改〕

从自然到必然

辨证论治作为临床的操作体系，是理论用诸于实践的过程。临床疗效取决于医生辨证论治的水平，辨证论治水平的高低又是医生的理论功底、临床经验、思维感悟和文化素养等方面因素综合运用的结果。从学术而言，辨证论治有三种境界。

第一境界是"法式检押，对号入座"，即是把病人的病情和临床规范相比较，对号入座，看与孰相应，就从其证的范式名证、立法、处方。从思维而论，这是"模式思维"。如病人有脉浮、头项强痛、恶寒者，与《伤寒论》首条"太阳之为病，脉浮、头项强痛而恶寒"相一致，就可判为太阳病，以辛温解表法治之。《灵枢·逆顺肥瘦》对这种辨证模式进行了概括，说："圣人之为道者，上合于天，下合于地，中合于人事，必有明法，以起度数，法式检押，乃后可传焉。"这里所说的"法式"即是规范，"检押"即是核对、对号。被习用的辨证论治范式主要是经典著作、名家医案及论述、教材和国家及学术团体公布的医疗规范。利用规范进行辨证论治具有易用性，便于掌握，但有时却疗效不显，究其原因多与方药应用不当有关。一种是"有方无药"，《本草衍义》说"方可持者药也"，虽是运用成方，但药物用量不足，亦是达不到预期效果。如补阳还五汤之黄芪得用到120 g才行，又如泻心汤大黄得用到30 g才见功效。另一种情况是"有药无方"，处方之药全合证候，药量也不轻，但各药之间全无组织，不分君臣佐使，是"凑合方"，也往往无效。可见，用药细律也是治疗有效的关键。

第二境界是"圆机活法，医者意也"，乃是对常规模式的突破。这是意象思维。徐灵胎在《伤寒论类方·自序》中说："方之治病有定，而病之变迁无定，知其一定之治，随其病之千变万化，而应用不爽。"正因为疾病有不确定性，才需要辨证论治。对病证，不仅需要从一切方面、一切联系和相关因素进行本质辨证，还要发挥医生思维的能动性，古人称之为悟性，在没有规范可循的时候，以已之意，通古人之意，切合医理，做出证候的判别或活用治法，以用意之奇、方药之巧而获取疗效。古代医家把这种治法的活用称为"法无定法"或"圆机活法"，《素问·至真教论》称之为"愈悦意而已"，《灵枢·九针十二原》言此为"以意和之"，即后世医家所崇尚的"医者意也"。这是对"有是证，用是方"的突破，以治法方药的活用，解决"古方新证，安能相值"（朱丹溪语）的问题。

第三境界是"非法为法，创辟开新"。这是创新思维。《素问·天元纪大论》言道："神用无方谓之圣。"达到此等境界的人，在辨证论治时，能敏锐地捕捉病证的要害而直指病机，突破"因名识病，因病识证"（朱肱语），压缩思维程序而察脉证之真，从标志性的症状体征就能"但见一证便是"，突破四诊合参，从病证的关键点上执简驭繁，以"不辨"为辨。在运用治法时，如释家之言"非法法也"，以"非法"为最高境界；或如王应震所言"见痰休治痰"；或如徐灵胎之"用药如用兵"，以"一病而分治之"，设计套路，先引病邪入彀中，以次除之；或上工治未病，能"因象识变，见微知著"，治未发、治萌芽、防传变。在临证中，"不治之治，见症求本"者亦属上工。特别是能够升华古今辨证论治理论而有创新者最可贵，此等创辟开新乃是创新，是认识的最高本质。例如有人读习《伤寒论》第97条，以"休作有时"为小柴胡汤证之"方眼"，又据此把小柴胡汤发挥用以治过敏性疾病，之后在临证中对该方施以创造性筛选，研制了抗过敏的新方，使治一证之方发展为治一类病的新方，此等创辟开新当是辨证论治更高层次。如果说"法式检押，对号入座"是必然王国的界域，那么，能够达到"圆机活法，医者意也"者，已步入到自由王国的界域了，而"非法为法，创辟开新"者，已登入创新王国的门庭了。

〔中国中医药报，2002-11-18〕

辨证论治的控制艺术

从控制论看，疾病之病因相当于干扰，证象是信息群。所谓辨证，就是用四诊分辨疾病信息，判断干扰，找出疾病函数的特征值过程。而商讨治法处方用药，是一个输入治疗信息，排除干扰即校正的过程，最终目的是达到改善被控系统的质量。辨证论治把人体视为一个多变量系统加以分析和调节，对复杂疾病的辨治，一般多不是一次调整（全疗程一方到底），而是不断根据病情的变化，根据上一次用药后反馈的病情信息，决定下一步治疗，不断变换方剂、加减药物、调整用量。控制论称此为负反馈误差调解。

辨证论治的原则和方法，与控制论的理蕴颇有相合之处，又可称为一种艺术。例如，中医治疗的重要原则之一，就是调和人体阴阳气血的偏盛偏衰，使其达到相对的平衡状态，即《素问》所言"谨察阴阳所在而调之，以平为期"。这相当于控制论的平衡原理或补偿原理。辨证论治时，有时把疾病过程视为线性系统，可以运用迭加原理，由单变量控制达到多变量控制。如在《伤寒论》中，太阳病用汗法治以桂枝汤，少阳病用和法治以小柴胡汤，如太阳少阳合病，则以汗法与和法联用以柴胡桂枝汤。又如气虚用四君子汤，血虚用四物汤，气血两虚则用八珍汤。八纲是辨证的主干，与其相应的治法有八法，迭加原理的应用，使辨证立法与药物加减有很大的灵活性，这也是"八法之中，百法备焉"的道理，闭环控制系统，可以用分流原理实施控制。按中医学理论，水液代谢、营卫之气都循环运行，是一个闭合系统。临床用分流原理来分利水湿、泄热和排毒邪。如治疗水气病时，据《内经》提出"开鬼门，洁净府，去菀陈莝"的原则，从发汗、利尿和泻下等多种渠道分利水湿，如用疏凿饮子、中满分消丸、己椒苈黄丸等从二便逐水，治肝硬化腹水、肾炎和肺心病水肿等。据大小便都与水液代谢有关的道理，可以用分流原理来治疗泄泻，《伤寒论》用五苓散治疗呕吐下利的霍乱，起疏利小便实大便的功效。在自动控制系统中，常有"不稳定区"的态势，其控制则以尽量缩短与不稳定状态相接触的时间为原则，如战士通过危险地带时要尽快"冲过去"，此理论称为快速通过"不稳定区"。《伤寒论》中用大承气汤急下存阴，治阳明、少阴三急下证即是此理。有时用反佐药物，以"甚者从之"之功，起到引导诸药加速通过不稳定区的作用，如《伤寒论》用白通加猪胆汁汤，使药物不被阴寒所格拒，达到回阳救逆的目的。生物系统的功能有时对输入信息呈"非灵敏区"的特征，在该区内对药物反应不敏感，此时，用药之初宜用大剂量突破，如用通里攻下治疗肠梗阻时，大黄、芒硝用量宜大，此系大剂量突破"非灵敏区"的控制方法。辨证论治重视"上工治未病"，当属控制论的前馈控制的思想；其"治有先后""先治新病，后治痼疾"，相当于程序控制；用五行生克关系治疗可比肩为控制论的多路多级控制。

辨证论治的方法中展示的控制论艺术，是中医临床不凡智慧的体现，呈现了中医学的超凡魅力。但是，辨证论治与控制论毕竟是不同范畴的学术，尤其是辨证信息的症状变量多是表面的、定性的参数，有待于向内在的、定量的参数方向发展，令四诊信息能够客观化，使辨证论治进一步与控制论结合而有所发展。

〔健康报，1998-05-15〕

"信有旧方奏新功"
——对"非典"的探讨

严重急性呼吸综合征（severe acute respiratory syndrome，SARS），即传染性非典型肺炎，简称"非典"。自2003年初以来，在我国和世界30余个国家地区造成了大流行，以其病原毒力强、病情严重和呼吸道传染性强为特征，现已造成数百万人的死亡。世界卫生组织（WHO）负责传染病的执行干事戴维·海漫博士认为这是"新世纪的第一个严重而又易于传播的疾病"，学者们也将此病视为新型传染病的缩影。对于此病，目前用中医药已经有一些防治的实践，现根据病情及有关资料，对"非典"辨证论治的有关问题分析如下。

一、冬伤于寒，春必病温
——审识病因病机以立"非典"的中医病名

病名能大体概括疾病的性质、特征和范畴，故辨证论治从来就不排斥辨识病名也即辨病的。"非典"属于外感热病，因其温病特征明显，就其病情、病势看当是春温，又因其具有强烈的传染性又属于温疫。早在《内经》时代，已经认识到有一些热病"汗出辄复热，而脉躁疾，不为汗衰，狂言不能食"（《素问·评热病论》），《内经》作者们把这类病称为温病。《素问·玉版论要》已认识到温病的严重性："病温虚甚死。"明清时代，医学家们把有明显季节性、起病急来势猛、传变快变化多的一些热病，从"今夫热病者，皆伤寒之类也"的笼统伤寒中分离出来，自立门户，命为温病，其中有强烈传染性而引起流行者称为温疫。医学家们在实践中，把温病发展成一家之学即温病学。温病学甚至还包纳了部分伤寒，在温病学派中又派中有派。温病学主要有四派：即叶天士、吴鞠通为代表的温热派，薛雪、王孟英为代表的湿热派，吴又可、余师愚为代表的温疫派，以及陆九芝为代表的温病伤寒派。说"非典"属于温病中的温疫更有别于伤寒，原因在于，虽然"非典"可以用很多《伤寒论》之方剂治疗，但论治的总原则乃是遵循温病之大法的，即"伤寒为法，法在救阳；温病为法，法在救阴"（《温病条辨·苏征保序》）。据此，温病初起就从辛凉入手，这是对外感热病治疗观念的改变，是温病学家们的突破点。清人周学海说："伤寒从毛窍而入，温病从口鼻而入。"这次"非典"，从病史上，病人没有先感受风寒的经历，病人的发热不是伤寒化热，其热变之迅速呈温邪（阳邪）致热的特征。有鉴于此，首先说，这次"非典"属性是温病，不是伤寒。

这次"非典"从发病季节和病情来看符合春温而不是风温。《素问·生气通天论》："冬伤于寒，春必病温。"《灵枢·论疾诊尺》也说："冬伤于寒，春生瘅热。"2002年以来，北半球冬季长而突出的寒冷已经为气象学家公认。不仅系统的寒冷与发病有关，甚至在流行以后短时间的寒冷也影响疫情。近日报道：华东师范大学地理系信息科学教育部重点实验室研究发现，在疫病流行期间，如果气温日较差（俗称日温差）较小的异常情况，那么6~8日后可能会出现非典疫情爆发的小高峰（2003年5月16日《光明日报》上海电讯）。冬伤于寒可使气阴耗伤，抵抗力下降，至春时易感受温热之邪而发病。《素问·四气调神大论》说："逆冬气，则少阴不藏，肾气独沉。"寒邪先造成肾气不藏，而这种肾气不藏又最容易感受温热之邪，即"温邪独击下虚之人"，造成气阴耗伤，在气（阳）阴二者中，（肾）阴又最敏感，即明代医学家张景岳所谓"虚邪之至，害必归阴"，平素阴虚体质的人最容易感受而致病，致病后病情更重。阴虚受邪，首发见症是邪致热化的高热、咽干、咳嗽。突发高热是每个病人都有的、贯彻病情始终的特征性症状。火热伤肺则喘咳。因冬不藏精伤肾是发病的基础，所以便有肾虚不荣所致的身痛，再加上邪着肌腠，气血流行受阻，以致身痛最为显著。本次患"非典"者，对身痛之难忍有突出的感受。温病学将病发于表的温病称为新感温病，如风温、秋燥等；将卫分证候不明显，起病即见里热炽盛者（古人认为是有伏邪而病发于里）称为伏邪温病，如春温、冬温、温疟等。此次之"非典"，病人所呈现的表热证如鼻塞、头痛、脉浮等卫分症状不明显。因此辨其病为春温而不是风温。

春温之病名，是宋代郭雍在《伤寒补亡论》中提出的，其后元代的王履和清代叶天士等医学家都因袭而用。叶天士在《温热论》中还论述到温邪挟风、挟湿的病情，指出"风挟温热而燥生，清窍必干""湿与温合，蒙郁而蒙蔽于上，清窍为之壅塞"。这次流行的"非典"，病人干咳重还与挟风有关，多有腹泻，与挟湿有关。如果从西医的病理学看，干咳和腹泻，是病毒血症刺激气管和胃肠的表现。

对于温病发生的周期性，清代吴鞠通在《温病条辨·原病篇》中，先叙司天气运以原温病之始，按他摘引《素问·六元正纪大论》所说的"丑未之岁，二之气，温厉大行，远近咸若"，2003年为癸未羊年，应在二之气的3~4月发生温疫，大致符合。但如具体推算癸未年的五运和六气，则多有抵牾。按《素问·天元纪大论》："戊癸之岁，火运统之。"2003年当是火运而主热。因癸是阴干之不及，当是克火之水运（寒水）流行。故寒水为致病之气。则引发阳气不化的一系列病证。从客气的司天在泉看"丑未之岁，上见太阴"，乃是太阴湿土司天，太阳寒水在泉，应当是上半年湿，下半年冷。从承制关系看，《素问·六微旨大论》说"土位之下，风气承之"，按唐代王冰的说法，是"湿为风吹，化而为雨"，天气湿而多雨。如果从"客（气）主（气）加临"推算，司天之客气是太阴湿土，主气三之气是少阳相火，土与火是相生的关系，是"相得"。按《素问·五运行大论》"气相得则和，不相得则病"而论是"相得"，就不应该有疾病流行。再从"（六）气（五）运盛衰"分析，气是湿土，运是火运，火生土，运生气，乃是"小逆"。在"小逆"之年，一是该年气候变化大，二是本年气候还是应该以五运（火运）为主，三是"小逆"可在一定程度上转为和平之年。对于以五运六气来推测疾病，吴鞠通本人也认为"未免有顾此失彼之诮"。要是从60年周期的"大运气"看，是否此前的癸未年和此后的癸未年，都有2003年一样的气候或发生同类的病，实难勘验。何况人类活动对地球气候影响巨大，诸如热带雨林的过度削伐，温室效应等因素不断改变气候，何况此次疾病流行北京并非疫源地。总之，要是认为本次"非典"的流行与五运六气学说相契，是难以成立的。

二、脉证合意药灵通
——辨证分期及治法选方

围绕发热为主线伏其所主、先其所因、分期论治，是温病大异于杂病的辨证论治特点之一。中医治病的主旨是辨证论治，有是证，用是方是临床思维的理路。"非典"的临床特征是发热和围绕发热有明显的病程分期。前贤奠立的卫气营血辨证和三焦辨证都可资鉴用，但又不尽适合"非典"。这两种辨证方法，对于当时认识的温病辨证仅有一般的普适性，而不能统扩所有的温病。这次"非典"的临床危重者发现有呼吸窘迫综合征和弥漫性血管内凝血见症者，这又类似伤寒变证之大结胸证和太阳阳明之蓄血证，真所谓不是伤寒又似伤寒，这说明"非典"的复杂和凶险。当代中医临床已经充分运用X线及化验检查获得了更多的辨证依据，以此说，当代对温病学的辨证，应该在卫气营血辨证和三焦辨证基础上有所发展、有所创新才是。对于"非典"的辨证，结合脉证及病情特点，概括其分期如下：

（一）前趋期（发热后 1~5 日）

发热是"非典"之首发症状。此期主要指从发热开始到症状体征逐渐显现而至确立诊断的阶段。症见发热 38 ℃ 以上，伴有干咳少痰，全身乏力，头痛，肌肉酸痛，脉数，舌淡红苔黄白。血常规检查白细胞计数不高，X 线胸片出现或尚未见片状阴影者。此期表明，"非典"一开始就呈毒热袭肺之证，不是表证，也不是由表证传变而来。治宜清热宣肺，宜用银翘散合麻杏石甘汤加减。用银翘散清热宣肺，麻杏石甘汤泄热止咳。清代温病学家吴鞠通将麻杏石甘汤作为辛凉甘淡法用治温病咳喘，温病忌辛温，此处麻黄之用并不在发汗解表，而主要在宣肺定喘，石膏配麻黄可清泄肺中实热，石膏可用至 30~60 g。

（二）肺热壅盛期（发病后 3~10 日）

此病因症状、体征、X 线及化验检阳性项目具备足以确诊。症见发热 38 ℃~40 ℃ 以上，关节和全身酸痛，可有胸痛或腹泻，喘咳、偶有血丝，胸闷。触诊叩诊有肺实变体征，听诊有干、湿啰音及管状呼吸音。血常规检查白细胞计数不高或降低，或有淋巴细胞减少。X 线胸片肺部有片状、斑片状浸润性阴影或网状改变。此期在全身是气血两燔的毒热证，其病位所在则是肺脏。宜用人参白虎汤合清瘟败毒饮加减。在"非典"，发热乃病情轻重的标志，应重用石膏，每剂 60 g 以上。此期有两种转归，病情如得到控制，则进入恢复期，否则进入危重期。

（三）危重期（7~14 日）

此期为热入营血，气绝喘脱。肺部有多叶损害，占全肺一半以上。呼吸困难，发生呼吸窘迫综合征，病人突然发生胸闷、气促、呼吸浅速，每分钟呼吸频率 30 次以上，吸气时可有三凹现象，发绀逐渐加重，肺部湿啰音逐渐增多，甚至导致心力衰竭和周围循环衰竭。也可发生弥漫性血管内凝血或多器官功能障碍综合征。病人之死亡多死于呼吸窘迫综合征或弥漫性血管内凝血，应紧急抢救。

在治疗上，见有气促明显、轻度低氧血症者，即应给予持续鼻导管吸氧。20 世纪 80 年代中医在防治流行性出血热时，发现呼吸窘迫综合征和《伤寒论》大结胸证相似，遂用大陷胸汤治疗取得了较好的疗效。［见：兰克信，高仲华，王国礼.《伤寒论》法辨治流行性出血热 112 例探讨. 新中医，1985（1）：8-13，16］这一经验值得"非典"借鉴。以大黄 20 g，芒硝 10 g，甘遂末 1.5 g，以水 600 mL 先煎大黄，取 200 mL，去滓，内芒硝二沸加甘遂末，温服 100 mL 后，很快即小便多而腹泻，二便止后再服余剂。广泛性肺病变必伴发弥漫性血管内凝血，临床表现为蓄血、发狂、黑便，儿童多吐咖啡样物。1967 年笔者曾亲手经治一例全叶性肺炎者即有此见证，后来学习《伤寒论》知属于蓄血证，可用桃核承气汤加水蛭散血逐瘀治疗，用桃仁 30 g，大黄 20 g，桂枝 10 g，芒硝、水蛭、甘草各 10 g，以水 700 mL，先煎前 5 味药，煎取 300 mL，去滓，内芒硝，每服 100 mL，每日 3 服。如伴发心力衰竭者，可用真武汤治疗，此为中医治心力衰竭之常规，不复赘述。

（四）恢复期 (病后 1~14 日)

主要表现为气虚阴伤。养阴保津是温病治疗的总原则之一，也是恢复期的原则，具体治法很多，方剂也颇为丰富，可用沙参麦门冬汤合生脉饮加减治疗。

三、上工神机苏橘井
——预防为主，走出误区

预防为主、防病在先是保障健康第一要义，对传染病特别是像"非典"这样的急性呼吸道传染病，预防的意义和价值尤为突出。预防涉及社会、生活、心理、卫生习惯乃至道德等多方面因素，确认了"非典"病源是冠状病毒也可研制疫苗，这些无须细言。现仅就多年来使用中药对预防发生误导并形成误区的看法提出以下三点讨论。

误区之一是未毒先解，把治疗药当成预防药。从 20 世纪 50 年代末就开始，把一些清热解毒中药，如板蓝根、大青叶、金银花之类当成预防流感、上感之类病的药物。本次"非典"流行也如是。此行此素实有悖于中医学理论，迄今为止也未见此类药物有提高人体免疫力的实验，倒是苦寒之品伤正气为医家们所熟知。苦寒药物的使用，就是在治疗时也应是"到气才可清气"，不能早用。预防的确切效果评估甚为复杂。希望今后有以系统的实验研究对此问题得出明确的说法。

误区之二是滥用"偏方"，追逐"特效药"。这也是临床治疗的问题。临床并不排斥"偏方"和寻找"特效药"，但任何"偏方"和"特效药"都有其适应证的问题，这些都离不开辨证论治。筛选特效药是移植于西药的思路，但中医治疗的理路是祛邪、排邪、给邪出路及与邪相衡。"偏方"或"特效药"用之预防也有待于进一步深入研究。

误区之三是传染病之预防不能套用杂病"见肝实脾"的上工治萌芽而阻传变。这也是混淆防治的问题。吴鞠通在《温病条辨·原病篇》中引用《素问·金匮真言论》"夫精者，身之本也，故藏于精者，春不病温"之后强调说："盖谓冬伤寒则春病温，唯藏精者足以避之。"这是中医学个人预防之至理，这也可以解释为何同受感染，有发与不发和病情轻重之别。但不应该把杂病的治疗理论用于外感病的预防上，否则中药的理气药、活血药、祛风湿药、化痰药乃至泻下药等皆可成为预防"非典"的佳品。至于近年来有些人提出"体质预防"的理论，确有实践依据，今后应深入研究才是。

综上述，本文论及了中医对"非典"的辨证论治和预防，其要点可用各段标题及总标题构成的七言诗来概述：

冬伤于寒春病温，脉证合意药灵通，

上工神机苏橘井，信有旧方奏新功。

〔中国中医药报，2003-06-09〕

话说中医治则的两次重大发展

　　在辨证论治的理法方药之循序中，有治则治法的一个环节。即辨证明确后，便推定出治则，再依据治则选择治法，进而拟方议药。《素问·移精变气论》"治之大则"首开治则之论。治之有则既是辨证论治理论的一个步骤，又是规范化的体现。"则"字的原义是"法则""准则"。上古时将刑书、律法铸或刻在大鼎之上，故金文的"则"字从刀从鼎，小篆的写法，将金文的"鼎"讹变为"贝"，楷书继承了篆书的写法，是为从刀从贝的"则"字。《尚书·禹贡》曰"咸则三壤，成赋中邦"，是说依三品的法则，定九州之赋税。《诗经》也言"天生烝民，有物有则""岂弟君子，四方为则"。可见，在先民的生产生活中，遵循法则立身行事的意识，很早就形成了。后来《孟子》又有规矩权衡之论。在此观念的影响下，医家援其理蕴而开慧，形成了治则的概念。

　　治则就是治疗法则。辨证一旦明确，治疗法则也就应随证而立。从贝字之字义而言，"则"也有"法"的含义，但在辨证论治中，随着理论的深化，"法"与"则"在概念上各有侧重，"治法"指治疗方法，"治则"治疗的原则。从理法方药而论，治则属于理论层次，治法是在治则统理下运用方法的层次。辨证论治的程式是：辨证识证，据证而确立治则，在治则的指规下选择方法，按法选方或制方，依方而议药。在具体的某一辨证论治过程中，治则决定于辨证，但具体的治法有多种途径、多种方法。治则当属决定论，治法是选择论。由是而知，治则在辨证论治的操作体系中，以其规矩的作用，领引着辨证论治原则的确立，是辨证论治过程重要的战略决策。

　　治则和治法总是随着实践的丰富和理论的深入不断增益和发展。值得重视的是，新治则的提出，标志创新和治疗观念的改变，是理论的突破和范式改变的资鉴。

　　在古代，创立新治则的动力机制有两种方式，一种是经验总结式，一种是理论推演式。经验总结者，是把积累的经验，归纳概括，升华为新理论，创立了新的治则，例如，治外感热病张仲景《伤寒杂病论》，从寒立论，首用辛温解表。但是对外感温热就不宜，早在唐代的孙思邈，就已经在辛温药中加入辛凉之品，创立了千金葳蕤汤。在宋代便有好用温药的石藏用与擅用凉药的陈承二派之争。当时俗语云："藏用担头三斗火，陈承箧里一盘冰。"传到金代的刘完素，便高举火热论的旗帜，以辛凉药物治疗外感温热病。这一由辛温到辛凉治疗观念的改变，也是治则的改变，是经过对千余年治疗经验的总结而得来。理论推演创立治则，最典型的例子是《素问》七篇大论中据各种气候模式，进而知晓在此种模式下因太过或不及运气之化的病证特征，再据病的特征便推论出相应的治疗原则。此推理依据的是医学理论，故而七篇大论所推论出的治则，都是有实践性的。通过总结临床和理论推演蕴出新治则的两种产出机制，至今依然弥宝重用。当代中医已经开展了实验研究，冀图探索出一条通过实验创发出新治则的渠道。从目前看，一些实验，还没有创建新治则的范例。临床以此呼唤新治则的面世，特别是论治肿瘤等难治疾病治则和治法的面世。

治则重大改变和发展，可以引起理论范式的改变。在中国医学史上，重大的改变有两次。第一次是《伤寒杂病论》对《内经》的突破而发生治则范式的改变。《内经》以其"理论-整体性范式"具有预构特征，这种范式除运用于医学外，也运用于天文学、乐律学等领域，依此理论范式构建了许多治则。汉代张仲景的《伤寒杂病论》，在继承《内经》整体思维的同时，从整理各种具体治疗实践案例入手，博采众方，注重临床操作的精密精确内容，剂量、剂型、煎服、制作等，创造出"经验-案例性范式"的治则，这种以六经为纲，以具体证候为目显示出极强的实用性，堪称为垂法则、立津梁。其思维方式与周代的《考工记》、西汉的《九章算术》相类。这是一次重大的范式转换。

《伤寒杂病论》以后，中医学理论有很大发展，特别是在气化理论和病机的研究方面，多有新建，医学家每每在方证对应之外，运用气化和病机获得新的治疗途径，以此加深了对治病求本的认识。到金元时代，在治则方面，医家便以其"整体-机要范式"突破了"经验-案例性范式"。刘完素从火热立论建立热病治则，张子和抓住攻邪的一环，而李东垣则以脾胃为枢机，朱丹溪以相火治内伤杂病，等等。他们建立的治则，超越了唯象的方证对应，诚如明代王应震所论："见痰休治痰，见血休治血，无汗不发汗，有热莫攻热，喘生休耗气，精遗休涩泄，明得个中趣，方是医中杰。""整体-机要范式"开辟了创立新治则的渠道和境界。中医学术推向了一个新局面。

治则与治法二者虽然有层次性和理法之别，但有时治则本身也是治法，如活血化瘀、清热解毒等。治则与治法二者合起来成为从理论到实践的桥梁。从学术风格上，治则治法三点共性：一是蕴含哲学的特质，以其舍事而言理的高度概括，有普适性和恒久性。例如"温药和之""寒者热之，热者寒之"等。二是语言具有文学艺术性，常用取类比象以喻医理，多常用四字为句。例如引火归元、斩关夺隘、釜底抽薪、提壶揭盖、养正徐图、以毒攻毒，等等。三是治则治法与中国传统文化相通互动，很多治则治法与兵法、弈道、习俗，典故等有关。这也显现了中医学理论的丰富绚丽。

治则的理论虽然丰富又渊源久远，但历代以来都是合写于内科或理论综合著作之中，例如，明代李中梓系统整理过治则，纳入到《内经知要》，清代陈士铎以治则为纲论病，将64对基本治疗法则纳入到《石室秘录》书中。然而在古代医籍中尚没见有治则专著。20世纪80年代，任应秋先生简述了"治则学说"，也是将其纳入所编著的《中医各家学说》之中。20世纪80年代末，中国中医科学院成立了治则研究室，周超凡教授主编、出版的这部《历代中医治则精华》使治则成为一门独立的学科。

《伤寒论》五题

一、承气非顺气

《伤寒论》治阳明腑证用三承气汤，何以用"承气"二字命名方剂？历代医家多从成无己之注："承，顺也，正气得顺舒。"此说虽通，终觉失凿。"承"并非指顺，"气"也当是邪气。如是而论，"承气"之意不是"正气得顺舒"。

仲景伤寒之论，阐发于《内经》"三篇热论"，但理从《易经》者颇多。"承"是六十四卦中爻与爻关系的一种，下爻对上爻为承，但一般来说，多指阴承阳，即阴爻居阳爻之下。阳明腑证为胃家实，有燥屎阻隔，正合"否卦"之卦象，为否证。否卦是三个阳爻在上，三个阴爻在下。朱骏声《六十四卦经解》说："否，闭塞不通也。此本乾卦阳往而消，阴往而息""天气上升而不下降也，地气沉下又不上升，二气隔也。"以天地之象应人，阳明腑证之位序与《否卦》之六二爻位正相合。承气汤之承是"包承"，《否·六二》爻辞曰："包承。小人吉，大人否亨。"承气之气概指邪气，承气汤并非顺其邪气，而是和包承一起下其邪气，即"包承邪气于燥屎中而下之之称也"。所谓"包承"，系指《否卦·六二》爻承受《否卦·九五》爻来包承。《否卦·九五》爻辞："休否，大人吉，其亡其亡，系于苞桑。"对此，《系辞》解释说这是："危者安其位者也，亡者保其存者也，乱者有其治者也。"此否证，经承气汤之治，而得"休否，大人吉"。成无己氏《注解伤寒论》每多独到，唯此注有欠精当，受到通晓易学医家之商榷，以此想到孙思邈言医易之论不谬。

二、来苏非复苏

柯韵伯著《伤寒来苏集》，有医家释名，谓"来苏"为"复苏"或"来复苏"。此也望文生训。

自宋以降，医家多赞仲景之圣德，称《伤寒论》为"活人之书"，如宋代朱肱著《南阳活人书》，宋代扬士瀛撰《伤寒类书活人总括》，元代张璧撰《云岐子保命集论要》，明代戈维城撰《伤寒补天石》，明代陶华撰《伤寒全生集》等，以赞德之词名书。盖"来苏"一词，系《尚书·商书》中"后来其苏"的略语，表示商汤征讨之处大施仁政，后来借指君主出巡或与民休息。"来苏"二字，亦每多用典于唐诗之中。如路敬有"来苏伫圣德"，虞世南有"顺动悦来苏"之句。孟浩然在《同卢明府早秋宴张郎中海亭》诗中也用过"来苏"，诗云：

> 侧听弦歌宰，文书游夏徒。故园欣赏竹，为邑幸来苏。
>
> 华省曾联事，仙舟复欲俱。欲知临泛久，荷露渐成珠。

可见，《伤寒来苏集》之名，系含颂扬医之仁术而非言操作之谓。

三、《伤寒论》与《内经》不是一派

20 世纪 50 年代章次公先生就撰文指出，《伤寒论》应属于《汉书·艺文志》的经方学派。但 60 年代一些作者撰文，把《伤寒论》归于对《素问》"热论三篇"的继承，造成了从《内经》到《伤寒论》一脉相传的认识。

实际并非如此。仲景可能吸收了《内经》中的一些思想，但总的路数与《内经》不同，有些病名，包括分篇，到《金匮要略》中杂病的病名，也与《内经》不同，如痉湿暍病、百合病、狐惑病、支饮、胸痹等皆与《内经》异。《伤寒论》讲脏腑而不言藏象。又从两部著作所表现的理论范式看也不同。《内经》是"整体-唯象"范式，而《伤寒论》则着重于具体治验的"经验-个案"范式。这种范式和《考工记》相一致。《内经》重视总体性思维和预构特征，而《伤寒论》从个案范例入手，其思维方式如同西汉《九章算术》一样，依解方程的思路，解决治疗疾病的具体问题，尤其重视制方、配伍、药量、煎服法等细微的问题。以此奠定了辨证论治的大厦。

在出土的敦煌医书《辅行诀》中，看到了《伤寒论》前导著作的原型，属于《汤液经》的一脉，为《伤寒论》属于经方一派提供了文献依据。

四、《伤寒论》的祖方与主方

在笔者读过的关于《伤寒论》诸书中，最早提出桂枝汤为《伤寒论》祖方的，是元代医学家尚从善所著的《伤寒集玄妙用集》。其他人也有称桂枝汤为《伤寒论》第一方的，意义都相同，没什么争议。不管从什么角度而言，这一说法均立得住。

《伤寒集玄妙用集》《医藏书目》作《伤寒纪元》，《中国医籍考》又作《尚氏伤寒纪玄》，视尚从善的解读发挥之作。笔者认为，在诸多解读

《伤寒论》的书中，这是一部作者自己明白，说得明白，也最为实用的书。作者列出引领六经的十二个代表方最为重要，应当牢记。十二个方是：足太阳膀胱经病是桂枝汤、麻黄汤；足阳明胃经病是大承气汤、小承气汤和调胃承气汤；足少阳胆经病是小柴胡汤；足太阴脾经病是桂枝加芍药汤；足少阴肾经病是麻黄附子细辛汤、麻黄附子甘草汤；足厥阴肝经病是当归四逆汤、麻黄升麻汤和干姜黄连黄芩汤。请注意，作者未提手经，其见解是对的。对于足厥阴肝经病，没有采用乌梅丸，这也是有实践经验为依据的。

上述十二个方中，小柴胡汤最为重要。可称小柴胡汤为《伤寒论》的"主方"。理由有二：一是小柴胡汤贯彻了《伤寒论》"阴阳自和"的思想；二是不论是哪一经病，如果用了小柴胡汤，原则不算错，又都能取得一定疗效。

五、读《伤寒论》用"奥卡姆剃刀"

《伤寒论》有三多：注家多，版本多，其方剂的用途多。有人统计，自唐代以来，《伤寒论》的注家近 753 种，专著 1601 种，加之版本多，让人不知读哪本好，信谁的。一个方剂，因医家的妙用，可以说上几十种用途，让人不知到底用在什么证上。还有人提出，让人"读无字处"，这就更让人无所适从。历代有些作者，自己本没有体会，甚至有些非从医的文士，也在猜字解医。清代章学诚说"非识无以断其义"，有经验的实践家的解说才勘言准确。因此，我不同意"读无字处"的说法。

多年以来，《伤寒论》的学问，走向烦琐哲学，可谓"其说愈多，去道愈远"。应该使用一下管理学上的"奥卡姆剃刀"了。12 世纪，英国奥卡姆的威廉主张唯名论，只承认确实存在的东西，认为那些空洞无物的普遍性概念都是无用的累赘，应当被无情的剃除。他主张如无必要，勿增实体。当代管理学发挥了他的说法，演为简单与复杂定律，即：把事情变复杂很简单，把事情变简单很复杂。据此，要把握事情的主要实质，把握主流，解决最根本的问题，不要将其复杂化，这样才能把事情处理好。学《伤寒论》应该按此思路。程门雪先生提出要"精读小书"，岳美中先生提倡读没有注家的"白文本"，我看也都是这个意思。对于《伤寒论》体系的梳理也是如此，如不剃掉冗繁，再过百十来年，人们用毕生的精力也学不完半部书，那时真就没法学了。

《伤寒论》中的"七日自愈"

世界上许多国家及民族都把"七"视为一个神秘数字。王国维在《生霸死霸考》一文中，谈到中国出土的青铜器铭文中，有一种现存文献失载的记日法，按月亮盈亏，从月初至月末七日为一段，取名为"初吉""既生霸""既望""既死霸"，古人认为月死于东而生于西。《易经》中三次提到七，都表示先凶险后化吉。《易·既济·六二》爻辞："妇丧其茀，勿逐，七日得。"是说妇人丧失了车子上的蔽饰，不用追觅，七日后便失而复得。《易·震·六二》爻辞："震来，厉；亿丧具，跻于九陵，勿逐，七日得。"意思是雷击人，有危险；丢失丧具，不用追觅，登高于九陵之上避之，七日以后必将复得。《易·复》卦辞："反复其道，七日来复。"说在路上走，七日打一来回。基督教认为，上帝七日内创造万物，因此以七日为一周，星期日为安息日。英国作家伦纳德·法拉曾写过一本《七的探源》，认为五千年前七个外星人乘坐七艘宇宙飞船造访地球，从而使地球上出现了七大奇迹，七种音符，致有《白雪公主与七个小矮人》的故事。中东各教派中也有七个天使分别来自七个天国的故事；玛雅人认为他们祖先是七个山洞的七个神仙，等等。

中医学很早就认识到人体的一些时间节律，当代称之为生物钟。《内经》有年生物钟、月生物钟、周生物钟和日生物钟。《伤寒论》的"七日自愈"之说就是对《内经》周生物钟认识的发展。

《内经》中曾有以七日为疾病转归之关戾点的论述。《素问·热论》说："今夫热病者，皆伤寒之类也。或愈或死，其死皆以六七日间。"《伤寒论》第8条称："太阳病，头痛至七日以上自愈者，以行其经尽故也。"言病气在经络中循行到了尽头，故其主症头痛到七日可以自愈。王叔和《脉经》继承了这种认识，又提出以针刺截断阳明经传经为治，《脉经·卷七·病可刺证第十三》曰："太阳病，头痛至七日，当自愈，其经竟故也。若欲作再经者，当针足阳明，使经不传则愈。"七日见愈，把临床经验提升为理论，与《易经》的"七日来复"有关。按象数易学家们解说，"七"是"阳爻之象"，故《复卦》及其《象传》的卦爻辞均有"七日来复"。如《复卦》曰："复亨，朋来无咎，反复其道，七日来复"；《象传·复》"七日来复，天行也"。认为阴阳变化有一个七日的小周期，说这是天道，是自然规律。《内经》"法于阴阳，得于术数"，以六七日间符应《易经》"七日来复"。《伤寒论》既为"述经叙理"之"论"（《文心雕龙·论说》曰"述经叙理曰论"），仲景的此条可谓合《内经》《易经》的经旨。汉魏时代以"七"为吉祥，《东方朔占经》和《岁时书》都以七日为"人日"，言天地初开，一日鸡，二日狗，三日猪，四日羊，五日牛，六日马，七日人，八日谷，把灵辰大吉的正月初七定为"人日节"。南北朝诗人薛道衡的《人日诗》名传千古，诗曰："人春才七日，离家已一年，人归落雁后，思发在花前。"古代还开展"人日登高"的健身活动。《汉书·律历志》，用七为三才四时之始来解释七的重要性，说："七者，天地人四时之始也。"晚清经学大师俞樾在《文体通释叙》中说："古人之词，少则曰一，多则曰九，半则曰五，小半曰三，大半曰七。"汉魏学者自谦，言能通晓大半，故书名篇名多用七，如枚乘《七发》、崔瑗《七厉》、曹植《七启》、王粲《七释》、桓麟《七说》，等等。仲景在《伤寒论·序》中言："若能寻余所集，思过半矣。"也系自谦而又有数之喻。《伤寒论》著于素尚言"七"的时代，自愈之日的病情又与七日来复相合，便将"七日愈"写进条文，这也是文化情愫的体现。但更主要的是，古人认为"七"是气化规律的概括，这是对《易经》"七日来复"的发展。宋代戴侗在《六书故》中说："凡自无而有，自有而无，皆曰七。气化曰七，形化曰变，《易》曰变化者，密移而迹泯，变者革故而其迹著。"明代郎瑛在《七修类稿·续稿卷三义理类·七数》中说："天之道帷化，而气至六日有余则为一候，故天道七日来复；人身之气帷七，六日而行十二经络有余，故人之疾至七日轻重判焉。"无独有偶，古埃及在六千年前也有"七日神力"的七日周期的理念；在四千年前的巴比伦，也将一月分四段，每段七日；传至古罗马，在公元前即有七日为一周的历法了。

当代科学家对七日节律的规律研究又有很多新认识，20世纪80年代，中国科协郑军和北京中医药大学傅立勤，分别在《太极太玄体系》和《干支经年、五运六气与太极》的论文中，各自通过天文计算，得知一年有53个月亮单位，每个月亮单位6.89日，近似七日。说明以七日制为一星期（周），其理论来源于近月点而非朔望月。一年有53个星期，从而认为人体的七日节律是月亮节律在人类进化过程中积淀的天文特征。七日愈是气化的转机也能取得现代病理学上的支持。一般来说，炎症的发热，经变质、渗出、增生的病理过程，大抵在七日左右。在美国曾报道一个病人，他的两个膝关节都按各自的七日周期浮肿和消退。丹麦生物医学家哈浦尔盖在十几年之中，经过大量的抽样数据分析，发现人体内的17-酮固醇数量，是以七日为变化周期的。近些年来，很多生化学家、医学家们发现，人体内有许多特质是以七日为周期循环变化的。可见《伤寒论》的"七日自愈"是临床经验、文化和科学三方面综合的结论。《伤寒论》中的七日自愈，是中医学"合于术数"的显例。可以用当代英美科学家提出的"人择原理"解释。"人择原理"是用人类的存在来解释自然界中一些基本常数之间的互相关系的巧合。既然人是认识事物的主体，那么他在认识客观事物中，首先便是选择那些与其相应的数字并将它作为规律了。

〔中医杂志，2004（12）〕

痰病原道说解

痰病是中医学的特有概念，是一类病的统称。从痰概念的发轫、流变，乃至达到今日的指称涵义，也堪作为中医学理路演化径迹写照之一斑。

痰病之痰是从痰饮播迁而来。夷考其源，痰最早为实体概念，指下呼吸道黏膜分泌的黏液。《内经》全书中并无痰字。最早见于《金匮要略·痰饮咳嗽病脉证并治》："膈上病痰满咳嗽吐。"从文字发展史而论，古无痰字，乃借"淡"为之。《释名》及《说文解字》均不载有痰字。唐代慧琳《一切经音义·二十三》载惠苑《华严音义·六十六·风黄淡热》之文："《说文集略》曰：'淡为胸中液也。'謇师注《方言》曰：'淡字又作痰也。'"晋代王叔和《脉经》、唐代孙思邈《千金翼方》，痰饮俱作"淡饮"称。可推知张仲景书中之"痰"字系后世传抄者或刻书梓人所为。

"痰"分蘖于张仲景所论之痰饮，将其列为四饮证之一，痰饮与悬饮、溢饮、支饮并列，论中痰饮又为诸饮的统称。这种广义与狭义概念相并用表明，该时之痰饮，既为垂范之典例，又潜蕴着概念的转化。东汉末另一部医著《神农本草经》中有"留饮痰癖"之记载。这说明在东汉时期，痰（淡）已作为医学概念为医家所笃定入典。

从"淡"嬗代为痰，并发展为痰病，其内在动力是临床实践，其间又经历了两次转化。

第一次概念的转化是南北朝至宋。此时期将痰与饮分立，痰独立为病证。对痰的重视与伴随佛教传来的印度医学有关，《妙闻集》以内、胆、痰为三病素，认为此三种流体原素之失调为身体死灭的原因。佛家又把痰和风、火、毒并称为致病四魔。这也是痰受医家重视的重要原因。《褚氏遗书》曾论及痰："痰及虚耳，或痰聚上，或积恶中，遏气之流，艰于流转，则上气道上，下气郁之，脏腑失常，形骸受害。"隋代巢元方《诸病源候论》首次对痰病、饮病进行了区别，除叙述了冷痰、热痰、痰结实、鬲痰等痰病证候外，还列有流饮、癖饮等证候。巢氏此番疏理与拓示，当是一大慧举。宋代杨仁斋《直指方》明确指出痰与饮的区别是：浊稠者为痰，清稀者为饮。但宋代朱肱《活人书》则对痰擢专偏用。其云："痰，胸上水病也。"在病因上，北宋医官合编的《圣济总录》强调气机受阻是痰病的成因。在治疗方面，南北朝时代的《删繁方》记载的温胆汤，宋代陈师文《和剂局方》记载的二陈汤等，成为治痰的基础方剂，历代沿用不衰。

第二次概念的转化是从金元至清代。医学家们对痰的概念有所泛化，提出百病兼痰学说，冀以用痰赅论诸证。继金代张子和创痰蒙心窍理论之后，元之朱丹溪提出湿热生痰之说，又论述"怪病多属痰""痰火生异证"等。明代张介宾之《景岳全书》阐述痰随气生，无处不到，是"痰生百病""百病多兼有痰"的机制所在。清代沈金鳌在《杂病源流犀烛》中也说："痰为诸病之源，怪病皆由痰成也。"以致痰病界域宽阔，内容复杂，有内痰、外痰之分，又有无形之痰与有形之痰之别。清代林佩琴在《类证治裁》中指出：痰"在肺则咳，在胃则呕，在心则悸，在头则眩，在肾则冷，在胸则痞，在胁则胀，在肠则泻，在经络则肿，在四肢则痹，变化百端"此等理论，乃是对当时医疗经验概括升华而来，所论之痰，并非皆是病理实体，既有咳嗽之痰、痰核瘰疬之痰，也有胸脘痞闷、痰气郁结、中风癫痫、眩晕呕恶、神昏痴呆、痰蒙心窍等诸痰。至于治法，宋代庞安常提出"善治痰者，不治痰而先治气"之妙谛，朱丹溪极力推崇，并提出"燥脾土，是治痰之本法"；明代徐用诚提出了补胃清中气为治痰之本；而明代王节斋主张补肾化痰，说"痰之本，水也，原于肾"；以后张介宾集前贤之说，提出了培补脾肾，以杜绝生痰之源的理论；清人周学海则明确提出"治痰必用破瘀"和"不得补火，不得利水"之禁忌。清代儿科学家谈金章在《诚书·论痰》中说："先大人尝曰：治一切痰不宜过用利药。"此语非常深刻，是从失败中得来的经验教训。

黑格尔说过，哲学发展的形式之一，就是把过去的某个局部原则变成主要原则，而把过去的主要原则降为局部原则。痰从痰饮中分化抉发出来并形成一类有独特概念和治疗原则的病证，是中医学发展进步的标志。临床实践的发展，特别是随着治疗方法的丰富、治疗观点的改变，以往的概念和理论框架不敷所用，必然蕴发或分立新概念，导致理论框架的续绍和拓展。

"痰"有流动性、黏滞性、突发多变性、怪异性和兼挟性（挟风、挟瘀）等五大特征。近代以来，各种祛痰法，广泛应用于治疗呼吸系统疾病、神经精神疾病、心脑血管疾病、腺体分泌异常（如甲状腺疾病）、代谢疾病、某些肿瘤，以及急症抢救。特别是20世纪80年代以来，痰病研究又有两方面的突破。

一是对痰瘀同治的深入实践，启导医学家们提出了"痰瘀同源"或

"痰瘀相关"之论。《金匮要略》之瓜蒌薤白剂、大黄牡丹皮汤、鳖甲煎丸、大黄䗪虫丸、桂枝茯苓丸，《张氏医通》浚血丸，《杂病源流犀烛》紫芝丸等，均属痰瘀同治。据此，许多研究者指出，血瘀的同时必有痰浊形成，化痰也兼能化瘀。唐容川在《血证论》中说："痰亦可化为瘀，""血积既久，亦能化为痰水。"认为痰瘀二者，同源而互衍，胶着互结，交互为患。这一理论扩大了祛痰法的治疗范围，如内科的肺不张、顽固性哮喘、癃闭、失眠、老年便秘、高血压、冠心病、心律失常、病毒性心肌炎、震颤麻痹、糖尿病、多种精神病、老年病及阳痿、遗精等；外伤科疾病，如肩关节周围炎、关节粘连、坐骨神经痛、甲状腺肿、雷诺氏病、颈椎病等；妇科疾病，如月经不调、痛经、不孕、乳癖等；儿科如小儿疳证等；眼科，如白内障、玻璃体混浊等。也用于抗衰老及减肥等。

二是用现代科学方法，探索中医痰病的基础医学特征。现已有专家提出从细胞生物学、病理学、免疫学、生物化学、血液流变学等方面研究痰的有关内涵，认为由于体液成分输布运化失常（包括血液流变学异常）、免疫反应及所受内外刺激等因素，导致细胞膜通透性改变、细胞变性、血管内壁改变、血浆脂质成分增高，以及组织液的异常聚集等，都与痰病有关。按照这种认识，机体的非炎性、退行性和增生性病变、肿瘤、血胆固醇增高和动脉粥样硬化等，都属于痰病的范畴。目前，研究者们正在探索痰的生化和免疫学指标。这将使痰病的认识更丰赡富丽。

对痰病发展的溯源讨流，使我们认识到，实践是中医学的理论之本，随着治疗实践的发展，一些临床经验被提炼概括，意蕴升华为新理论，形成新概念，这是古代医学发展理论的模式。在当代，中医学已建立了实验研究体系，用现代科学方法研究痰病的特征，不仅有助于认识痰病的本质和机制，并把基础研究中的新发现和阐发的新理论，应用于临床或指导临床，这是一种新的发展理论的动力模式，这一点古今殊迹，从发展理论的速度和揭示内涵的深刻程度看，后者显然具有相当的优越性，但不能代替前者。如果我们把二者结合起来，即把从临床经验概括为理论的模式和从实验研究推导出理论，两种动力机制相合嵌辐辏，定能使中医学理论的发展蔚为大观。20世纪70年代以来，活血化瘀的研究曾掀起一个浪潮，产生一大批成果。80年代以后痰病研究受到了学人们的关注，90年代又从临床和基础两方面勃兴了痰病研究的热潮。笔者深信，这一工作通过广大研究人员的努力，将取得新的医学硕果，慧泽人类。

〔中医杂志，1996（4）〕

小议分部治湿

李东垣之"治湿不利小便非其治也"一语，已为医家之箴言。其句承启于唐代王冰在《素问·至真要大论》"湿淫所胜"句下的注文："治湿之病，不下小便，非其治也。"由12字精炼为10字，得以广传。此利小便治湿，侧重于湿下焦，虽简约而未尽全面，秦伯未先生在《谦斋医学讲稿》中，又赓续补苴一转语："治湿不分三焦，亦非其治也。"此珠玉之论，也为后学所推重。

《素问·至真要大论》治湿之语堪称绝妙："湿淫所胜，平以苦热，佐以酸辛（林亿以"辛"疑作"淡"），以苦燥之，以淡泄之。"王冰之梳理揆述，意蕴升华："湿气所淫，皆为肿满，但除其湿，肿满自衰。因湿生病，不肿不满者，亦尔治之。湿气在上，以苦吐之；湿气在下，以苦泄之，以淡渗之，则皆燥也。泄，谓渗泄，以利水道下小便为法。然酸虽热，亦用利小便，去伏水也。治湿之病，不下小便，非其治也。"由是可知，李氏、秦氏两先生之名方隽语，其娘家在王冰的本家又是《素问·至真要大论》。

秦氏治分三焦之论，是古代医家治湿经验的总结，还另有诸多的本家，其重要者有两家，一是明代吴崑在《素问吴注》对《灵兰秘典论》"三焦者，决渎之官"的注文："决，开也。渎，水道也。上焦不治，水滥高原；中焦不治，水停中脘；下焦不治，水蓄膀胱。故三焦气治，则为开决沟渎之官，水道无泛滥停蓄之患矣。"这是以"三焦决渎"的生理作用来说明治湿法则，辞简意新。二是清代沈金鳌的分部治湿。他在《沈氏尊生书》中说："湿在上，宜防风，风能胜湿，犹湿衣悬透风处则易干也；湿在中，宜苍术，犹地上有湿，灰多则渗干也；湿在下，宜利小便，犹欲地干，必开水沟也；湿在周身，宜乌药、羌活等；湿在两臂，宜桑条、威灵仙等；湿在两股，宜牛膝、防己、萆薢等。分其部位而治之，何患不效？"

对于温病属湿者，可按三焦分证，《温病条辨》已论述得非常透彻。对于内伤杂病内湿之为患，我觉得清代余国佩先生在《医理》一书中的《湿气论》和《治湿法》两段说得最为简明实用。他指出："因于湿，下先受之；渐至升高，则口鼻吸入，布于三焦。在经多见足痛而冷；或腰背酸痛，头重如裹；或肢节尽痛，湿烂缠绵；或寒热身痛、浮肿、痹痛、痿躄种种为病。入里则气机壅塞，为胀为痞。病时其脉必遏，模糊不清，或沉细似伏；或数滞断续不匀，最似虚寒之脉，误治害人甚速，医家切宜细究。舌必生苔，病深必板贴不松。白者，湿在气分未化，初时可用苦辛温佐淡渗，或苦辛平、苦辛寒，临时制宜；色黄，已化热矣；沉香色，热又甚矣；焦枯，极极伤阴也。"他还指出实证可下，虚证养阴去湿，还要佐以苦辛。对于邪已入里的里湿"须分别三焦究治"：湿在上焦，表现为胸痞气逆，或神识不清，谵语咳嗽诸症，他用瓜蒌、薤白、半夏、滑石、杏仁、南沙参、知母、姜汁炒木通、芩连之类。湿在中焦，表现为痞满，或胀或痛，舌或焦黄少津、或腻，耳聋口渴，以半夏泻心法最妙，大实用承气汤。邪入下焦，表现为小便痛涩，小腹胀满甚者，用调胃承气汤加养阴法，莫妙于桂苓甘露饮最稳。

综以上诸论可知，中医治病，在定性前题下的定位是辨证论治中重要的一环，因病位的不同而选用不同的治法。对于湿证，以渗利为治疗总则，在此前提下，因部位之不同，有治法与选药之异，体现了取径用捷的最佳控制原则。

〔实用中医药，1995（2）〕

中医学中的"术数"

在中国古代科学中，数学不仅是一门基础学科，它还以自然哲学等文化意蕴参与构建中医学理论体系，也是赋予中医学特质的重要因素。

中国是数学的发祥地之一，其成就显示了中华民族的智慧。古代数学研究的对象也是"象"，《左传·僖公十五年》记韩简子云："物生而后有象，象而后有滋，滋而后有数。"它以象为主论述客观事物的有序性，以文辞数字形式为用，循着抽象性与应用辩证统一的道路不断发展，形成了以有机论数学观念为理念的非构造性数学体系，明显表现出重视归纳法的倾向与几何代数化的倾向，这与古希腊数学的重演绎法倾向和代数几何化倾向交相辉映。

中医学一直认定养生保健以"法于阴阳，和于术数"为原则，中医学理论也应是数的"阳奇阴偶"及"象为主，数为用"的数字抽象象征的体现。例如，

"一"是"道在于一"，又是五行中肾水的生数。

"二"是两仪，是阴数之始，是五行心火的生数。

"三"是《老子》论"三生万物"的小成之数，《素问·三部九候论》言"三而成天，三而成地，三而成人"，又是五行中肝木的生数。

"四"是四象四时四方，是五行中肺金的生数。

"五"是天地数的总括，《易·系辞上）谓"天数五，地数五"，在五行是脾土的生数。

"六"是筮法老阴之数，阴爻称六，又与六合、六律、六吕之数相契，在五行为肾水的成数。

"七"是《周易》"七日来复"之数，《伤寒论》有热病七日转愈的经验，在五行为心火的成数。

"八"为八卦八风，在五行为肝木的成数。

"九"是极数，阳爻用九为老阳，应九州、九野、九候的黄钟数，《灵枢·九针十二原》言，数"始于一，终于九"，在五行为肺金的成数。

"十"是"九"以后晋上之数，在五行为脾土的成数。

中医学也用图以示数，即用河图、洛书（参见本书第96页）表示阴阳、五行间的多元时空关系，人体五脏系列和四时、四方的关系，其在河

图、洛书上的定位规定了脏腑的生理特征。如肾之天一生水地六成之，在北方则主冬，生数一成数六则有补无泻。明代医学家李中梓在《医宗必读》中概括了"现九会五"的规律，可以用生成数解说五脏补泻用药法则。

古代医学家在积累大量临床经验之后，以哲学和数学为理论化手段，其数学对中医学影响主要有以下几方面：

用数学模型构建中医学理论。古代医学家坚信数的规律也是生命活动的规律，把某些数学模型用为人体模型。例如，用有群论特征的五行模型作为人与自然五大系统的稳态特征，用有集合论特征的六经模型来概括时序和热病关系的证候。《内经》将五行用于表述脏腑关系和特征，建立了五行藏象论；《伤寒论》把六经用于阐述热病按病序演变的六种类型的六经辨证。此外，在《灵枢·九宫八风》篇中，还有八卦数学模型的八卦藏象等。

提出生命是时间函数的科学命题。我国古代思想家很早就认识到生命存在的基本形式是空间和时间。《老子》称人为"神器"，由"神"和"器"两者构成。"神"是形而上者能变化妙用的生命功能，"神"体现于时间结构和功能。"器"则是形而下者的形体，包括器官、骨骼、肌肉、肢节等，是人体的空间结构。中医学重神而疏器，生命功能称为"神机"，对医生的评价也有"粗守形，上守神"的尺度，把主宰思维并统帅全身生命活动的作用称为"神明"。由于对"神"的重视，提出了生命是时间函数的命题。即《内经》多次强调的"神转不回，回则不转"的箴语缄言，恽铁樵称此语为《内经》全书的关键，《内经》进一步又提出"化不可待，时不可违"的生命不可逆的特征。和西医学重视人体空间结构相比，中医学重视人体的时间结构，重视生命的过程、节律和节奏，有"脏气法时"等论述，这是中医学对生命本质的揭示。

中医辨证论治讲究"套路"，按套路逐步解决复杂的难治之病，其思维方法和传统数学的解方程的思维是一致的。西方数学，以几何和形式逻辑的证明定理称著；中国古代数学家很早就以问题为中心，用解方程的方法解决应用问题，西汉时即有《九章算术》问世，把几何问题也代数化。东汉张仲景在《金匮要略》中，对于"咳逆倚息不得卧"的支饮，就是分步骤、先后使用小青龙汤、茯苓桂枝五味甘草汤、苓甘五味姜辛汤，再用半夏，再加杏仁，再加大黄等六步成为一个套路，分别解决不得卧、冲气、喘满、眩冒、水肿和面热如醉的戴阳证的。可见，中医临床辨证论治的思维方式与中国古代数学思维方式是一致的。

数学影响中医思维方式，既赋予了中医学特色，也有其负面作用。数学是实验的孪生儿，中国古代数学没有经过缩写阶段发展为符号阶段，因其重实用而抽象性不强，分析思想不占主流，形式逻辑不发达，致使在古代，中国数学思想没有形成推助中医学向实验科学发展的动力，主要的问题就是把"和于术数"泛化了。人数与天数有相契合者，按"人择原理"，有的被采用了，但如果事事都"人副天数"，则扩大了类比的应用，如"天有十二月，人有十二节；天有三百六十日，人有三百六十穴"等都不甚适宜。

〔中医药文化，2008（02）：8-9〕

简介中医药戒毒

戒毒是禁毒工作中的重要一环。戒毒又称脱毒、脱瘾，是指吸毒者在他人的帮助下，借助无依赖性药物或其他方法消除躯体对毒品依赖性的过程。在此实践中，中医中药针对不同症状，运用方药和针灸，取得了一定效果，以其安全和无成瘾性、可以辨证调治等显示出一定优势，并总结出有关理论。

在国际法例上，毒品共分9大类，其中常见的有鸦片类（包括鸦片、鸦片提取物吗啡和海洛因等），可卡因与苯丙胺类（包括二亚甲基双氧苯丙胺即安非他明，其毒品如摇头丸）和大麻类等，以鸦片类毒害最广。鸦片学名阿片，据《隋书·经籍志》记载，隋唐时代，鸦片药物的复方"底野迦"，就以其"善除万病"的药效，作为贡品传入我国，《唐本草》曾收录"底野迦"。以后鸦片的原植物罂粟，也作为观赏植物传入中国。李时珍在《本草纲目》中称鸦片为阿芙蓉，后世据此称鸦片烟为芙蓉膏。李时珍考证，罂粟传入中国的时间不晚于唐玄宗开元二十七年（739）。五代时期已经开始用罂粟的种子治病，宋代以后罂粟壳也纳入本草入药，主要用其降逆和胃、镇咳止泻的功效。《本草纲目》还记载阿芙蓉以其能涩精气和提精神"俗人房中术用之"。《明史》记载，明神宗万历皇帝是鸦片中毒的瘾君子，这是见诸于汉字记载最早的鸦片中毒病例。清代乾嘉以后，鸦片大量输入，吸毒泛滥，在清廷屡发禁烟令的同时，也开始了用药物戒毒的临床研究。最早研究戒毒方药的是鸦片战争的民族英雄林则徐，他以扶正祛邪为总原则，按阿片递减的思路，首创了戒毒药"忌酸丸"和"补正丸"，后世医家推广为"林文忠公戒烟方""林十八""林氏戒烟药丸"等沿用至今。在清代陈恭敏辑，程履丰校刊的《戒烟全法》一书中，据药瘾发作症状，指出烟毒伤人，五内亏损，"证亦有一脏、二脏及三、四脏不等"，提出"脏腑受瘾说"，并按证择方，把辨证论治的原则具体应用到戒毒治疗之中。又有王燕昌在《王氏医存》中提出，烟毒为火燥之邪，损伤气血津液，在病机上提出痰积寒湿内伤说，对成瘾的原因提出膜原受瘾的学说，瘾者按症状三焦分立，"上焦皆燥痰，中焦皆积滞，下焦皆寒湿"，其治法简约为渗湿、化痰、润燥、消积、固肺、健脾六法，忌大热大汗、香散破气和消导过泻之品。在1940年发行的《戒烟指南》一书中，已开始用风茄花（即曼陀罗花，又名洋金花）戒烟。古代医家的积劳积慧，为当代中医药戒毒提供了理论和实践的借鉴。

20世纪80年代以来，毒品卷土重来，中医药在参与戒毒中又有了新的实践，提出了脱瘾戒断、戒后调养和防止复吸等系统的治疗方案，主要戒毒理论与法则有三：

一是针对脏腑受瘾，减轻戒断症状，按脏腑病证用药。如肺瘾者用人参黄芪汤加减，肾瘾者用六味地黄丸加减，肝瘾者用逍遥散或柴胡加龙骨牡蛎汤加减，心脾瘾证用天王补心丹或归脾汤加减，三焦瘾证用补中益气汤或十全大补汤加减。

二是清除燥邪，攻补兼施，加速排毒。如以大承气汤加利水药排泄中下焦之积毒，或以血府逐瘀汤加攻下药排下焦积毒，也有吐泻并用者，叶药用瓜蒂，泻药用大黄、制巴豆，合以甘草，攻毒后再用补中益气汤合八珍汤，并用炙甘草、茯苓为调药，清解胃肠余毒。

三是中西医结合，针药并用。以西药控制前3日较严重的戒断症状，针对西药的不良反应及烦躁失眠、食欲减退、疼痛疲倦、便秘腹泻交替等稽延性综合征，用中药校佐调理。如以东莨菪碱配合冬眠灵，生脉饮配合可乐宁，中药复方加美沙酮等。20世纪70年代以后，国内外采用针刺戒毒也收到一定效果，如北京医科大学韩济生教授设计的穴位及神经刺激仪，可促进病人体内内源性吗啡物质的释放，减轻戒断症状及吸毒欲；美国林肯医院用耳针戒毒，这些已证明针刺对控制吸毒欲望有效。

〔健康报，1998-07-03〕

漫谈中医痛证

痛证是人类最早感受和认识的疾病。中医学的起源和理论特色与痛证的诊疗实践密切相关。创痛在先民狩猎、生产活动中最为多见，不仅如此，很多外感和内伤杂病也以疼痛为早发症状。疼痛以其最敏感常见多发而被古人指称为病。《说文解字》即有此言："痛，病也。"原始人类在使用火的同时，就开始用熨暖的方法缓解某些疼痛。如《素问·举痛论》重视因"寒"致痛，可能与此习俗的思维积淀有关。先民在石器时代就开始用砭石与艾焫（ruò，弱）治疗疼痛。砭石发展为针刺，艾焫演变为灸法，由针灸的实践发现了经络和腧穴，创立了经络理论。综观历代治疗疼痛实践的履迹，其理论的发展大约经历五个历程。

第一历程的界碑是《黄帝内经》（简称《内经》）。《内经》以前的医学文献已经把疼痛和经脉联系起来。《足臂十一脉灸经》有臂太阴脉之心痛。《阴阳十一脉灸经甲本》说臂钜阴脉与胸痛、脘痛、心痛、四末痛有关。西汉刘熙《释名·释疾病》："痛，通（tòng）也，通在肤脉中也。"把疼痛定位在皮肤的经脉之中。在先秦的医籍中已经有内伤致痛的论述。例如《天下至道谈·七损八益》中言："七损，为之而疾痛曰内团。"《内经》有多篇论及疼痛，头绪纷繁，但病因不外乎"寒""温"两字。《素问·举痛论》例举 14 种痛证，唯热留小肠为热痛外，余皆系阴寒所客。寒性属阴，《灵枢·终始》有言："诸痛者，阴也。"《灵枢·寿夭刚柔》亦谓："无形而痛者，阴之类也。"唯《素问·至真要大论》"诸痛痒疮，皆属于心"，系从心火立论，主要指痈疮之痛。总之，《内经》病因以寒热为主，病机则以气血为要，作用于经脉。《内经》疼痛多按五脏类分，有心病痛、厥心痛、肾心痛、胃心痛、肝心痛、脾心痛、肺心痛、真心痛等名目。唯《素问·奇病论》以奇恒之府的脑立论："当有所犯大寒，内至骨髓，髓者以脑为主，脑逆，故令头痛，齿亦痛，病名厥逆。"此处"厥逆"，相当于三叉神经痛，系从解剖立论。《灵枢·百病始生》还曾论及到胃肠的饱食痛与饥饿痛。《内经》对疼痛已采用客观检查的手段，如切、按两法。《素问·八正神明论》有言："扪其所痛，索之于经。"《内经》还发现了疼痛的传导性，《素问·标本病传论》中有其论述。《内经》治疗疼痛是据经络腧穴的理论，运用刺灸手法，其中巨刺和缪刺论从左痛取右、右痛取左，体现了《内经》时代已有丰富的刺灸治疗疼痛方法。

第二历程以张仲景的《伤寒杂病论》为标志。仲景对治疗疼痛的贡献有两方面：一是对疼痛有外感痛与内伤痛之分，二是以其完备的理法方药治疗痛证，体现辨证论治体系。外感疼痛从寒立论，按六经辨证，不专治痛，六经病治中的，则疼痛自愈。六经病痛证中，头痛有三阳头痛、厥阴头痛，太阴病多见腹痛，少阴病则以身痛为最。《金匮要略》论述了各种内伤杂病疼痛。其中对胸痹心痛一证，以阳微阴弦立论，用瓜蒌薤白白酒剂治疗。又有诸多治痛名方传世，如厚朴七物汤治疗身痛而大便不通者；大黄牡丹皮汤治肠痈痛；建中汤、理中汤、三物厚朴汤、厚朴温中汤等以补为通，治胃肠腹痛；吴茱萸汤、四逆汤治寒邪腹痛；芍药甘草汤、甘麦大枣汤治虚证腹痛；下瘀血汤治瘀血腹痛；乌梅丸治蛔厥腹痛；胶艾汤、温经汤治痛经，等等。

第三历程是金元医家关于疼痛的各家学说，以李东垣和朱丹溪最具代表性。易水学派之李东垣在《医学发明·泄可去闭》中创立"通则不痛，痛则不通"之论，成为经世流传的名言警句。此语当为实痛病机学说的根本。又有王好古在《此事难知·痛随利减》篇中提出"诸痛为实，痛随利减"之论，后世喻昌等人在《医门法律》中赞同此论，并将"利"训为"通"，治疗实痛的肯綮在于"通利"二字。河间学派之朱丹溪对疼痛提出痰湿致痛，并论证了头痛的引经之药。朱氏虽兼河间、易水之学，但"杂病法，四字求"，罕有其俦，气、血、痰、郁皆与疼痛有关，从痰论治系开痛证治法的先河。其治头痛以川芎为主药，随经加引经药，如太阳仍用川芎，阳明加白芷，少阳加柴胡，太阴加苍术，少阴加细辛，厥阴加吴茱萸等。又可因人之肥瘦外感与气虚等加减化裁。然丹溪"诸痛不宜补气"之说，引起后世争议。

第四历程是明代温补学派医家薛立斋、汪石山、张介宾等对虚证疼痛论治的发展。针对王好古的"诸痛为实"、朱丹溪的"痛忌补法"之论，温补派医家结合各自的临床经验，突破"痛无补法"之禁区，以温补治痛。张介宾在《质疑录》中强调"凡属诸痛之虚者，不可以不补也"，并又据补法提出"不荣则痛"的理论与"不通则痛"相联偶。张氏还在《景岳全书》中，对各类疼痛一一总结概括，提出对痛证"表里寒热虚实"的六字之辨；创导推广应用治痛名方，如治湿热腰痛的当归拈痛散，治跌仆腰痛的元戎四物汤，治妇人因胎气经水损阴致腰痛脚酸的当归地黄饮等。

第五历程的医家代表是清初叶天士，在集历代治痛理论大成的同时，提出了治有先后和定位之论。叶氏辨论诸痛，强调三要素：一是先寒热、继气血（气分、血分、气血分相兼）、又虚实为辨治纲要。二是内因七情与外感六因之辨。内因七情之伤，必先脏腑而后达于肌躯，外因六气之感，必先肌躯而后入于脏腑；在内者考内景图，在外者观经络图，即明确疼痛的脏腑经络定位。三是辨明证端（缘由），选择治法，调治立方。叶氏提出，应明确致痛之因，包括跌打闪挫、阴疽、内痈、积聚癥瘕、蛔蛲、疝、痹、痧胀、中恶诸痛，不可混治。又强调内治要佐以针灸砭石、敷贴熨洗、按摩导引等外治之法。在内治方药中注重用引经药，通过经络使药达病所。叶氏之后，有王清任活血化瘀论治疼痛，以血府逐瘀汤、膈下逐瘀汤、少腹逐瘀汤、通经逐瘀汤、身痛逐瘀汤等六首逐瘀止痛方剂名擅医林。

近代以来，对痛证进行了全面系统的整理研究，包括对治疗疼痛各种治法的梳理。如用益气补血法、温肾填精法、引火归元法等治虚寒疼痛等。在疼痛病机研究中，提出不通则痛与不荣则痛两者可互为其因。开展最多的是用现代医学手段对各种痛证的病理和治疗方药的药理学研究，又以研究针刺镇痛机制探讨最为深入，提出了针刺和内啡肽关系等学说，并从激素、细胞、受体等方面阐述中医治疗痛证的机制，期待取得新的突破。

〔上海中医药杂志，1999（3）〕

中医学小宇宙论及全息观

以人身为小宇宙之论和自相似的全息观念，是中医学人体观的重要内容之一。有此认识，经历了先民从观察世界到验天应人，从哲学到医学实践的漫长过程。

中医学的这一观念，《黄帝内经》（简称《内经》）概称之为"应同"或"通应"。《素问·气交变大论》言："善言应者，同天地之化。"《素问·至真要大论》称为"通应"："天地之大纪，人神之通应也。"唐代王冰对此做了精辟的解释："天地变化，人神运为，中外虽殊，然其通应则一也。"指出天、地、人，其"神"（而非形质）具有同一性而通应。《内经》以降，中医学就是循按这种人身应同天地的理念，去认识生命特征、人体健康和疾病的，在理论上参与构建了藏象经络学说和五运六气，在临床上蕴变出诊法和治法，并创立了道术合一的养生保健体系。

人与天地应同的理念，被后世称为"小宇宙论"及"全息观"。引发此种理念，考厥由来与原初先民特定的现实环境、传统文化的哲学思想，以及医学家们至道在微的观察等相契因果，而转识成智的。华夏民族身处东亚大陆，以农牧为主，生产实践与观天授时、测气象、定方位等，要求人们顺乎自然，人与自然必须和谐一致，以此强调重视"天道"与"人道"的关系，提出了"天人合一""人与天地相参"等认识。虽然也形成了"天地君亲师"的宗法传统，但是其所推典的"人副天数"认为，人是"天"的副本，与"天"在构成上、节律节奏上是同一模式，这也强化了"应同"的观念。中国古代哲学从《周易》的先源占筮起，就究推天人，巫者以"天"的代言人而解说占筮。《周易·系辞》讲："与天地相似，故不违。知周乎万物，而道济天下，故不过。"《鹖冠子·度万》说："天人同文，地人同理。"《吕氏春秋》强调万物以全其天："精通乎天地，神覆乎宇宙，其于物无不受也，无不里也。"（《孟春纪·本生》）在《有始览》中还专设"应同"，论道"天地万物，人之一生，是谓大同""天地合和，生之大经"。《内经》中的"应同"之论，当是对其发挥。又在《周易》的六十四卦义理中，已隐喻出一种系统思维的端倪：其中的任何一卦，都可堪为全六十四卦的缩影。古代学者在"人与天地相应"的理念下，进一步坚信天道是人类价值的最初来源和终极归宿，生活生产劳动要"与天地同和"，其"大礼"的祭祀，也要"与天地同节"。中医学在观察人体生命健康和疾病时，从来就把自身置于天地及与自身同在的动植物组成的大系统中，在联系中审视各种医学观象，不仅远向天空中星斗、云气，而且观察入微，揆度奇恒，从"恍惚之数"到"其形乃制"者，发现了人体的"脏气法时"和"各有部分"等生命现象，进而"援物比类，化之冥冥"（《素问·示从容论》），建立了"应同"的理论。

应同之论是在哲学上突破了以前的"天人相类"而得到发展的。应同包括时律节奏的一致，质象的同构对应和生命个体本身的自相似性。《内经》的藏象经络学说是应同理论的典例。五运六气学说的原理也是应同，又在这些理论的基础上，提出了一系列的诊断与治法。宋明理学之际，太极为讨论的热点，太极理论与应同之说互渗互融，其论述更加言约旨远。如宋代朱熹提出了"人人有一太极，物物有一太极"和万物统体一太极之论，说："一太极在万物，万物各具一太极。"医家遂以太极论说应同的小宇宙观。如明代孙一奎在《医旨绪余》中说："天地万物本一体，所谓一体者，太极之理在焉。"张介宾在《类经附翼·医易义》中说："人身小天地，真无一毫相间矣。"又在《类经附翼·大宝论》中说："人是小乾坤。"明言人是小天地、小乾坤。此实际是书画中的太极图，其阴阳鱼的鱼眼，也画成小的太极图。表达了应同具有自相似的层次性。太极的思想又为中医理论提供了发展空间。明清时代的医学家，沿阴阳鱼的思路提出了几种命门学说。高念祖以太极论药性，张志聪以太极论胚胎。20世纪70年代，学术界借助激光全息照片的含义，推引出"全息"一词。中医界的研究者注意到藏象理论中在五脏六腑于面部投影映射，有自相似性对应的内容，遂有"全息藏象"称谓。

中医学所论述的"应同"，既以宇宙推自身，反之也可以自身推宇宙，此种相映在《内景图》中，得到最为形象的表述。《内经》据"应同"之理，提出了"顺时气，养天和"的养生原则。

中医药实验的动物模型

在中医学实验研究中，通过所建立的动物模型来认识病证规律和筛选方药，现已被广泛应用。中医学的藏象经络，是约定的功能概念单元，不是解剖学的划分，重视"形而上者"的"道"（规律）和"神"（功能的时间结构），讲求"粗守形，上守神"。对此，如何化抽象为具体，开展具有可观性、可控性的中医药实验研究，难度大而艰巨。

所谓模型，即是对研究对象原型某些特征的模拟或刻画。通过建立或选择与研究对象相似的客体为模型，在模型上进行实验，然后将研究结果类推到原型。科学史表明，研究的对象越复杂，离开人们的感性知觉越远，模型的作用就越重要。动物模型是以动物为人的"替身"，研究其生物医学规律，合乎中医学的取类比象原则，以模型的中介作用，使得对中医学的理论研究，能涉足于形态学生物化学、免疫学、病理学、药理学等领域，不仅扩大了对经典理论的认识内涵，也获得了一系列的指标体系。

研制中医药的动物模型，要遵循相似性与简化性统一和可验证性的原则，模型应有与原型的相似与简化，可以被其他研究人员重复出来。优良的动物模型应具有以下特征：普适性，模型能代替原型以解决研究目标的基本问题；易用性，易于建立和使用；定性和定量相结合，具有表述原型的定性特征和一组以上相关性强的定量指标；可变换性，从模型不仅可以得到原型的某些重要信息，也是个开放系统，具有可解析性和可重构性，随着造模技术和检测指标的发展，模型的模拟性逐渐逼进原型。

由于"证"是疾病病象和动态时间结构的综合，是中医认识疾病的特有概念，目前在中医学实验研究方面进行最多的是证的动物模型，如肾虚、脾虚、肝郁、肺虚等动物模型，也有伤寒的太阴病模型、温病的寒热和暑厥模型，还有关于病机的模型如饮食劳倦伤脾、惊恐伤肾的模型等，在研制新药时，根据不同的药用，也建立了一些有关疾病的药物模型。例如各种肝炎模型、艾滋病模型等。目前，中医药动物模型已有 160 余种，主要以哺乳动物的鼠为主，也用兔、狗、猫等，还用过大型动物如驴和猴等。

应该看到，中医药学运用动物模型进行现代实验研究尚属首例，加之模型方法本身具有局限性，因为作为塑造实在的手段仅仅能是实在的一种近似而已，造模主要依据原型的概念和其特殊的运动规律，模型不是原型的简单的放大和缩小，何况中医学的医学模式尚包含社会心理等因素，中医学的概念也有待于规范和明确，因此，目前所研制的各种动物模型均有不惬意之处。既是初创，我们不应苛求每种模型都能精确地、全面地表述原型，否则此项工作难以为继。何况能反映原型的一切特征已不是模型，只能是原型本身。模型只能通过改进逐步逼进原型。应该克服思想方法上一次完成论的影响，在研制中通过创新不断发展和完善中医药学的动物模型。

〔健康报，1998-01-16〕

《山居济世方》 述评

《山居济世方》2 卷，清戴辉撰。戴辉的事迹不详。据本书的《序》，仅知他是江苏丹徒人，生活在清代乾嘉道年间。他出生于医学世家，先祖从明代隆庆、万历之时即开始从医，传到他这一辈，已历经八代。从本书内容看，他属于方书派，以疮疡耳鼻病见长，兼及内科和女科等，治病常配合针灸。他在研医治学过程中，深感"古今方书之多，汗牛充栋，学不胜学。孙真人之《千金方》，卷帙浩繁，往往一病列数十方之多，无所适从，斯为憾事"。他以此要把数十年临证中引验有实效的医方，集成一部精炼易用的集验方。这是他撰书的缘起。

作者宣称，他先人手泽已荡然无存，仅有零缣断篇之遗墨，他又收集街巷里间父老遗闻，同业斯道者所传授，田间坝亩农妇口述，和采于前人的典籍文章，他对源出此般而有验的医方，仍不敢滥竽充数，再慎加选择而终观成帙。

本书是作者的稿本，现藏于辽宁中医药大学图书馆，书稿是分上下两栏的两节写本。下栏为主体，写医论、医方。上栏相当于书眉，提示下栏的内容或是概论，或是作者独特见识的"秘论"，或是传自某者的秘方，或是经某某人验证过。上卷列 18 种病证，下卷列 16 种病证。是书于清嘉庆二十二年丁丑（1817）甫成，于清道光四年甲申（1824）重订。

在中国医学史上，方书为最早形成的学派之一，并蔚为中医理论体系中最繁富的学派。《汉书·艺文志》记载，当时有经方 11 家，其著作凡274 卷。经方即经验之方，以其验之有征效而为历代医家所重视。东汉张仲景著《伤寒杂病论》为世所尊称经方，也属于方书派。仲景之书以其平脉辨证、理法方药一线贯通而称"论"。自此以后，方书并非孤立于方，而是以方为纲，据方属证，以方系药的医学著作。历代以来，许多创新的理论出自方书。魏晋南北朝，其方书之众，堪称方书的时代。有陈延之《小品方》、范东阳《范汪方》、葛洪《玉函方》、释僧深《僧深药方》、谢士泰《删繁方》、姚僧垣《集验方》等。唐代有甄权《古今录验方》、孙思邈《千金方》、王焘《外台秘要》三大方书。北宋有王怀隐《太平圣惠方》、陈师文《太平圣惠和济局方》、宋徽宗《圣济总录》三大方书。南宋有许叔微《普济本事方》、陈无择《三因方》、严用和《严氏济生方》、

五 医理探寻

杨士瀛《仁斋直指方论》等方书，而至元明清时代，方书之多，更是不可胜数，其数量远超过其他学派和门类的著作了。方书在数量上增多的同时，在内容上有两个倾向：一是注重治方与理论相结合，以理论方；二是各方家也都博采众言，将其他方书的有效方和采访于民间的有效方剂萃入己著。由是而每一部分方书也有独立成学的价值。通读一部方书尽可以应诊裕如。因方书实用性强，易于学用，许多非医之人，也置方书于案头以备查用。《山居济世方》不特具有方书的一般特征，还以概念清晰、选方实用可靠而成为方书中的典重。

用方之要在于辨证，辨证之确在于识证，欲识其证当概念明晰，严化界定。作者戴辉在《山居济世方》中，尤重视病证的概念和鉴别。如在开篇《论痈疽之分说》中指出："痈与疽之治，截然两途，世人以痈、疽连呼、并治，夫痈、疽二字之连呼，即夫妻二字之连呼也。若以痈药治疽，犹以安胎之药服其夫矣。是集以痈、疽分别两治，皆执方执症之治法，如照法法制照症，用药救人之功，余不敢分害人之罪，余当独认，情愿万劫皮毛，甘受屠家诛戮。"按方书治病，关键在于适应证的选择，如痈误认为疽，或疽误认为痈，是把阳证当阴、或阴证当阳，则越治越重，如"桂枝下咽，阳盛则毙"，戴氏故有"安胎之药服其夫矣"之喻。于句后作者以"的论"二字再次提醒读者。又如对鼻中息肉，以简短之语既作描述，又交代了概念："息肉生于鼻孔，因脑家受寒，初起时少流清涕，渐淌厚浆，浮肉下垂，长至寸余，剪割不得，愈割愈长，只得药剂，察药数日自脱。"在述完病象后，书以十一味药的煎药方，作者在上栏提示："治鼻中息肉秘论。"书中把小儿疳疾按五脏分为五种，称"五疳疾"，每种都先定义后列方，如心脏疳疾是："心脏受病成疳疾者，小便不通、口干舌烂，牙臭"；肝脏受疳是："积热损目，名鸡朦眼"；脾脏受疳是："夜出盗汗，撒泻口干"；肺脏受疳是："鸡胸咳嗽，发热夜啼"；肾脏受疳是："肌体瘦极，遍身疮疥，或作寒热游热、脚冷，或齿肿龈宣甚，只牙龈溃脱，名为走牙疳。"在五疳病象宣明后，下列有效方剂。这种先认证后用方，对于习用者，正如明代"医林状元"龚廷贤所谓："鉴唯空而后无遗照，医必明而后无遗疾。"

《山居济世方》所选诸方，应证范围甚为宽泛，古今方书至为繁夥，作者在师法兼绍中，以自己实验为据严加删汰。作者首选以易简之方治难治病，如男子疝气、肾肿、白浊乃至诸瘤、落发、口臭、心痛、妇女经痛、难产、乳瘤、白带、不孕、小儿胎毒、痘疮、泻等都有简而易用之方，从其方中不用稀贵之品，无诡异驳杂之物，可知作者注重实际。其外科方剂中，很多是家传秘方，如生肌散、治发背秘方、治膝风散、治下疳药方、治杨梅疮秘方、治白癜风秘方，等等。书在最后还列有各种急救方及杂病方，作者济世之心殆为可信。纵观此书所列诸方，当是用药精辟而笃有卓效，如作者《序》中所说："病者无须求医，按证寻方，莫不效如桴鼓！"诚哉斯言。此书对病家和医家都大有实用价值。

经典与诠释

中医经典的实用价值和丰富的学术资源宝库价值，决定了它的不可替代性，让学人温其故而得其新，常读常新。在经典的发展中，或学人在研读经典过程中，开发了一条读经的路线，建构了一条独特的诠释学体系。

中医诠释学自成体系

经典的诠释循其发展路径有三个阶次：开始是"故""解""传""注"等。用事实和故事来说明或补充原文，叫做"故"。演释原来辞意，叫做"解"。"传"，转也，兼有"故""解"的各种意义。"注"为解释字句，后来也有推演辞意，补充事实故事的。第二个阶次为"纬""疏"。"纬"是横向联系内容的解释或发挥。"疏"是给注作注。第三个阶次为"正义""补正""考证"。以"正义"释经，是从唐代开始，目的仍是疏明经义。"补正"与"考证"总和为"考据"，是对经书中的文字、音韵、名物、训诂和古代典章制度的考证及辨伪。以实事求是，阐明古义为主旨。考据学集大成者是清末王国维，20世纪初，地下文物的出土，为经史学研究方法提供了创新的契机。王国维以其重原典实物，创二重证据法，提出以地下之材料补正纸上之材料。

千百年来，上述文史经典诠释学的发展路径也贯穿于中医领域，而且中医经典诠释学业已经自成体系。治《内经》，如齐梁之全元起有《素问训解》，唐代王冰次注《素问》有《素问释文》，宋林亿等有《素问新校正》等。治《神农本草经》，宋齐梁之陶弘景有《本草经集注》，明代缪希雍有《本草经疏》，清代有邹澍的《本经疏证》等。从书籍的命名即可知中医的经典研究，是因循"注-疏-补正"的诠释学路径发展的。

诠释学不亚于实验研究

诠释学发展道路，可谓是圣作贤述继补，在注疏补正中把临床实践的精华和有理据的新知补充进来，即坚信原创思维，又新故相资，可比堪甚至强于实验研究。因为实验研究的科学实证，总不能离开对整体的分割才能进行分析，这在解读或概括整体规律时，必然会有"测不准"的误差。我们以此说经典的诠释既为方法也是创新，经典的诠释学体系是基于经典原创思维的最为重要的发展路径。

古代治医，把《内经》《难经》《神农本草经》和《伤寒论》（实际包括《金匮要略》）称"四大经典"（也有称《内经》《神农本草经》《伤寒论》《金匮要略》为"四大经典"者）。清代分中期以后，有学者曾把《医学三字经》《濒湖脉学》《汤头歌诀》《药性赋》称"四小经典"，为启蒙授徒之用。任应秋先生在讲授《内经十讲》时，曾有《十大医经》的说法，即《灵枢》《素问》《难经》《神农本草经》《伤寒论》《金匮要略》《中藏经》《脉经》《甲乙经》《诸病源候论》。研读这些先期的医著，既有"求所从来，方为郅致"筑基奠址的意义，又有铺陈万里，拓其境界之功，对于指导临床，真可谓"论不虚生，引验见效"，令医者终生受益。

各家学说是对经典的发展

中医经典所展示的天人合一和生成论的人体观和以意会知识为特征的学术体系，大异于西医学天人相分构成论的人体观。在中医理论中意会知识的特点非常突出，例如用"取道之象"以虚拟的模型研究人体，以"应同"和"至道在微"，言局部有整体的信息而诊治；从宏观和模糊中概览全局；着重"成败倚伏生乎动"从"变动不居"的理念辨证论治，等等。意会知识的最大特点是"神转不回"。此般契理契机，只有在深研经典中领悟识见。

然经典体系大势垂成后，要注意克服经典决定论怪圈机制的影响，因为经典从构成文本上都不尽全面。例如在《永乐大典》言《内经》《外经》的"术"字编下就曾指出："《内经》多论道之言，为气化之学所从出；《外经》多言术之用，为解剖之学所从出。"但后来《外经》失传，中医解剖学薄弱了，魏晋以后虽然有所补充，但仍不敷临床，需要补充发展。对于藏象经络等特色性理论，同样需要发展、创新。这种发展与创新，其要旨当是以经典理论为主干，同时兼顾构造性人体知识和药学成分知识的补充和发展。诸多的流派和各家学说即是对经典的发展。

〔中国中医药报，2013-11-16〕

学卷门目皆信息
——《中国中医药年鉴·学术卷》读后

在学术界，一个国家或一个领域最高的标志性著作是年鉴。年鉴（Year book、Almanac、Annual）是记载上一年度各领域的大事及其统计资料分门别类地汇集成一部以便观览查找的著作。英国人雷乔塔鲁斯于1457年所创立的年鉴，首开欧洲年鉴之河。到17世纪以后，各国学术界已经把编撰年鉴作为学术结构的重要组成部分，并演成编纂风气。在美国，富兰克林于1733年主编了《理查年鉴》，英国于1761年创刊《世界大事年鉴》，法国于1845年创办的《法国年鉴》，都成为世界之著名年鉴。它们从创刊至今，数百年来未尝间断。在美国，17~18世纪已有2000余种年鉴刊行。在20世纪，国外出版了《1700种年鉴分类指南》，成为各学科领域的年鉴目录。

我国有学者认为，中国的编年史书是为年鉴之先源，并可追溯到3000年前的甲骨文。年鉴一词最早见于《宋史·艺文志》，书中曾记载有《年鉴》1卷，但是由于原书已佚亡，它与现代概念的年鉴是否一样，已无从判断。近代意义的年鉴始于清同治三年（1864）出版的《海关中外贸易年鉴》，1909年奉天图书馆曾出刊《新译世界统一年鉴》，1913年上海神州书局曾出刊《世界年鉴》。20世纪30年代，我国曾出版了一些地方性和专业性的年鉴，如《上海市年鉴》《中国文艺年鉴》《中国外交年鉴》以及著名的《申报年鉴》等。1949年以后，我国出版的年鉴主要有《人民手册》《世界知识年鉴》等。我国学术界重视年鉴、创办年鉴的高潮是在80年代初期，先后出版了《自然杂志年鉴》《中国出版年鉴》《中国戏剧年鉴》，同时还出版了大型综合性的《中国百科年鉴》。中医界的《中国中医药年鉴》是1983年在上海，由上海中医药大学主持编纂和发行的。以其选条细密、摘编精辟，展示其史鉴和信息的权威性。

年鉴以多种形式多种角度表达最适宜的内容。各年鉴因其行业或学科之异，有各自的分类体系。从文献学而论，它有如下特点：

第一，逐年编辑，连续出版。以年度为单位，要求具有及时性、新颖性，以其历史镜鉴作用反映认识历程。有"以鉴于往事，有资于治道"的价值。

第二，以栏目为容纳内容的基本单元，以条目为表现的主要手段。我国文史工作者素有重视门目的传统。如清人李泰芬说"门目标题则为首要"，瞿宣颖也说"但阅其门目，便知有无鉴裁之力"，这些可贵的认识，正可为编好中国的学术年鉴所借鉴。

第三，年鉴把知识信息与数据资料合为一体，其整体工作容纳了多种类型工具书的要素（辞书、书目、索引、文摘、年表、大事记等），是典型的二次文献。

第四，年鉴的条目必须是事实主题和资料主题。条目的本质属性必须能反映发展变化，否则不能收载；对事实资料的知识含量要求高，而对条目的稳定性要求不高。这是因为，年鉴的条目主要是展示新信息，为学人把握新动态服务。相比之下，百科全书和辞书的条目，主要是便于查找而不是便于学习。特别是百科全书的条目，要求学术内容的稳定性，而不强调登录的信息量。

第五，年鉴条目的编选本身既要刊载新信息，但又要求在加工过程剪裁熔炼，不书无质之文，这实际是一项再创造的过程。基于这点，对年鉴编写人员的学养要求甚高。清代学者戴震说："做学问三难，淹博难，识断难，精审难。"这也可以作为对年鉴撰写人员的要求。清末民初学者王国维在《观堂林记》卷六说"掌书之官，自古为要职"，《中国中医药年鉴》所载条目乃是一年的学术大事和新信息，编撰人员正是"掌书之官"，此项工作真是太重要太有意义了。

尼采说："我们只有站在现在的顶峰才能理解过去。"发扬中医学，须是从现实入手才行，而要了解近期的中医药学术"行情"，阅读《中国中医药年鉴·学术卷》，可以称得上是终南捷径。宋代史学家司马光在《过故洛阳城》诗中说"若问古今兴废事，请君只看洛阳城"，我们不妨把他的这两句话改几个字，来说明年鉴对中医学人的价值，那就是"若问当代中医事，请君只须看年鉴"。

中国科学界应该关注经络研究

经络学说不仅是解释针灸治病机制的假说，也论述了一些现代医学没有描述的事实和规律。经络学说认为人体各部分所以能协调动作，形成一个生命整体，全靠经络来沟通。"经脉者，所以能决死生，处百病，调虚实，不可不通。"古人在两千多年前能认识到这点，也可称为一大发现。经络学说还勾画了人体的全息特征和机制，可以据此来诊断疾病，如针刺投影部位，可以治疗全身相应部位的一些疾病。这种生命全息现象的机制，就在于经络的联系作用。经络学说的价值已为千百年的临床实践所证实，而且也向现代生理学提出了挑战。

对经络的初步研究使人们认识到，人体内在联系是极其微妙复杂的，我们对经络的认识远落后于临床实践，这说明医学的基础研究任务之艰巨。自20世纪50年代开始，国内外学者们开始用皮肤电阻、电位探测法、循经感传测试、循经声信息检测、体表超弱冷光检测、循经路线的放射性核素示踪等方法研究经络。目前，已经可以用不同方法将部分经脉循行路线显示出来。然而，长期以来对经络的研究颇有异议：

其一，是由于缺乏对经络的理解。人们如果总是注目于已经掌握了的知识范围内，囿于线性因果链的功能结构对应的思维方式和传统的结构性原则去探讨经络，那就会认为，针刺治病是虚的，经络是空的，担心搞到最后竹篮子打水一场空。就是研究者也因有经典决定论的意识，把这项有多面性意义的研究视为验证古人的话，言必出《内经》。其实，作为古代一个历史时期论文集的《内经》，关于经络的理论模型，不仅有十二经脉、经筋、经别、经水，尚有四经、五经、六经、九经、十经、十一经等不同的模型；除有一脏一线，尚有一脏多线，一线多脏，把经络视为水、气、血的复合信息通路。因此，《内经》有些篇章所论的经络不是生命，而是生命得以维持的基本机制，它是随生命的存在而存在，随生命消逝而消逝的机制。这种协调机制，不是解剖学的对象，是几个器官系统复合而成的复合系统。因此，我们必须从中医学和西医学研究对象的基本差别来探讨经络，不应该以一个侧面作为标准体系来判定另一个侧面研究课题的价值，更不应该以此来决定应不应该列为"国家重大科研项目"。

其二，毋庸讳言，以往对经络研究的报道和评价，曾出现过一些偏颇和夸张。例如，把一些初步成果描绘成"已经解开经络之谜"；把几条经脉显示，说成"和《内经》的记载完全一致"，这显然与《内经》关于经络的多模式格局相悖。然而，即便经络的功能果真是"神经体液调节的表现"，或者，经络是"已知结构的未知功能"，也都预示着在经络的背后，深藏着重大的客观规律。

当代学者们提出了诸多关于经络的假说是不足为怪的。"只要以自然科学思维着，它的发展形式就是假说"，正因如此，经络学说是手段不是目的，它引导人们去开拓新领域，成为发展科学理论的桥梁。即便在研究中否定了经络的特异物质存在，也有助于揭示关于人体的统一性的认识，而对于经穴的相对特异性的研究，对于人体中结构与功能关系的研究，对于经络复合系统的生物物理和生物化学特性等问题，也都堪称为向现代生命科学提出一系列新的挑战的课题。

据目前统计，当代用针灸治疗的疾病已达 307 种之多，也用于戒烟、戒毒、减肥、防癌、养生等，仅这一点，经络就应列为重点研究课题。自20 世纪 70 年代中国针灸再次走向世界以来，针灸除用于治疗疾病之外，还用于兽医（牛、马、羊、猫、狗、猪、金鱼等动物疾病治疗）和植物学、园艺学等。在太空人防治"失重综合征"时也派上了用场。当代对经络的研究，早已超越了"还原主义"的思路，而从信息观念，用声、光、电、热、磁等方法，从分子物理学、细胞生物学等多学科的先进技术来研究经络，在某些方面，国外起步甚早，这更应令我们有紧迫感！

当今时代，从国家的科学发展战略而言，研究自己的独特长处远比跟踪国外的先进研究水平更为重要。科学无国界，但愈是民族特有的东西愈是被世界注目，把经络研究推向一个新的层次，既是民族的使命，又是探索生命科学的研究方向之一，这无疑是中国科学界的重要课题。

〔中国科学报，1990-07-20；新华文摘，1990（12）〕

宣明注范、昭示来学的中医医案

中国医学历来重视医案，并形成了传统。后来才传入我国的西医学，也重视医案。北京的协和医院就以其"三宝"称著，即专家、医案和图书。

中医医案又称诊籍、病案、脉案，是医生临床诊治病人的记录。记载医案不仅是医生工作的一个重要环节，也是医学思想、理论水平、临证经验、技术能力乃至医德医风的体现。

中医医案历史久远，据《周礼·医师》所记，早在周代就凭医案对医生进行考核，分列等级，定其待遇。从西汉名医淳于意（仓公）创立诊籍以后，到宋代已有医案专著茬世，明代病案研究已经成为专门之学，医家重视书写格式的规范化及诊断的条理化。医案以其具体的病历写真临床过程，传达案主的经验和他的创新超越之处，除具有文献方法和理论等多方面的意义之外，还以其文学性成为中国语文中一种独特的文体，中医医案以此为历代学者所推重。这里还要提及的是中医医案在文献中分布很广，在清代苏州医家王式钰所著的《东皋草堂医案》兴机的《序》中指出：《东垣试效方》虽无医案之名，而实为医案；《薛立斋医案》有医案之名，而不止于案；《太平圣惠方》为方书，其中有千余首医案。此外，在史书传记和笔记中也有记载翔实的医案。

章太炎先生曾说："中医之成绩医案最著。"章巨膺先生也说："中医书刊浩如烟海但最有价值的资料，能理论联系实际的首推医案。"还应该再补充一句，最能体现案主医学思想和辨证论治艺术技巧的就是医案。因此，古人甚至有读经不如读案之说。中医医案具有文献学、方法学和理论等多方面的意义。

"医有按据，尤事有征符"，医案是医生医事活动的记载，是中医学术的一次文献。中华民族是重视记忆的民族，以尊崇前贤、文献丰富、史学发达称著。据胡厚宣先生的考证，在甲骨文中记有疾病40种，其中内科病18种。当时已有"小疒臣"的医官，并有专事描述治疗过程的医学名词，如疾病有治称"病辞"，患病之初称"民"，疾病好转称"病正"，病有起色称"起"，确认其人没有疾病称"亡病"，病能治愈称"克"，疾病离身为"去"，病而无治为"死"，祈获神灵愈疾为"宠"。在被班固称为"大道之源"的《易经》中也是不乏医学记录，有病情描述、转归。例如《艮》卦，六四："艮其身，无咎。"古妊娠为"身"，说是妊娠时虽然艰难，没有祸灾。在《周礼》，不仅记述了考核医师制度化"稽其医事，以制其食"，还提到，对死亡者要写清死因，在医师那里存档，即"死、终各书其所以，而入于医师。"先秦时代可称为中医医案的滥觞期，医案弥散于古典文献之中，不系统，也不知案主。汉代是中医发展史上的奠立期，这要感谢司马迁，他在《史记》中不仅记录了医家、医案，《八书》中还记载了很多医学理论。《史记·扁鹊仓公列传》记有扁鹊的治验，还保存仓公的 25 个诊籍，案主是仓公淳于意，案中系统地记述病人姓名、住地、职业、病情、治疗、预后及治疗剂型，案中突出了仓公重视色脉诊的特色。在世界医学史上，个案的记述以《希波克位底文集》中的完整的白喉案为最早，个案集合的群案当以仓公医案为首举。汉以后的各类医书中，还能从"论"和症状的描述中显露病案的记录，例如《伤寒论》以重要的阴性征作为辨证的依据。唐代贾公彦在《周礼义疏》对"疾医"下的注释中说："云各书其所以者，谓书录其不愈之状。云而入于医师者，医师得之，以制其禄。"强调了"书录其不愈之状"。这反映了当时病案的要求和进步。宋代许叔微的《伤寒九十论》当是中医学中第一部记述医案的专著。其书列 90 证，每证一案，先叙医案，再分析评论。明清时代是中医医案的发展期。医案已成为一门独立的学问，并围绕医案展开理论的探讨。其中明代韩懋在《韩氏医通》（1522）中提出了"书案六要"的医案学理论，也可称为是'六法兼施"的医案格式，是完备的病历记录与诊治书写。继后有张景岳以《景岳全书·十问歌》，使问诊条理化，清代喻嘉言《寓意草》，提出"议病式"的医案格式，并记述了 60 余案。明代之时，各专科医案多在通书或含在内科医案之中，如杨继洲《针灸大成》中有针灸医案 30 则，傅仁宇《审视瑶函》中有眼科"前贤医案"22 例。清季已有外科医案专著，如余景和的《外科医案汇编》，刊于光绪二十年甲午（1894）。民国以降的中医医案，除用现代语言叙述病情外，还使用了西医病名及化验检查、影像学资料等，体现了中医转型的特点，从医学分期而论，是为近代转型期。

从方法论看，医案是传递经验，启迪思维的方法，其次才是记录文本。医案对于中医学的价值有四：一是展现不同案主所在历史时期的医学背景，具有医学史史源学的价值。二是医案堪为治疗疾病过程的写真。三是通过对医案的分析可以把经验提升为理论，例如吴鞠通在研读《临证指南医案》后，进行创造性的发挥，著《温病条辨》，除有三焦辨证的创新外，在很多治法上皆有提升，如吴氏治内伤虚劳善用血肉有情之品，疗久伤入络以虫类搜剔等均学自叶案，对此后人称道"若要金针暗度，全凭叶案搜寻"。四是医案成为考核医生水平和诉诸法律的凭证。值得注意的是，自古以来都有假医案。纪晓岚主持的《四库全书总目提要》中，曾指出有"率多依托"的假医案，这是在阅读医案时要注意的。

中医医案有四大特点，即重视个案、突出创新、实用性和文学性。

和西医学注重群案分析所不同的是，中医学致力于个案。这一点是中西两种医学临床思维的根本分野。其本源在于思维方式。东方思维方式是从"阴阳不测谓之神""道可道，非常道""神转不回"等不确定性认识事物；西方思维方式则习惯于确定思维，尽管在爱因斯坦相对论提出以后有所转变，但思维定势未变。西医学从共性中把握个案的治疗，指认个案是群案之缩影，故尔从"病"来审视个案，个案是病之一例，指导个案的思维是辨病的形式逻辑。虽然也从复杂系统对待人体疾病，所有方法是把复杂系统简化为共性，以群体统计观念对待个案，看个案在正态分布中的位置，其辨"病"而治属于粗调。中医辨证论治强调个案的个性之异，案案皆异，即便是同一疾病也因人、因地、因时的不同有其差异，故而从"证"来审视个案，每一个案乃是一个证，指导个案的思维是辨证论治。中医同样是以复杂系统对待人体疾病，但其所用方法不是简化为共性，没有在群体分布中找个案位置的意识，而是从案案皆不可重复的意念对待每一案，其辨"证"论治属于微调。中医重视个案的理念是传统思维方式的体现。思维方式是以一定的文化背景、知识结构和方法等因素构成的人们思考问题的程序和方法，思维方式在思维活动中表现为一种习惯势力，具有独立性和稳定性。从文化背景看，东方传统思维方式的特点是重视事物的不确定性，如《易经》言"阴阳不测谓之神"，《内经》以"神转不回，回则不转"来概括生命的特征。《老子》开篇便说："道可道，非常道；名可名，非常名。"从事物的不确定性出发是中医思维方式的基蕴，强调具体证候的不可重复性，故尔重视个案，重视个案也就决定了中医走辨证论治的操作路线而非辨病论治。

中医医案重视创新并以创新为境界。中医医家自古讲求"医者意也"，医家每把他得医之意之处书之于案。医案是医家理论与实践结合的成果，是案主的学术标识。清代医家周微说道："每家医案中，各有一生最得力处，细心遍读，是能萃众家之长。"王燕昌在《古今医案·序》中也说："名医立案，各有心得，流传既久，嘉惠无穷。"当代医家秦伯未先生也说："合病理、治疗于一，而融会贯通，卓然成一家言。为后世法者，厥唯医案。"

中医医案首重实用性的特征是和中国传统文化经世致用思想一脉相承的。《易·系辞》道："夫易，开物成务，冒天下之道，如斯而已者也。"说《易》是为了揭开事物的奥秘，找出解决的办法，通晓天下的道理，不过如此而已。医案是个性创作，最能体现思维。医案是经验的精华，因实用而创立，因实用而发展。实用性也是辨证论治特点之一，中医医案的实用性主要体现在书写格式上。医案的目的是在于以案据阐述治疗思路及治法用方用药的艺术，故而只记述能体现辨证论治的依据和疗效者，而不是对病人全部情况逐时逐刻的记录。

中医医案每以其精练扼要、文秀实用的文学性令人鉴赏。医案在中国语文中成为一种特殊的文体，其写法有：顺叙式、倒叙式、夹叙夹议式、先案后论式、方论附案式、去繁就简式、先误后正式等多种写法，阅读时应明其要旨、细心领会才是。古代医家多有儒学功底，其记述医案以文句优美、语言简练见长，以文笔取胜者如明代江瓘的《名医类案》，孙泰来、孙明来兄弟（孙一奎之子）的《孙氏医案》，卢复的《芷园臆草存案》，清代魏之琇的《续名医类案》，徐灵胎的《洄溪医案》，轩文圃的《杏轩医案》等，医家中又有以书法见长，甚至因书法上乘而在民间保存者，如薛生白的《扫叶庄医案》等。

读案有为学习而读和作为研究资料而读的两种不同目标。古代中医传承就有案例教学法之创用，乃是与案主对话，总目的是学习经验，把握规律，一般此种读案重在解读案主辨证论治的思路和技巧。为研究而读案，重在探索案主的学术思想、学派倾向和从案主创新的闪光点展现的价值。研读医案要掌握和重视以下几点：

一是读案以学养为根基。首先要了解案主的学术背景，包括他的生平简历，所属学派和临床特长。

二是不同医家书写医案的格式不尽相同，读案时要先提炼其要点之后再做分析，明代韩懋在《韩氏医通》中所叙的"书案六要"，是书写医案的要点，也是读案的要点。

三是学习案主如何利用规范和前人经物。规范有易用性，把病人的具体情况与规范对号入座，认为自己著作有规范价值，以此意名书，如王肯堂的《证治准绳》、江笔花的《笔花医镜》、徐灵胎的《兰台轨范》等。现代中医已有统编的教科书及国家领布的各科辨证论治规范。运用规范是辨证论治的基本功，近代经方大师曹颖甫，将其医案称《经方实验录》，表明他以经方为规范和对仲景的尊重。

四是探寻医案中关于病情的新发现和治疗的创新之处。医案的精髓就是案主的新发现和在治疗时运用新思路、新方法及对方药的妙用，尤其应当重视其中运用套路进行辨证论治的思维方法。

　　五是训练分析方剂和加减用药的能力。如果是用药物治疗，其治法体现于用方，何以用此方？特别是对妙用成方者尤其应该求其机制，对有加减者应知为何有此加减。

　　六是运用比较法、归纳法阅读医案。把治某一病证的几个名家医案比较一读，可知其辨证论治的共同规律，又可知诸个名家的风格。

　　七是重视误诊医案。苏轼曾云"学书纸废，学医废人"，医生的经验甚至是由病人鲜血乃至生命换来的，再现概率极小，失败的经验比成功经验更有价值，其教训更珍贵。

　　八是现代人应多读现代医案。现代中医学处于转型时期，其名词术语、药物计量单位、治疗范畴乃至临床规范、思维方式都与古代有差异，包括运用现代医学病名，吸收了理化检查资料，同时，现代病案的写法，也演变为病历式医案，以全面清晰称著，贴近现实，最为实用。应从科学发展观审视当代中医学的进展。现代中医临床报道重视群案分析，固然可以提升对总规律的认识，但往往又冲淡了个案中案主的特殊经验及其辨证论治的艺术性，故从学术发展来看对群案与个案要同等重视才行。值得思考的是，作为个案集合的群案，其个案都是在疾病不确定性理念的意识下辨证论治，那么它们集合的离散度非常之大，其概括结论的可重复性势必不高。这并非缺陷，因为既然重视不确定性，辨证论治又强调三因制宜，必然要体现个案的不可重复性。如果我们把研读医案当作理论联系实践的钥匙，那么研读现代人的医案则是理论联系现代实践的钥匙，笔者以此提倡现代中医人多读现代医案。

不觅仙方觅睡方

南宋陆游的《午梦》诗云：

> 若爱幽窗午梦长，此中与世两相忘。
>
> 华山处士如相见，不觅仙方觅睡方。

华山处士是五代末至宋初的养生家陈希夷，名陈抟，被称为陈抟老祖。曾创造睡眠养生法。此诗说明人们对获得好的睡眠的希求。

睡眠是人类生命活动中的一种规律性的自我保护性抑制。睡眠占生命的三分之一，古今中外的不同时代虽然对睡眠有不同称谓，但其基本概念大体一致。先秦称"寐"，称"寝"，称"瞑"，《内经》也称"瞑"；汉代以后贯称"睡"，称"眠"；南北朝以后，睡和眠两字合成一词，最早见于翻译后的汉文佛经，南朝慧影《智能疏》："凡论梦法，睡眠时始梦。如人睡眠中梦见虎威号叫，觉者见其如其梦耳。"西方医学对睡眠的概念，也从传统观念的"令人愉快的嗜好"逐渐转为"生命的本能"。

关于睡眠的理论，中西医学二者既有一致性的内容，又有认识上的差异。

中国古代早在先秦就有着浓郁的"贵时"观念，重视因时之序的变化与周期。早在马王堆医书《十问》中，就非常重视睡眠，指出"一昔（夕）不卧，百日不服"，又指出"夜半者阳气衰，而入营气"。《内经》提出了营卫循行的睡眠理论。《灵枢·口问》将生理性睡眠归为阴阳，同时又把阴阳之气落实到营卫上："卫气昼行于阳，夜半则行于阴。阴者主夜，夜者卧……阳气尽，阴气盛，则目瞑；阴气尽而阳气盛，则寤矣。"这是从周期性、从昼夜节律的同步关系建立起来的睡眠理论。

西医学关于睡眠有抑制扩散学说、中枢学说和睡眠物质三大学说。巴甫洛夫以大脑的兴奋与抑制论述觉醒与睡眠，睡眠是人体的抑制扩散状态。之后神经生理学家们，从动物实验认识到控制调节睡眠的五个很重要的组成构体，即延髓、脑桥、孤束核、蓝斑和中缝核等为与睡眠有关的特定结构，是为睡眠中枢。又通过对激素和神经递质的研究，发现人体很多激素的分泌是有昼夜节律的，与睡眠有因果性的联系，如生长激素、生殖类固醇等。神经递质中乙酰胆碱、多巴胺、去甲肾上腺素、五羟色胺等也能通过激发对神经的控制而影响睡眠。继后认识到，松果体分泌的褪黑激素有明显的昼夜节律，它在晚上产生，白天抑制分泌，并能通过节律合拍将分泌储积移至晚上的功能。阿伦特等人（Arendt, et al. 1999）认为，其基本功能是传递昼长信息，从而使得与季节相关的变化因素得到控制（包括哺乳动物脱毛、繁殖等），在人体中，它通过节律的合拍调控人体生理功能与日光合拍。它可用于睡眠节律失调性睡眠障碍，包括睡眠时相延迟性综合征、时差综合征、倒班者睡眠问题等。褪黑素还与人体的免疫功能及衰老等密切相关。又在20世纪80年代，睡眠研究者从尿中提取出"尿核苷"，它是结肠壁巨噬细胞分泌的胞壁酸的糖，有引发睡意的功能，称其为睡眠因子或睡素。这种睡眠因子，既能促进睡眠，又能增强人的免疫功能。事实证明，人在发热生病时，睡眠因子分泌增加，睡眠量也随之增加，使人体白细胞增加，吞噬细胞活跃，免疫功能和肝脏解毒功能增强，体内代谢速度加快，从而提高机体的抗病能力，故而有人称睡眠是治病良药。由以上可知，西医睡眠理论将睡眠与自然节律、免疫联系起来了。

中医学把睡眠归之于卫气循行，在夜间营卫相会为"合阴"，即进入睡眠。又指出卫气在人体内"阴阳相贯，如环无端"地周期性循行。卫气"始于入阴"到"注于肾为周"，卫气"昼日行于阳，夜行于阴，故阳气尽则卧，阴气尽则寤"。营卫二者，卫气属阳，营气属阴。当营气虚弱之时，卫相对地盛则失眠，老年人"营气衰少而卫气内伐，故昼不精夜不瞑"。这可以解释为何老年人白天精力不集中，晚间睡眠少。因卫气在体内循经络经五脏六腑而行，在五脏六腑任何一个环节之病变影响卫气行者，都可影响睡眠。又营卫自身虚弱，痰、湿、瘀等因素可影响卫气循行者，皆可影响睡眠。正是如此，中医对睡眠的论治是辨证的：可以从脏从腑、从湿从痰从瘀、从气滞从虚等论治，是为辨证论治。中医之卫气，其防卫功能即含免疫之理蕴，古人已经注意到在睡眠时，目瞑而易感冒，认为原因是卫已入营易受邪气。《灵枢·大惑论》指出，睡眠还与肠胃的大小和痰湿体质有关，说肠胃大者多卧，肠胃小者少眠，痰湿偏盛体质者因气机不畅多寐，阳气偏盛体质因气机流畅，卫气留于阳分长久而少眠。《内经》此篇的作者，不知道结肠壁吞噬细胞分泌睡眠因子的事，但是把胃肠大小和睡眠联系起来，可堪为有趣的契合。

笔者有一位年长的朋友，被失眠困扰日久，常以各种西药安眠，地西泮（安定）、艾司唑仑（舒乐安定）、唑吡坦（思诺思）、氯苯那敏（扑尔敏）、褪黑素、劳拉西泮等交替使用，用量也越来越大。不吃睡不着，吃了睡不醒，每日昏昏沉沉。后来又出现梦游，半夜起床摔倒造成骨折等弊端。可见安眠药不可长期服用，决心戒除安眠药。请一位中医睡眠科专家治疗，服用中药。一个月后戒除了西药，再过半个月每晚可以睡 4~5 小时，感觉舒服很多，可谓觅得了"仙方"。使用的中药汤方如下：

太子参	石菖蒲	远志	生龙骨	生牡蛎	首乌藤
合欢花	玫瑰花	梅花	败酱草	鱼腥草	化橘红
灯心草					

对睡眠障碍，和中医辨证论治理路相异的是，西医学是从调节神经系统功能，从内分泌激素和神经递质等方面考虑，运用镇静催眠药和抗抑郁药物等为治，其中镇静催眠药物已经发展到第三代。可以说，中西医治疗睡眠的方法是遵循各自的理论而不同，各有所长，也可配合使用。此外，中西医学都把调节睡眠作用养生保健的重要手段，这是一致之处，但在操作上又各有招法可待选择。

调方最近情
——从康熙帝赐诗说中医组方

中西两种医学都运用复方，但理论观念和思维方式有所不同。

1739 年 6 月 19 日，一位叫琼娜·斯提文斯夫人的英国"化学家"，从《伦敦杂志》得到了一笔五千英镑的奖金，这是由于她公开了一张"治好首相渥而波的胆石病"的"科学丹"的处方。这张称为"丹方"的剂型是片剂，由"鸡蛋壳、蜗牛、肥皂、烧成焦黑的猪水芹、牛蒡子、蜂蜜"诸药组成。1908 年诺贝尔生理学或医学奖获得者德国免疫学家、化学疗法和受体学说奠基人、606 的发明人艾利希（Ehrlich，1854—1915），在 11 岁时也曾设计过把几种药配在一起治疗咳嗽的药方。19 世纪以前欧洲医生们使用复方，是相信多种药物相互作用可以产生"神奇"效应，颇具神秘性，而并没有众所遵从的处方理法通则。在欧洲中世纪鼠疫流行时期，一张张医生们所开的以蛇毒为主药的处方药味竟有 100 余种之多。后来，随着对药物的化学成分与药理作用的研究逐渐深入，以利用协同和拮抗作用增强药效、减轻不良反应的理路，为西药复方配方的主导思想。20 世纪中叶以前，医学院校在药理学和拉丁语课程中都讲授处方学，在药学系，药物调剂学也是一门重要课程。此后，随着单体和单一化学成分药物的普遍使用，复方药物有所减少，复方药的构成也唯务精减，在德国，甚至规定组成处方的药物要少于三种。为避免药物间相互作用，在联合用药时也很少以调剂形式投药，药师们调剂工作日趋式微。

中医使用复方由来已久。《吕氏春秋·似顺论》说："夫草有莘有藟（lěi，藤；同蕾），独食则杀人，合而食之则益寿。"这是和合药物服之愈病的记载，论中还提出了"小方大方之类也"。"方"的称谓来自两船相并的方舟，《庄子·山木》说："方舟而济于河。"《说文解字》言："方，两船相并也。"段玉载注曰："下象两舟并为一，上象两船头总为一处。"在医药中便把药物按一定规律组合并保持相对稳定的状态称之为"方"。在针灸学中，穴位的组合或单穴配合以操作方法也可以称"方"，例如《五十二病方》中记载了最早的针灸处方："灸瘾方：灸左足中趾。"在《庄子·徐无鬼》一书中也曾论道："药也其实，堇（乌头）也，桔梗也，鸡瘾（鸡头草，学名芡实）也，豕零（猪苓）也，是时为帝者也，何可胜言。"晋代司马彪对此注曰："药草有时迭相为帝，谓其王相休废，各得其用也。"是说乌头、桔梗、芡实、猪苓在不同情况下，都可以用为君药（帝药）。当时已经把复方的建制按朝廷的君臣佐使相类比称谓。但对于孰药为君有两种解说，陶弘景、王冰等人认为养命之"上药"可为君药，而《素问·至真要大论》以及李东垣、陈嘉谟等均认为"主病之谓君"，此说得到了多数医家的认同，但是制方的主旨是应顺病情病机、君臣佐使的建制，只是方剂系统的组织而已，故清康熙皇帝赐太医院院判黄远诗中强调"调方最近情"。中医运用复方与证候理论、治疗思想以及对药物相互作用产生效应的理解有关。

中医处方的依据是辨证，所谓"方由法来，法由证出"。复方的设置不是仅指单一症状，而是针对病人的证候。明代薛己说："方者仿也，仿病因以立方。"即以多药应证，依照证候为范本而立方。证是多种症状体征的综合，治方也需要有多种药物，是辨出的证候决定了使用复方。

中医师用药调方贯穿着一个"和"字。中医认为发病和治病的关键是"和"，中医学不是以物质实体观来判定疾病，而以关系失和阐述病因，即"得其和为正，失其和为邪"。古人认为是"和"创造了生命的多样性。《国语·郑语》中记载着史伯的议论："夫和实生物，同则不继，以他平他谓之和。"《世本》有言："神农尝百草，以和药济人也。"（据唐代李肇《国史补》）可知"和药"是中医师、中药师们的传统思维方式。方剂中的"和"，作为一种机制，以其药效治病，对病人要维护正气，对方中的各种不同性味之药给以调和。金代刘完素说："制方之体，本于气味也。"元代李东垣也说："药之所用，皆以气味为主。"都强调复方之药效是由调和气味而得到的，故又把制方称为"调方"。如徐灵胎所言："方之即成，能使药尽全其性，亦能使药各失其性，操纵之法有大全焉，此方之妙也。"调方时除针对病情之外，还"则人天之理，可得而知"，即把病人患病治疗的天时地理因素也予以考虑，例如同是治感冒在春夏秋冬用药就有所不同。成方中有玉烛散，其立方目的在于调节人与四时的"失序之和"的一类病证而设。由此可知调方之"和"，其意义是多方面的。

复方的效应是多方面的。方剂是联合用药的集团军，以其"七情和合"的一番整合而实现多元效应。主要有四种：一是叠加增效效应。如气虚用四君子汤，血虚用四物汤，气血两虚者可用二者叠合的八珍汤。又如患太阳伤寒者可用桂枝汤，患少阳伤寒用小柴胡汤，如见太阳少阳合病者可用柴胡桂枝汤。二是补偿制约效应。如真武汤温阳利水，以附子为主药，所用白芍目的在于牵制附子毒性，以收祛邪而不伤正之功。三是和合出新效应。《易纬·乾坤凿度》讲气的变化可以"从无入有"，在《内经》

的多种"杂合"之道中，也包括多种性味不同的药物组成方剂后，产生了各药都不具有的新作用，例如升麻和柴胡，单用或实验研究都证明没有提升中气的作用，但经配伍在补中益气汤中就有提升中气之功，可见经和合配伍使方剂获得了新的功效。四是双向调节效应。例如五苓散既可以利小便又可治尿频，温胆汤既可治痰湿之失眠，又可治痰湿嗜眠，其所以能直指病机，与复方中奇妙的药物配合有关。以上所述中药复方的多种效应，足以展示中药复方理论之深蕴可贵。

〔中国中医药报，2004-01-05〕

处方用药贵在精

经方派的临床家，每以处方药味少、用量精效如桴鼓。近年来，临床之处方却有药味多、用量大的趋势，一剂就是一大包。审思经方其卓效原因可能有三：一是辨证准确，二是处方有法度，三是选药精当。有些医生开药味多的大处方，可能与胸中无数有关，只好采取漫山遍野下夹子捕兔和拉大网套鸟的办法。这样一来，既无君臣佐使之别，又无主攻目标，甚或导致药物功效全被抑制抵消。

药味在精不在多，药量在于得当而不在乎量大。这个问题古人多有论及，如明代王节斋在《续医说》中说："医者，识脉方能识病。病与药对，古人唯用一药治之，气纯而功愈速。今之人不识病源，不辨脉理，药品数多每至十五六味，攻补杂施，弗能专力，故治病难为功也。"清人顾炎武在《日知录》中，也以官多乱将多败之理形象地论及此事："夫病之与药，有正相当者，唯须单用一味，直攻彼病，药力既纯，病即立愈。今人不能别脉，莫识病源，以情臆度，多安药味，譬之于猎，未知兔所，多发人马，空地遮围，冀有一人获知，术亦疏矣。假令一药，偶然当病，他味相制，气势不行，所以难差，谅由于此。"

用药如此，用针亦然。《盐铁论》说："医不以多刺为工。"系统论的不相容原理指出："一个系统的复杂性增大时，我们使它精确的能力必将减小，在达到一定阈值以上时，复杂性和精确性将互相排斥。"可见方之有效，在于辨证明，用药选穴精，不在于药众穴多量大。

〔健康报，1997-05-30〕

图书在版编目（CIP）数据

庆云医话 / 孟庆云著. — 长沙 ：湖南科学技术出版社，
2022.10

ISBN 978-7-5710-1601-2

Ⅰ．①庆… Ⅱ．①孟… Ⅲ．①中国医药学 Ⅳ.①R2

中国版本图书馆 CIP 数据核字 (2022) 第 090428 号

QINGYUN YIHUA

庆云医话

著　　者：孟庆云

出 版 人：潘晓山

总 策 划：张碧金

责任编辑：李　忠

出版发行：湖南科学技术出版社

社　　址：长沙市芙蓉中路一段 416 号泊富国际金融中心

网　　址：http://www.hnstp.com

湖南科学技术出版社天猫旗舰店网址：

　　　　http://hnkjcbs.tmall.com

邮购联系：0731-84375808

印　　刷：长沙沐阳印刷有限公司

　　　　（印装质量问题请直接与本厂联系）

厂　　址：长沙市开福区陡岭支路 40 号

邮　　编：410003

版　　次：2022 年 10 月第 1 版

印　　次：2022 年 10 月第 1 次印刷

开　　本：710mm×1000mm　1/16

印　　张：24.25

字　　数：401 千字

书　　号：ISBN 978-7-5710-1601-2

定　　价：98.00 元